Schattauer

Die digitalen Zusatzmaterialien haben wir zum Download bereitgestellt unter: https://www.klett-cotta.de/40215-huenig

Georg P. Hünig

Modelle in der Psychotherapie

Was sichtbar wird, wirkt besser

Schattauer

Besonderer Hinweis
Die in diesem Buch beschriebenen Methoden sollen psychotherapeutischen Rat und medizinische Behandlung nicht ersetzen. Die vorgestellten Informationen und Anleitungen sind sorgfältig recherchiert und nach bestem Wissen und Gewissen weitergegeben. Dennoch übernehmen Autor und Verlag keinerlei Haftung für Schäden irgendeiner Art, die direkt oder indirekt aus der Anwendung oder Verwertung der Angaben in diesem Buch entstehen. Die Informationen sind für Interessierte zur Weiterbildung gedacht.

MIX
Papier | Fördert gute Waldnutzung
FSC® C083411

Schattauer
www.schattauer.de
J. G. Cotta'sche Buchhandlung Nachfolger GmbH
Rotebühlstraße 77, 70178 Stuttgart
Fragen zur Produktsicherheit: produktsicherheit@klett-cotta.de

Gestaltungskonzept: Farnschläder & Mahlstedt, Hamburg
Cover: Jutta Herden, Stuttgart
unter Verwendung einer Abbildung von © Unsplash Joshua Earle
Gesetzt von Eberl & Koesel Studio, Kempten
Gedruckt und gebunden von CPI – Clausen & Bosse, Leck
Lektorat: Marion Drachsel
Projektmanagement: Dr. Nadja Urbani
ISBN 978-3-608-40215-5
E-Book ISBN 978-3-608-12590-0
PDF-E-Book ISBN 978-3-608-20758-3

Bibliografische Information der Deutschen Nationalbibliothek
Die Deutsche Nationalbibliothek verzeichnet diese Publikation in der Deutschen Nationalbibliografie; detaillierte bibliografische Daten sind im Internet über http://dnb.d-nb.de abrufbar.

Vorworte

Liebe Kolleginnen und Kollegen,
was ist das: »Unbewusster Abwehrmechanismus, bei dem Teile des Selbst abgespalten und so in ein Objekt projiziert werden, dass der andere diese abgespaltenen Gedanken, Gefühle und Impulse als ›zu sich gehörig‹ wahrnimmt und ausführt«?

Richtig, es ist die »projektive Identifizierung«. Aber wie wollen Sie dieses Gedanken- und Begriffsmonster einem Patienten, vielleicht noch jemandem mit einer Borderline-Diagnose erklären? Und wie soll er dann in Spannungszuständen darauf zurückgreifen können?

Dann versuchen Sie es doch mit dem Modell des Kuckucks (→ Kap. 10), der seine Eier (Impulse) nicht selber ausbrütet, sondern Wirtsvögeln unterschiebt.

Die Frage »Haben Sie da ein Kuckucksei in Ihr seelisches Nest bekommen?« führt den Patienten oft weiter als eine Bemerkung über eine mögliche projektive Identifizierung.

In meiner Ausbildungszeit fragte ich einen Chefarzt und Analytiker, der über die »projektive Identifizierung« in seinem Fortbildungsvortrag wortgewaltig gesprochen hatte, ob denn das Kuckucksmodell »zulässig« wäre. Er hörte zu, blickte auf und sagte lächelnd: »Danke, jetzt habe ich es auch verstanden!«

Der Kuckuck ist eines meiner ersten Modelle, die für mich und meine Patienten Kompass geworden sind. Im Laufe der Jahre hat sich meine therapeutische Schatzkammer mit vielen Modellen, Grafiken und Metaphern gefüllt. Ich lade Sie ein, mit in die Schatzkammer zu kommen und Eindrücke und Ideen mitzunehmen. Und mehr noch: Ich möchte Sie anstiften, selbst Modelle zu erfinden, denn dann macht Ihnen und Ihren Patienten die Therapie noch mehr Spaß!

Ihr
Dr. Georg Hünig

Liebe Leserinnen und Leser,
in der psychiatrischen Klinik, in der ich als Assistent arbeitete, hielt der Chefarzt einer anderen Klinik – ein ausgebildeter Psychoanalytiker – einen Vortrag über Psychotherapie. Als junger Kollege, der mit seiner eigenen tiefenpsychologischen Ausbildung nicht fertig war, lauschte ich auf jedes Wort. Im Laufe des Vortrags sprach er auch über die »projektive Identifizierung«, ein seelisches Phänomen, das in der Analyse beschrieben wird. Sie ist ein wichtiger Vorgang in Beziehungen, sei es privat, beruflich oder therapeutisch. Ich habe mich lange bemüht, dieses Begriffsmonster zu verstehen, aber jedes Mal, als ich dachte, ich hätte es nun verstanden, entwischte mir der Gedanke wie ein Stück nasse Seife. So erging es mir auch beim Vortrag.

Einige Zeit vor diesem Vortrag kam mir die Idee, diese »projektive Identifizierung«

mit dem Brutverhalten des Kuckucks zu vergleichen, der seine Eier anderen Vögeln unterschiebt.

Nach dem Vortrag suchte ich das Gespräch mit dem Chefarzt, stellte ihm meine Metapher vor und fragte, ob ich es so meinen Patienten erklären könne.

Der Chefarzt hörte mir zu, sah mich über seine Brillengläser hinweg an, lächelte und sagte: »Danke, jetzt habe ich es auch verstanden!«, und ermutigte mich, weiter nach solchen Bildern und Modellen zu suchen und sie anzuwenden.

Das vor Ihnen liegende Buch nimmt Sie mit in meine Schatzkammer an Modellen, Grafiken und Metaphern, die mir und meinen Patienten das Leben enorm erleichtern.

Kommen Sie mit und freuen Sie sich über viele Aha-Momente!

Ihr
Dr. Georg Hünig

Inhalt

1 Einleitung

1.1 Bilder sagen mehr als tausend Worte, Modelle sagen mehr als tausend Bilder!

In meiner langjährigen therapeutischen Praxis konnte ich beobachten, dass sich viele Patienten gut entwickelten und einen tiefgreifenden Heilungsprozess durchliefen. Bei näherer Betrachtung kristallisierten sich Haltungen, Einstellungen und Prozesse heraus, die offensichtlich sehr förderlich waren.

In meinem Wunsch, diese »Gamechanger« eines Veränderungs- und Heilungsprozesses meinen Patienten näherzubringen, entwarf ich Grafiken. Durch die Bildhaftigkeit der Grafiken standen die therapeutischen Inhalte meinen Patienten besser im Alltag zur Verfügung.

Als Quantensprung erwies sich jedoch das Entwickeln von Modellen.

Mein erstes Modell, das Bergmodell® (Kap. 2), entwickelte sich aus einer Grafik, die erst gefaltet und dann aus Modelliermasse geformt wurde. In jedem Entwicklungsschritt wurden die Bestätigungen und Korrekturen durch meine Patienten einbezogen. Allen meinen Patienten wird das Bergmodell vorgestellt, alle finden sich darin wieder, viele berichten von Aha-Erlebnissen, einige vergießen Tränen, wenn ihnen der Ort, an dem sie ihre inneren verletzten Kinder zurückgelassen hatten, mithilfe des Bergmodells gezeigt wird. So wird dieses Modell zum gemeinsamen Bezugspunkt im therapeutischen Prozess, auf den beide Seiten immer wieder verweisen können. Sätze wie »Dann bin ich vom Berg heruntergerutscht, habe es bemerkt und konnte mich wieder aus der Selbstanklage befreien« oder »Da bin ich in ein Dimensionsloch gefallen, aber konnte mir selbst gut begegnen« sind Zeichen einer verinnerlichten Landkarte der Genesung.

Als ich das Bergmodell psychotherapeutischen Kollegen vorstellte, war ich mir nicht sicher, ob ich wegen dieser »Bastelarbeit« ausgelacht werden würde. Das Gegenteil war der Fall: »So viel komplexer Inhalt so anschaulich dargestellt!«, war die Rückmeldung. Ich wagte einen weiteren Schritt und unterrichtete im Kurs Psychosomatische Grundversorgung eine Einheit über das Bergmodell. Hier waren die Rückmeldungen noch enthusiastischer, denn die somatischen Kollegen freuten sich sehr, etwas Be-»greif«-bares im für sie neuen Gebiet der seelischen Erkrankungen an die Hand zu bekommen.

Diese Resonanz ermunterte mich, weitere Modelle zu entwickeln, zu erproben und sie weiterzugeben. So entstand die hier vorgestellte Sammlung an Modellen.

Die Entwicklungen im Internet und den sozialen Medien legten den nächsten Schritt nahe: Ich lernte, wie man Videos dreht, und baute eine Plattform (bergmodell.de) auf, auf der über 30 Lehrvideos das Bergmodell und meine anderen Modelle anschaulich erläutern.

Das Buch, dass Sie in den Händen halten, umfasst die wichtigsten meiner Modelle. Es erläutert Ihnen deren theoretischen Hintergrund und beschreibt beispielhaft, wie Sie es einem Patienten nahebringen können.

1.1.1 Warum brauchen wir Therapeuten Modelle?

Modelle bringen komplexe Sachverhalte anschaulich auf den Punkt. Ein Patient, der sich als Ingenieur mit den vielgestaltigen psychischen Prozessen schwertat, sagte: »Das Bergmodell ist für mich wie das Orbitalmodell in der Chemie!« Ein Kollege meinte nach einer Fortbildung: »Das Bergmodell ist eine ebenso wichtige Erfindung wie das Pulsoxymeter!«

Auch wenn die Modelle bislang Unikate sind, können Sie von den Modellen profitieren, weil sie hier als Bilder und Bilderserien aus den Videos verfügbar sind und Sie die Abbildungen zum Ausdrucken downloaden können (siehe »Psychoedukatives Lehrmaterial« und Online-Material in den einzelnen Kapiteln).

Für mich als Therapeut sind die Modelle im Prozess wichtig und hilfreich, da sie mir ad hoc innerlich zur Verfügung stehen und mir helfen, den Prozess des Gegenübers einzuschätzen.

1.1.2 Modelle sind psychologisches Wissen »to go« für Jeden!

Unsere Patienten haben einen Leidensdruck, der z. B. aus Flashbacks, Alexithymie, Jammerdepression, Groll, Selbstwertprobleme, Ego-States, transgenerationaler Traumatisierung, Strukturniveaus, Beziehungsgestaltung als Heilungsversuch und nicht zuletzt aus der schon genannten projektiven Identifizierung herrührt. Sie geraten in den Strudel dieser Phänomene und verlieren Orientierung und Hoffnung. Welche Erleichterung ist es für sie, wenn dieses »Rätsel im Kopf« einen Namen, ein Bild bekommt und ihnen dann noch im Modell ein Weg hinaus aus dem Labyrinth aufgezeigt wird. Die Modelle in diesem Buch treffen den Nagel auf den Kopf.

So höre ich oft von meinen Patienten und Patientinnen: »Ich habe Ihre Torte immer im Kopf dabei, Herr Hünig!« oder »Da habe ich an die Drehscheibe denken müssen und konnte meine Beziehung anders steuern!«

So verankert sich der therapeutische Prozess im Alltag der Menschen.

1.2 Formaler Aufbau des Buches

Wie Sie schon bemerkt haben, hat dieses Buch, welches Sie wahlweise auch als E-Book erwerben können, zwei parallele Vorworte. Das ist bewusst so gewählt, denn es gibt zwei Textstränge, die sich miteinander verflechten.

Am Beginn eines Kapitels befindet sich von Fall zu Fall eine Einleitung, die für beide Lesergruppen geschrieben ist.

Dann haben wir Texte, die das im betreffenden Kapitel vermittelte Fachwissen in »geradliniger«, komprimierter Fachsprache enthalten. Sie als Therapeutin bzw. Therapeut können von Fachtext zu Fachtext springen und sich so einen Eindruck über das vermittelte Thema verschaffen. Sie finden diesen *Wissens-Espresso* meist am Anfang eines Kapitels direkt nach der eröffnenden Einleitung.

Andere Abschnitte wiederum bereiten das Fachwissen anschaulich auf. Interessierte Leserinnen und Leser können damit das Fachwissen ohne Vorkenntnisse erfassen und die o. g. Texte in komprimierter Fachsprache überspringen, ohne auf Verständlichkeit oder Vollständigkeit verzichten zu müssen. Sie finden diese etwas breiter formulierten Texte meisten direkt nach den Fachtexten. Therapeutinnen und Therapeuten können diese Texte als Anregung für eigene psychoedukative Interventionen verwenden.

Am Ende eines jeden Kapitels gibt es eine kleine Aufstellung des zur Verfügung stehenden Online-Materials wie z. B. Abbildungen, Tabellen und Grafiken, welches Sie downloaden und ausdrucken können. Den Zugang zu den Erklärvideos finden Sie ganz vorne im Buch (s. S. 2). Die ausführlichen weiterführenden Videos finden Sie auf der privaten Seite des Autors www.bergmodell.de.

Aus Gründen der besseren Lesbarkeit wird bei Personenbezeichnungen und personenbezogenen Begriffen das generische Maskulinum verwendet. Entsprechendes gilt im Sinne der Gleichbehandlung grundsätzlich für alle Geschlechter. Dies hat lediglich redaktionelle Gründe und beinhaltet keine Wertung.

1.3 Inhaltlicher Aufbau des Buches

Kapitel 2: Das Bergmodell – Der Kompass zur seelischen Gesundheit

Der erste Teil des Buches erläutert im Kapitel 2 das Bergmodell in elf Unterkapiteln (Abb. 1-1):

2.1 Entstehung des Bergmodells
2.2 Die Theorie hinter dem Bergmodell
2.3 Die drei Heilungsfaktoren, die das Bergmodell-Prinzip bilden
2.4 Entwicklungspsychologie eines gesunden Aufwachsens
2.5 Bedürfnisse, die unbekannte Motivation hinter allen unseren Handlungen
2.6 Entwicklungspsychologie bei emotionaler Mangelernährung und ihre Folgen
2.7 Entwicklungstraumata: das Dimensionsloch
2.8 Die vier Rettungswege aus Selbst- und Fremdanklage
2.9 Der Vorteil des »gemütlichen Elends«
2.10 Keine Angst vor unangenehmen Gefühlen!
2.11 Beziehungsarbeit mit dem Bergmodell

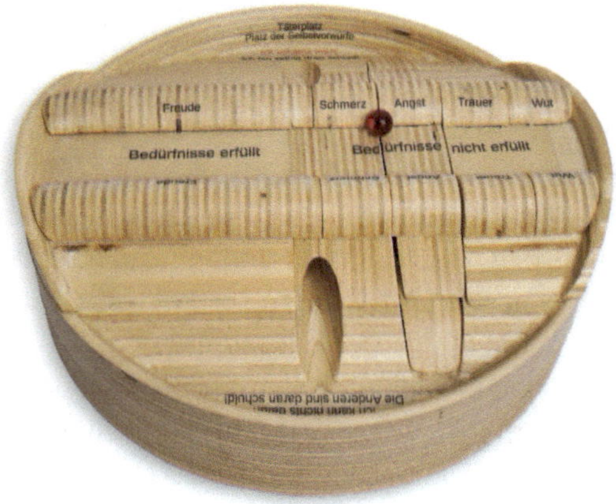

Abb. 1-1: Das Bergmodell als Gesamtansicht.

Der zweite Teil widmet sich in den Kapiteln 3 bis 10 weiteren Modellen.

Kapitel 3: Die Neurobiologie von Traumagedächtnis und Spiegelneuronen

Normale Gedächtnisverarbeitung, Traumagedächtnis und Spiegelneuronen bringen den Realitätsbezug durcheinander (Abb. 1-2).

Gedächtnisbildung, Traumagedächtnis und Spiegelneurone

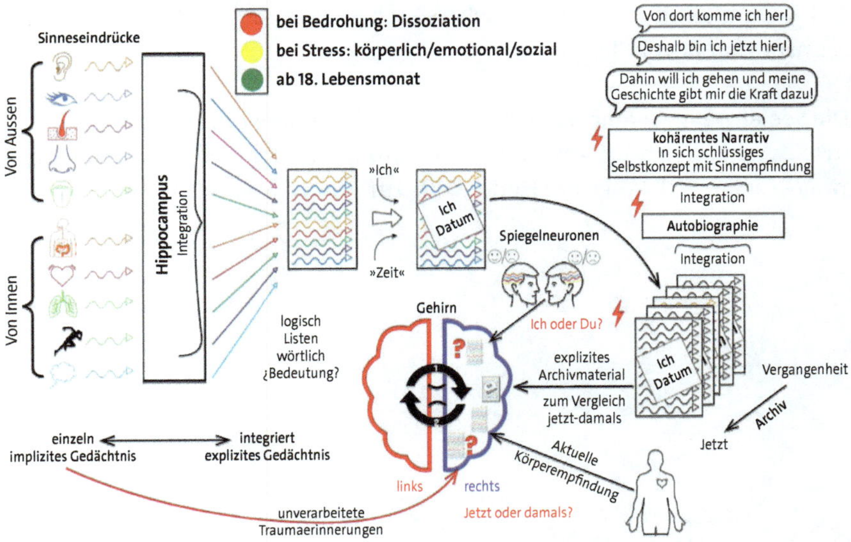

Abb. 1-2: Die Neurobiologie von Traumagedächtnis und Spiegelneuronen im Überblick.

Wieso fühlen und denken wir jetzt so, als wären wir wieder im Schrecken von damals? Und: Sind das meine oder Deine Gefühle?

Kapitel 4: »Wir sind viele!« Das Handmodell erklärt uns die Ego-States

Unterschiedliche Ich-Zustände (»Ego-States«) sind normale Erscheinungen der Psyche. Das Handmodell erklärt den Einfluss der Kindheit auf die Kohärenz der Ego-States von guter Kohärenz bis hin zur Dissoziativen Identitätsstörung (Abb. 1-3).

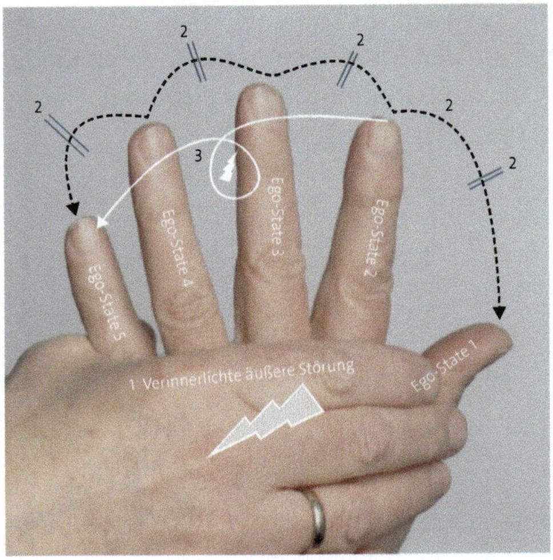

Abb. 1-3: Das Handmodell.

Wieso bin ich jetzt ganz anders als gestern Abend oder beim Essengehen mit den Kolleginnen? Und warum kann ich mich manchmal schwer beruhigen? Das Handmodell erklärt uns unsere Ich-Zustände.

Kapitel 5: Die Seelenwaage – Ambivalenztoleranz und Traumarendite
Strukturniveaus wirken sich auf Ambivalenztoleranz aus und regredieren unter Stress. Die Seelenwaage zeigt auch Wege der Heilung bis zur »Traumarendite« (Abb. 1-4).

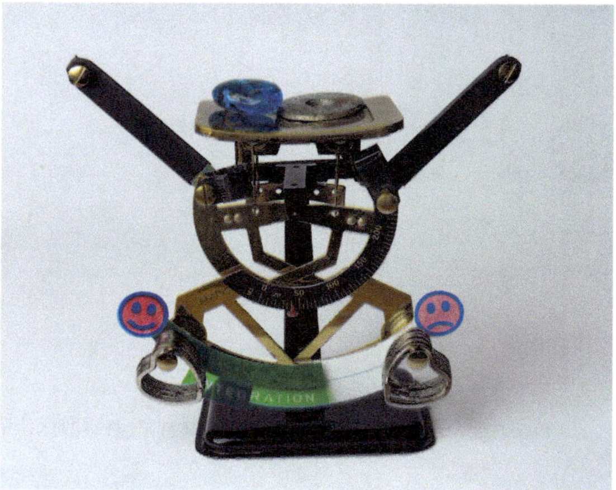

Abb. 1-4: Die Seelenwaage.

Gelassen wie ein Buddha oder aufgescheucht und kaum zu beruhigen? Die Seelenwaage zeigt uns den Einfluss der Kindheit und wie wir eine »Traumarendite« bekommen können.

Kapitel 6: Die Pyramide steht Kopf – Wir stehen auf den Schultern unserer inneren Kinder
Wenn wir früheren Verletzungen nur »entwachsen«, werden sie uns einholen. Häufig beeinflussen sie unsere Partnerwahl, wie uns die Pyramide zeigt (Abb. 1-5).

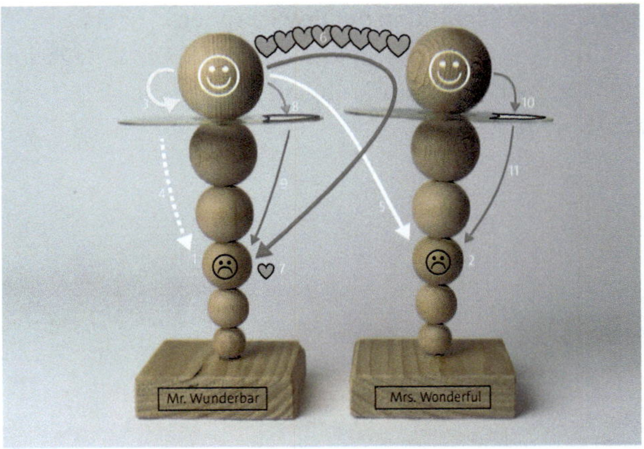

Abb. 1-5: Die Pyramide steht Kopf.

»Gott sei Dank sind wir nicht mehr die Kleinen von früher!« Gleichwohl sollten wir uns gut um die früheren Ausgaben von uns kümmern, sonst kommt es zu Unruhe!

Kapitel 7: Die Klapperschlange – Weitergabe von Traumata
Mit diesem Spielzeug lässt sich transgenerationale Traumatisierung wunderbar zeigen (Abb. 1-6).

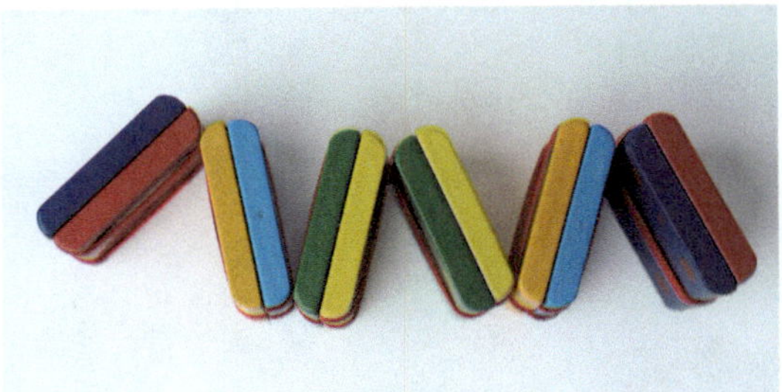

Abb. 1-6: Die Klapperschlange.

Wer sein inneres verletztes Kind nicht mehr erkennt und nicht »im Arm halten kann«, läuft Gefahr, andere ebenso zu verletzen, wie er selbst verletzt wurde, oder andere »einzuladen«, ihn wieder zu verletzen. Die Verbindung zum verletzten Kind hält die Kette der Gewalt auf.

Kapitel 8: Das Scheibenmodell – Unbewusste Spielchen der Erwachsenen
Das Kollusionsprinzip von Jürg Willi (1975) stand diesem Modell Pate: Die Delegation meiner ungeliebten Anteile an den Partner führt zur kollusiven Krise, die sich in der nächsten Partnerschaft fortsetzt (Abb. 1-7).

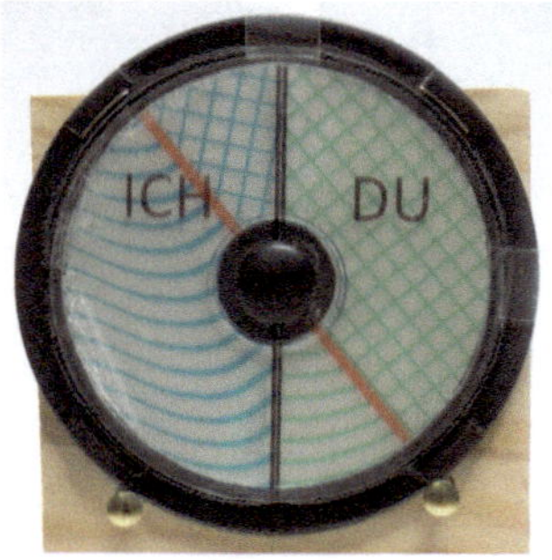

Abb. 1-7: Das Scheibenmodell.

Warum musste ich wieder an so jemanden geraten? Das Scheibenmodell zeigt die unbewussten Tauschgeschäfte in Beziehungen, die zur Krise oder zum Wachstum führen können.

Kapitel 9: Das Halfpipe-Modell – Erwachsene Liebe statt kindlicher Abhängigkeit
In jeder erotischen Liebe ist auch ein Stück Mutterliebe verborgen. Ungeheilte Säuglingswunden führen zu Beziehungskrisen (Abb. 1-8).

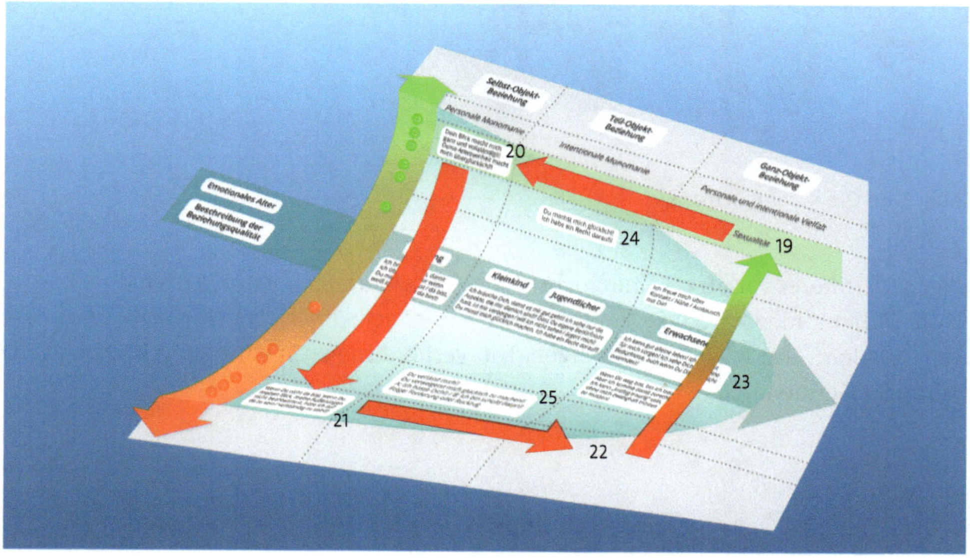

Abb. 1-8: Das Halfpipe-Modell.

»Ohne Dich nicht Nichts.« Dieser kryptische Satz beschreibt das Motto einer erwachsenen Liebe statt der Versuche, die Verletzungen der Kindheit mit dem Sex des Erwachsenen heilen zu wollen.

Kapitel 10: Das Kuckucksmodell – Fühlen oder fühlen lassen
Der Kuckuck als Modell für projektive Identifikation beschreibt die Auslagerung eigener ungeliebter Anteile ins »seelische Nest« des anderen und dessen Identifikation damit (Abb. 1-9).

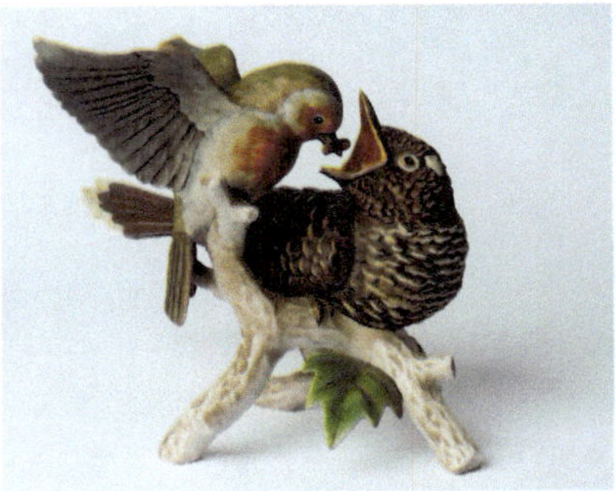

Abb. 1-9: Das Kuckucksmodell. Figur von Goebel Porzellan GmbH, Auwaldstraße 8, 96231 Bad Staffelstein.

Bin das noch ich? Oder bin ich von fremden Impulsen, Gefühlen und Werten »gekapert« und ihnen wie hypnotisiert verfallen? Der Kuckuck erklärt uns einen wichtigen seelischen Mechanismus.

Kapitel 11: Eine ganze Therapie in einem Gedicht
Am Schluss des Buches finden Sie noch einen zusammenfassenden Epilog in Gedichtform. Es handelt sich um ein bekanntes Gedicht (»Ich gehe meine Strasse ...« von Portia Nelson), welches ich erweitert und angepasst habe. In diesem Text ist ein therapeutischer Prozess bildhaft beschrieben. Sie könnten die Lektüre des vorliegenden Buches auch mit diesem Gedicht als Einstimmung beginnen.

»Das Ganze ist mehr als die Summe seiner Teile.«
Dieser Satz gilt auch für die hier vorliegenden »Modelle in der Psychotherapie«. Die Modelle, die Sie in diesem Buch kennenlernen werden, stehen in einem inneren Zusammenhang und beleuchten aus unterschiedlichen Richtungen denselben therapeutischen Weg, den ich mit meinen Patienten zu gehen versuche. So finden sich manche Gedanken in den unterschiedlichen Modellen wieder. Das Netzwerk der inneren Verbindungen der Modelle sehen Sie in Abbildung 1-10. Der Stern in der Mitte, der in alle Kapitel ausstrahlt, ist der zusammenfassende Epilog in Gedichtform in Kapitel 11.

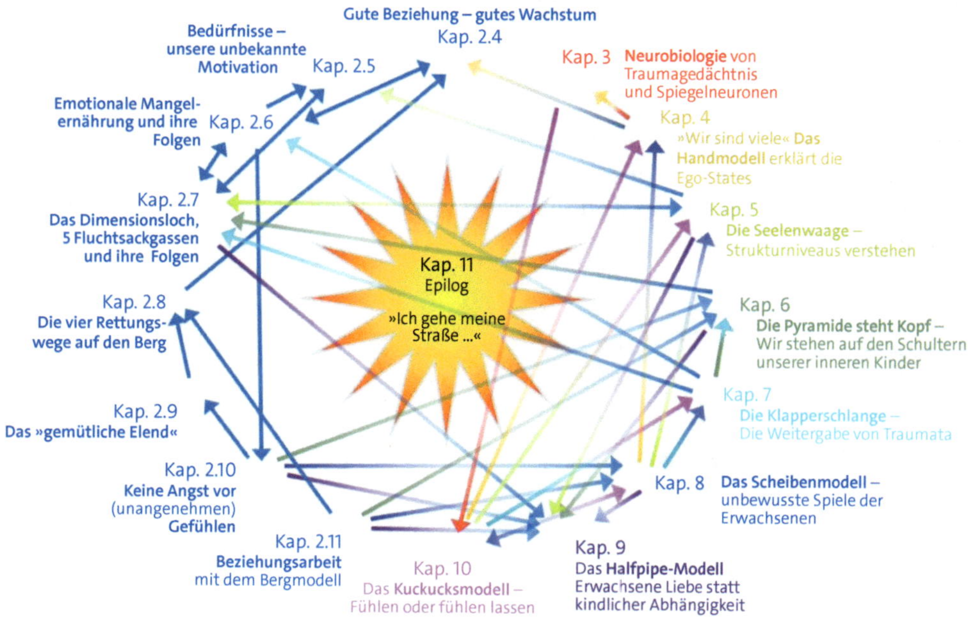

Abb. 1-10: Das Netzwerk der Modelle. »Die Pfeile zeigen die inhaltlichen Querverweise der einzelnen Modelle untereinander an.

1.4 Danksagung

Dieses Buch wäre nicht entstanden ohne die Unterweisung durch meine vielen Lehrer, die Ermunterung meiner Kollegen und Kolleginnen, die Unterstützung und Geduld meiner Ehefrau Renate Luther-Hünig, die Anregungen und Korrekturen meiner Patienten, die aufmerksame Korrektur durch Probeleser und Probeleserinnen (insbesondere Heide Müller und Ute Finder), die Begleitung und Unterstützung durch meine Lektorinnen Dr. Nadja Urbani und Marion Drachsel. Vielen Dank dafür!

2 Das Bergmodell: Der Kompass zur seelischen Gesundheit

Was ist das Bergmodell? Das Bergmodell ist ein psychoedukatives Erklärmodell, mit dem man komplexe Sachverhalte aus Entwicklungspsychologie, Psychologie des Selbstwertes, der Beziehungen, des Traumas, des Entwicklungstraumas usw. anschaulich verstehen kann (Abb. 2-1).

Wer das Bergmodell einmal gesehen und verstanden hat, dem bleibt es als inneres Bild erhalten. Für viele meiner Patienten in meiner Praxis als ärztlicher Psychotherapeut ist es ein innerer Kompass zur seelischen Gesundheit geworden.

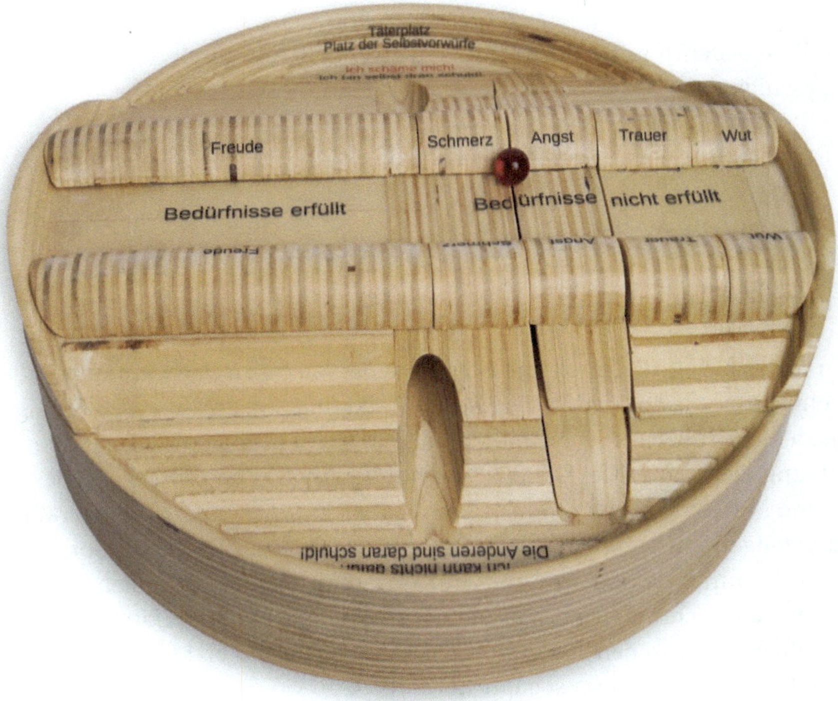

Abb. 2-1: Das Bergmodell.

Was ist das Besondere am Bergmodell?

- Das Bergmodell ist ein innovatives, dreidimensionales Erklärmodell. Auf dem Bergmodell rollt eine rote Kugel, die den eigenen seelischen Standort markiert, ähnlich wie die rote Markierung in einem Navigationsprogramm.
- Durch die Dreidimensionalität des Bergmodells kann die Standort-Kugel hin und her oder – der Schwerkraft folgend – sogar herunterrollen und zeigt damit psychische Entwicklungen und Abläufe an, die der »seelischen Schwerkraft« folgen.
- Durch den Schichtaufbau des Bergmodells mit einer Schicht für den Säugling und das Baby, einer Schicht für das Kleinkind und das Schulkind und einer Schicht für den Erwachsenen kann man gesunde seelische Entwicklung nachvollziehen sowie die Entstehung und spätere Wirksamkeit von Entwicklungsstörungen oder sogar Entwicklungstraumata begreifen.
- Das Bergmodell verwendet fünf Grundgefühle (Freude, Schmerz, Angst, Trauer, Wut). All diese Gefühle kann man gegen andere richten, gegen sich selbst richten oder als »ungerichtete Gefühle« wahrnehmen und ausdrücken. Das Innovative am Bergmodel ist, dass die (Un-)Gerichtetheit der Gefühle konsequent auf ihre psychische Wirksamkeit hin untersucht wird.
- Ursprung der Gefühle sind erfüllte und nicht erfüllte Bedürfnisse. Das Bergmodell führt eine weitere Kategorie ein: das »ungesehene Bedürfnis«, das ungleich schwerer wiegt als ein unerfülltes, aber von der Umwelt durchaus gesehenes Bedürfnis.

Bevor wir diese Bedeutungsfülle im Einzelnen erschließen, beginnen wir mit der Entstehungsgeschichte des Bergmodells.

2.1 Wie entstand das Bergmodell und was bedeutet es für seine Anwender?

Seit vielen Jahren arbeite ich in meiner Praxis mit der »Gewaltfreien Kommunikation« nach Rosenberg (2001). Die gewaltfreie Kommunikation soll zu einer Verständigung von Herz zu Herz führen und die alten Spiele der gegenseitigen Beschuldigungen, Rechtfertigung, Gegenangriffe, erneuter Beschuldigung usw. unterbrechen. Diese eingeübten alten Muster verhindern eine innere Entwicklung zu mehr Eigenverantwortung und erzeugen immer wieder neues Leid und Verletzungen. Da die Sprache der gewaltfreien Kommunikation so wenig mit unserem normalen Denken von »gut« gegen »böse«, von »richtig« gegen »falsch« zu tun hat, haben meine Frau und ich diese Unterschiedlichkeit zwischen herkömmlicher und gewaltfreier Kommunikation in einem Koordinatensystem veranschaulicht (→ Abb. 2-2).

Die x-Achse der Bewertung: Kommunikation durch Vorwürfe und unsere Reaktionen darauf In diesem x-y-Diagramm (Abb. 2-2) ist die x-Achse die »Achse der Bewertung und der Moral«, auf der positiven Seite ist alles »gut« und »richtig«, auf der negativen Seite ist alles »schlecht« und »falsch«.

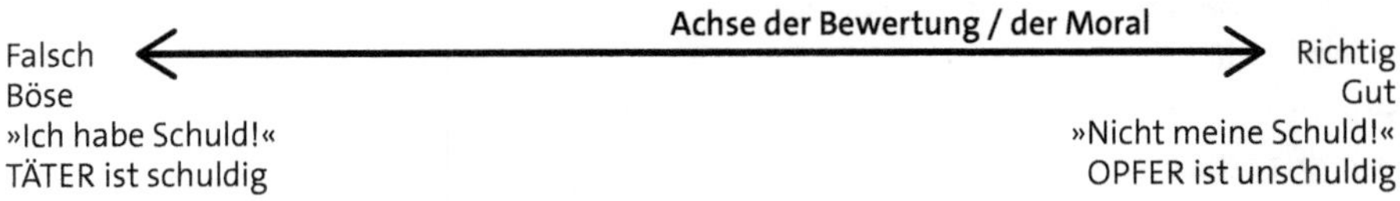

Abb. 2-2: Die x-Achse der Bewertung und der Moral.

Schon bei der Darstellung der Unterschiede zwischen der Sprache der Bewertung und der Sprache der gewaltfreien Kommunikation in einem Koordinatensystem fiel uns auf, dass eine Position auf der Seite von »gut« und »richtig« oft mit einer Haltung einer moralisch gerechtfertigten Entrüstung eines »Opfers« einhergeht, aus der heraus wir jemanden anklagen. Häufig fällt hier der Satz: »Das ist ja nicht meine Schuld, dafür kann ich nichts!« (Abb. 2-3)

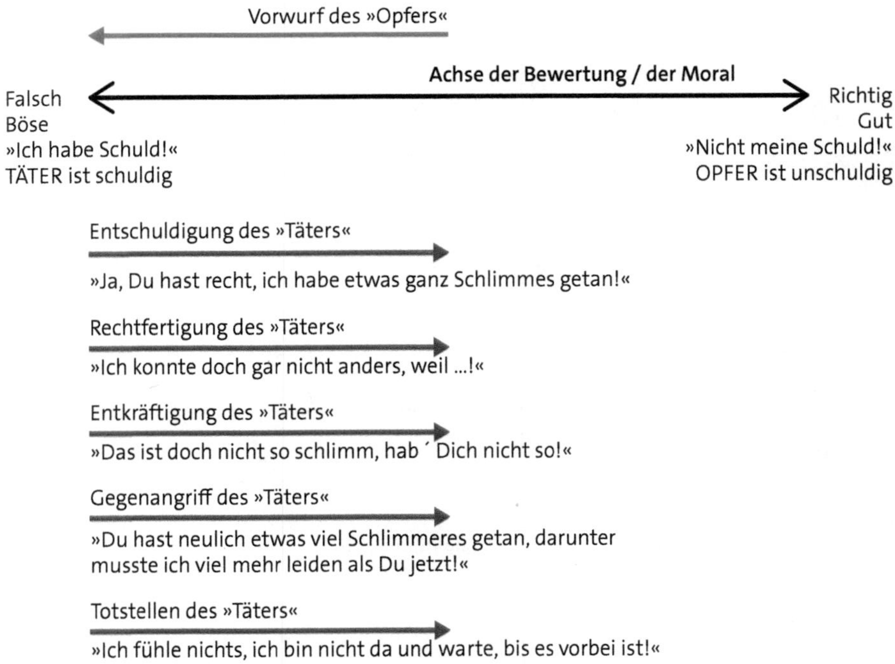

Abb. 2-3: Die Achse der Moral mit dem Vorwurf des Opfers und den fünf Strategien, diesen Vorwurf zu parieren.

Auf der anderen Seite ist die Position bei »falsch« und »böse« immer mit Schuld verbunden. In einem zwischenmenschlichen Konflikt sind wir stets der böse »Täter«, der eben etwas »falsch« gemacht hat und deswegen bestraft werden muss. Und dieser Position möchten wir entkommen, indem wir

1. uns entschuldigen (uns also mit dem »Opfer«, das den Vorwurf ausgesprochen hat, ganz identifizieren: »Ja, du hast recht, ich habe etwas ganz Schlimmes getan!«) und um Gnade bitten.
2. uns rechtfertigen (uns also selbst als Opfer der Umstände darstellen: »Ich konnte ja gar nicht anders, weil ...!«).
3. den Vorwurf entkräften (und damit auch die Wahrnehmung unseres Gegenübers: »Hab' dich nicht so, das ist doch nicht so schlimm!«).
4. zum Gegenangriff übergehen und unserem Gegenüber eine noch viel schwerwiegendere Missetat vorwerfen (»Du hast neulich etwas viel Schlimmeres getan und ich musste viel mehr leiden als du jetzt!«).
5. uns totstellen (»Ich fühle nichts, ich bin nicht da und warte, bis es vorüber ist!«).

Die y-Achse der Bedürfnisse: Kommunikation über unser aller Bedürfnisse und Gefühle
Senkrecht zur Achse der Moral legen wir die Achse der Bedürfnisse (Abb. 2-4), im oberen (positiven) Bereich sind die Bedürfnisse abgebildet, die erfüllt sind, im unteren

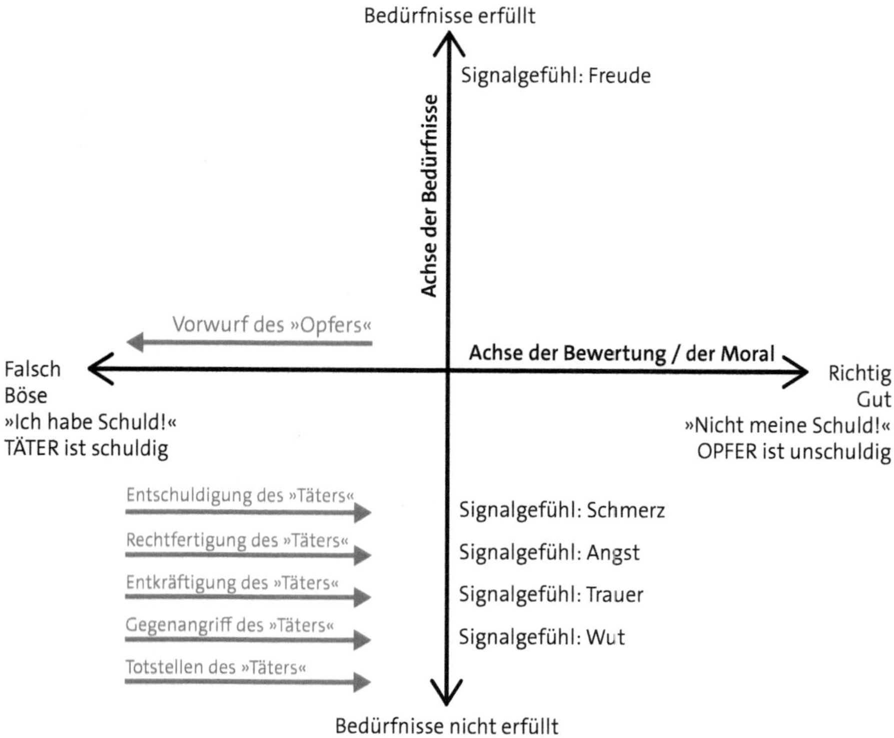

Abb. 2-4: Das x-y-Diagramm der Achse der Bewertung und der Achse der Bedürfnisse.

(negativen) Bereich sind die Bedürfnisse abgebildet, die nicht erfüllt sind. Bedürfnisse sind weder gut noch böse, richtig oder falsch, sondern sind einfach vorhanden – weil sie allen Menschen gemein sind und unser Gefühlsleben bestimmen.

FALLBEISPIEL

Es war im Sommer 2013, als ich mit einem Patienten über seine Angewohnheit sprach, immer wieder in die Opfer- oder Täterhaltung zu geraten. Das bis dahin von mir verwendete Kreuzdiagramm oder Koordinatensystem mit der »Achse der Bewertung« als x-Achse und der »Achse der Bedürfnisse« als y-Achse hatten wir schon viele Male angeschaut, der Patient hatte es gut verstanden und es war ihm ein wichtiges Leitbild geworden.

Der Patient erzählte mir, dass er eine große »Neigung« hätte, von der Achse der Bedürfnisse wieder auf die Achse der Bewertung zu geraten. Da stolperte ich über das Wort »Neigung«. Wie wäre es, wenn wir das Wort »Neigung« durch Knicken des bisherigen Diagramms anschaulich machen würden? Dann würde aus der Neigung ein wirklicher »Hang« entstehen, von dem etwas herunterrollen könnte.

In dieser einen Sitzung war ich ganz aufgeregt, weil es mir schien, dass das vorher sehr theoretische Kreuzdiagramm anfassbar und verständlich wurde (Abb. 2-5).

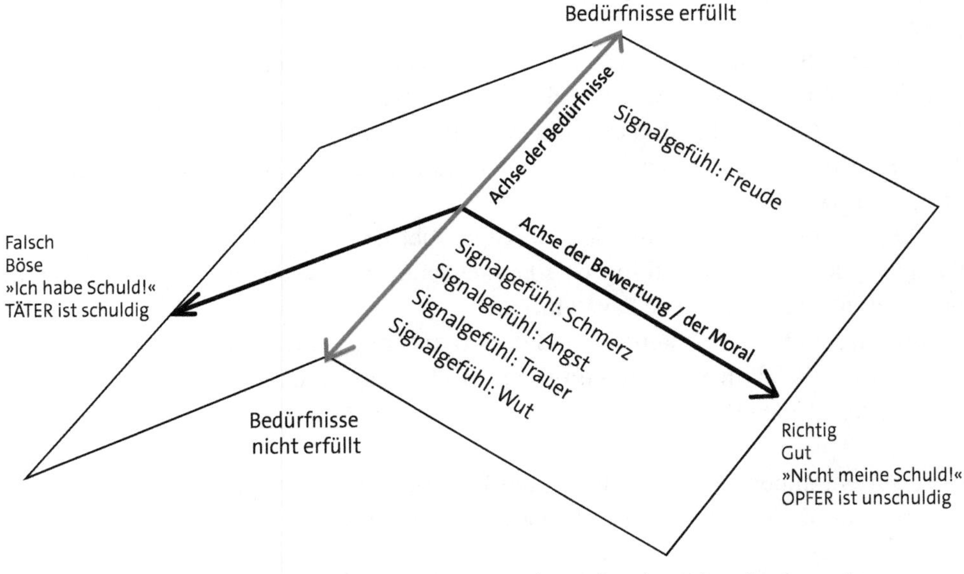

Abb. 2-5: Das x-y-Diagramm mit der »Neigung« zu den Polen der Achse der Bewertung.

Aus vielen Gesprächen mit Patienten und der Beschäftigung mit einer bedürfnisorientierten Psychotherapie entnahm ich seelische Vorgänge und Positionen, die auch im Bergmodell Niederschlag finden sollten:

- **Was kann uns bei dieser Gratwanderung auf dem Dachfirst vor dem Absturz nach rechts oder links bewahren?**
  Es waren die Gefühle, und zwar die *ungerichteten* Gefühle von Freude, Schmerz, Angst, Trauer oder Wut, die uns vor dem Abgleiten sicherten. Ungerichtet meint hier: Ich wende die Gefühle weder gegen andere noch gegen mich selbst. Es sind »nur die Gefühle«.
- **Wie sehen die Endpunkte auf beiden Abhängen aus?**
  Das waren Orte der Fremdbeschuldigung (daraus wurde im Bergmodell später der »Opferplatz«) und der Selbstanklage (später der »Täterplatz«).
- **Gibt es vielleicht eine »unterirdische Verbindung«, durch die wir schnell und mühelos von der Selbstanklage zur Fremdbeschuldigung wechseln können?**
  Dafür benötigen wir einen Tunnel zwischen beiden Seiten.
- **Was ist ein Trauma und wieso fallen wir in Erlebnisweisen zurück, die wir aus der Kindheit kennen?**
  Der Altersfaktor muss berücksichtigt werden.

Aus diesen Ideen entwickelte ich ein physisches Modell, auf dem eine Kugel herumrollen kann, die unsere seelische Position darstellt. Die Bergmodell-Kugelbahn war geboren.

Das erste Bergmodell war aus Formsand, »gebacken« in einer Springform. Rechts und links vom Dachfirst wurden abnehmbare Gefühlsbausteine aufgelegt, die die Kugel sicher führten. Für den bekannten schnellen Wechsel zwischen Opfer-Sein und Täter-Sein wurde ein Tunnel integriert. Auch die »Schlucht«, eine Folge von Entwicklungstraumata, war eingebaut.

Die nächste Version formte ich aus Gips. Hier konnte ich schon die drei Ebenen (Säugling, Kleinkind/Schulkind und Erwachsener) verwirklichen und die Schlucht bekam noch drei zusätzliche Bausteine.

Mit diesem Modell arbeitete ich in der Praxis einige Jahre, bis ich jemanden fand, der das Gipsmodell in 3-D-Daten umsetzte, und jemand anderes fräste mir das jetzige Holzmodell (Abb. 2-6).

Viele Patienten berichten, dass ihnen das Bergmodell ein zentrales Modell geworden ist, mit dem sie sich selbst und andere verstehen können.

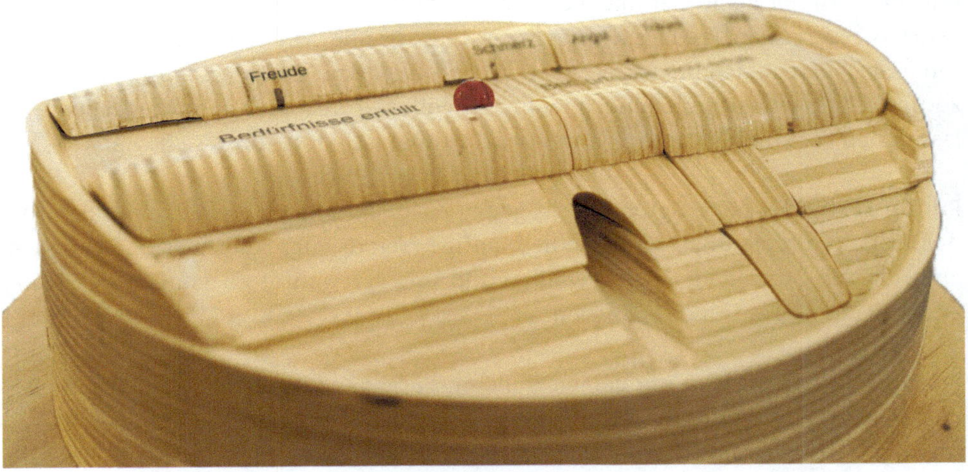

Abb. 2-6: Das Bergmodell aus Holz in seiner aktuellen Form.

2.2 Theorie des Bergmodells in Kurzform

Das Bergmodell sieht einfach aus, beinhaltet jedoch viele psychologische und therapeutische Aspekte.

IN DIESEM KAPITEL LESEN SIE:

1. Das Bergmodell-Prinzip
2. Annahmen zu Gefühlen und Bedürfnissen
3. Die Form des Bergmodells
4. Die Kugel
5. Orte auf dem Bergmodell
6. Die Schichten des Bergmodells
7. Seelische Entwicklungsstörungen und deren Abbildung im Bergmodell
8. Positive Folgen der Arbeit mit dem Bergmodell
9. Was kann man am Bergmodell veranschaulichen?

2.2.1 Das Bergmodell-Prinzip

Das »Bergmodell-Prinzip« ist die Grundlage für die spezifische Gestalt des Bergmodells als Wegweiser zur seelischen Gesundheit und umfasst drei Haltungen oder Appelle an sich selbst.

Prinzip 1: »Nimm deine Gefühle als Gefühle wahr!« Im Bergmodell arbeiten wir mit fünf Grundgefühlen: Freude, Schmerz, Angst, Trauer und Wut. Wir sind gehalten, unseren emotionalen Zustand mit diesen fünf Gefühlen oder einer Mischung davon auszudrücken. Es gibt sicherlich noch mehr sinnvolle Gefühlsbeschreibungen, aber diese lassen sich gut auf die Grundgefühle zurückführen: »Und wie fühlt sich ... an?«

Prinzip 2: »Richte deine Gefühle nicht gegen dich oder andere!« Das zweite Bergmodell-Prinzip fordert uns auf, die sehr geläufige Fremd- oder Selbstattribuierung von emotionalen Zuständen zu **überwinden** und uns den dahinterliegenden »nativen«, »ungerichteten« Gefühlen zu öffnen.

Prinzip 3: »Versöhne dich mit deinen früheren Ausgaben von dir selbst!« Frühere Ich-Zustände und deren native Gefühlswahrnehmungen stehen uns nicht mehr zur Verfügung, wenn wir sie abspalten (»Gott sei Dank bin ich nicht mehr der Kleine und Schwache von damals!«). Damit fehlen uns innere Repräsentanzen, um eigene oder fremde emotionale Zustände decodieren zu können, und wir bleiben in Fremd- oder Selbstattribuierungen stecken. Die Re-Integration dieser Zustände ist letztlich Voraussetzung für die Bergmodell-Prinzipien 1 und 2.

2.2.2 Annahmen zu Bedürfnissen und Gefühlen

Das Bergmodell arbeitet mit folgenden Annahmen zu Gefühlen und Bedürfnissen:

- Bedürfnisse sind abstrakte Konstrukte, die sich über Gefühle bemerkbar machen.
- Wir verstehen Gefühle als Signale für erfüllte/nicht erfüllte Bedürfnisse. Wir arbeiten mit fünf Grundgefühlen:
  - Freude, wenn unsere Bedürfnisse erfüllt sind
  - Schmerz, Angst, Trauer oder Wut, wenn Bedürfnisse nicht erfüllt sind
- Die Wut hat eine Sonderposition.
  - Die Wut ist das einzige abgrenzende Gefühl. Freude, Schmerz, Angst und Trauer führen uns eher in die Nähe von vertrauten Personen.
  - Wut ist das angenehmste der unangenehmen Gefühle, denn sie hat eine orgasmische, explosive Komponente.
  - Wenn wir bei Schmerz, Angst oder Trauer »nicht wissen, wohin mit uns«, wird Wut oft als Deckgefühl/Ausweichgefühl verwendet.
  - Wut ist besonders leicht gegen andere/sich selbst richtbar.
- Gefühle unterliegen oft einer Fremdattribuierung (»Du bist schuld an meinem Schmerz!«) oder Selbstattribuierung (»Ich bin schuld an meinem Schmerz, denn er ist eine verdiente Strafe!«). Beim Bergmodell wird das als »Gefühle gegen andere« oder als »Gefühle gegen mich selbst« gerichtet bezeichnet.
- Wir wollen versuchen, die Gefühle »nativ« = ungerichtet wahrzunehmen (Bergmodell-Prinzipien 1 und 2).

- Wortwahl: Unangenehme/angenehme Gefühle statt gute/schlechte Gefühle.
  In der Arbeit mit dem Bergmodell wird deutlich, dass die Gefühle von Schmerz, Angst, Trauer oder Wut zwar unangenehme Gefühle, aber keinesfalls »schlechte Gefühle« sind, denn sie dienen als Signalgefühle für unerfüllte Bedürfnisse. Daraus ergibt sich eine Wertschätzung für Schmerz, Angst, Trauer und Wut. In der Arbeit mit dem Bergmodell gehen wir aktiv auf die unangenehmen Gefühle zu.
- Trichotomie der Einteilung der Bedürfnisse.
  Das Bergmodell unterscheidet die Bedürfnisse in drei Kategorien hinsichtlich ihrer Erfüllung; diese Unterscheidung ist sehr wichtig, ein besonderes Merkmal des Bergmodells und für viele Menschen sehr hilfreich:
  - gesehene und erfüllte Bedürfnisse vs.
  - gesehene, aber nicht erfüllte Bedürfnisse vs.
  - nicht gesehene und damit auch nicht erfüllte Bedürfnisse
- Integration »früherer Ausgaben von mir selbst« (Bergmodell-Prinzip 3).

Wie werden nun diese theoretischen Überlegungen auf dem Bergmodell abgebildet?

2.2.3 Die Form des Bergmodells

Die Form des Bergmodells wird von Patienten immer wieder unterschiedlich beschrieben. Hier nur drei Beschreibungen, Sie finden sicherlich noch mehr:

1. Das Bergmodell hat die Form eines Bergmassivs mit zwei Höhenzügen, die ein Hochtal umschließen. Die Talsohlen beidseits am Fuße des Bergmassivs sind mit einem Tunnel verbunden.
2. Die Oberfläche des Bergmodells gleicht einem kreisrunden Haus mit Firstdach, das – eher ungewöhnlich – auf dem Giebel eine Rinne besitzt. An den Seiten des Daches gibt es eine Dachrinne.
3. Das Bergmodell ist wie eine Torte mit einer Rinne direkt durch den Mittelpunkt und zwei schrägen, abgeflachten Seitenteilen.

2.2.4 Die Kugel

Die Kugel markiert mit ihrem Platz auf dem Bergmodell den momentanen seelischen Zustand, in dem sich eine Person befindet, analog der roten Markierung des Standortes bei einer Navigations-App. Deswegen wird das Bergmodell auch KugelMaps© der Seele genannt.

2.2.5 Die symbolischen Bedeutungen der Orte und Flächen auf dem Bergmodell

Was bedeuten die verschiedenen Orte und Flächen auf dem Bergmodell (Abb. 2-7)?

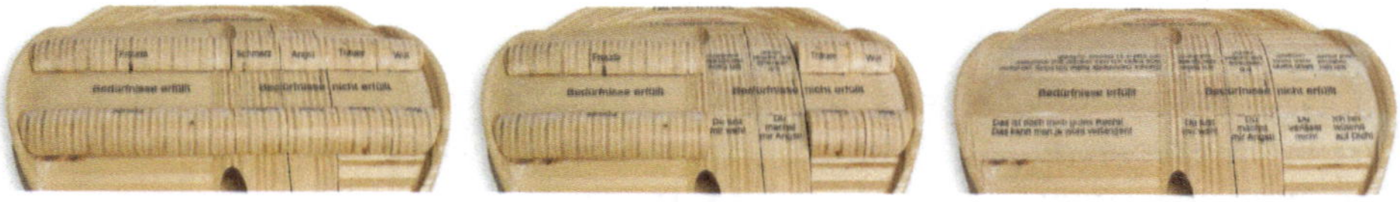

Abb. 2-7: Die obere (erwachsene) Schicht des Bergmodells mit allen, einigen, ohne Gefühlsseitenwälle der Rinne der Bedürfnisse.

- Der Boden der Rinne oben auf dem Berg symbolisiert die erfüllten und nicht erfüllten Bedürfnisse (50/50).
- Die Wände der Rinne der Bedürfnisse werden von den ungerichteten Gefühlen Freude, Schmerz, Angst, Trauer und Wut gebildet. Die ungerichteten Gefühle halten die Kugel in der Rinne und verhindern ein Abgleiten zu den Seiten. Die ungerichteten Gefühle reichen hinauf bis zum »Berggrat«, dem höchsten Punkt der Rinnenbegrenzung.
- Je besser ein Mensch seine Gefühle ohne Fremd- oder Selbstattribuierung wahrnehmen kann, desto höher sind die Seitenwände.
- Bei zu großer Gefühlsintensität (in Bezug auf die Höhe der Seitenwände) kann die Kugel den Scheitelpunkt der Seitenwände überschreiten und rollt auf einer der beiden Seiten des Berges hinab.
- Die Wände der Rinne sind in die fünf Gefühle unterteilt und auf jeder Seite der Rinne durch fünf abnehmbare Teile dargestellt. Die Freude deckt die eine Hälfte der Länge der Rinne ab, die vier unangenehmen Gefühle teilen sich die andere Hälfte.
- Das Entfernen der Gefühlsbausteine symbolisiert die mangelnde Fähigkeit, »Gefühle als ungerichtete Gefühle« wahrzunehmen, was gleichbedeutend ist mit der Neigung zu Fremd- oder Selbstattribuierung (Tab. 2-1). Dadurch hat die Kugel keinen Halt mehr auf dem Berg und stürzt rechts oder links hinunter.
- Unter den abnehmbaren Gefühlsbausteinen kommen vorher abgedeckte Sätze zum Vorschein, die die Fremd- bzw. Selbstattribuierung konkret beschreiben (→ Tab. 2-1).
- Außerhalb des höchsten Punktes der Seitenwände bleiben die Gefühle nicht mehr ungerichtet, sondern werden gegen andere oder gegen sich selbst gerichtet.
- Die beiden Abhänge rechts und links der Rinne symbolisieren fremd- oder selbstattribuierte Gefühle.
- Die beiden Abhänge laufen in zwei tiefsten Punkten aus, die Orte der maximalen Fremd- oder Selbstattribuierung.
  - Fremdattribuierung: »Ich bin das Opfer der bösen anderen!« »Opferplatz« = »Platz der (vermeintlich) berechtigten Vorwürfe« mit den Aussagen: »Ich kann nichts dafür« und »Die anderen sind daran schuld!«

- Selbstattribuierung: »Ich habe es selbst verschuldet!« »Täterplatz« = »Platz der Selbstvorwürfe« mit den Aussagen: »Ich bin selbst schuld daran!« und – getrennt durch eine rote Linie: »Ich schäme mich!«

MERKE

1. Das Bergmodell unterscheidet hier zwischen Scham und Schuld.
   Schuld bedeutet: »Ich habe einen Fehler gemacht, bleibe aber ein wertvoller Mensch.«
   Scham bedeutet: »Ich selbst bin der Fehler, an mir bleibt nichts Gutes übrig.«
2. Häufiges Missverständnis bei der Verwendung von Opfer- und Täterplatz. Jemand, der sich von allen bedroht und betrogen fühlt (Fremdattribuierung), kann aus diesem Bedrohungsgefühl heraus die anderen angreifen und selbst zu einem Gewalttäter werden. Er wechselt dadurch im Sinne des Bergmodells NICHT auf den Täterplatz. Er bleibt weiter auf dem »Opferplatz«, denn er rechtfertigt seine Gewalt dadurch, dass er ja das hilflose Opfer anderer ist.

- Die Portale des Tunnels öffnen sich am Täter- und Opferplatz.
  - Der Tunnel symbolisiert den schnellen Wechsel zwischen Fremd- und Selbstbeschuldigung: »Die anderen haben mich wieder betrogen« ... »Ich hätte es eigentlich besser wissen sollen seit dem letzten Mal!«
  - Zusätzlich steht der »Tunnel der Gefühllosigkeit« **für den Aufenthaltsort bei** Alexithymie: Weder Fremd- noch Selbstbeschuldigung, aber auch kein Zugang zu ungerichteten Gefühlen.

	Ungerichtetes Gefühl	Fremdattribuierung	Selbstattribuierung
Freude	»Sich von Herzen freuen«	»Das kann ich wohl verlangen!«	»Das habe ich doch gar nicht verdient!«
Schmerz	»Offen und durchlässig sein für den Schmerz«	»Du tust mir weh!«	»Diese Strafe habe ich verdient!«
Angst	»Mutvoll Angst spüren«	»Du machst mir Angst!«	»Ich vertraue mir selbst nicht!«
Trauer	»Kräftig traurig sein«	»Du verlässt mich!«	»Ich mag mich selbst nicht – ich habe Liebe nicht verdient!«
Wut	»Aufrichtig wütend sein«	»Ich bin wütend auf dich!«	»Ich bin wütend auf mich!«

Tab. 2-1: Die ungerichteten Gefühle und »Gefühlsäußerungen« mit Fremd- oder Selbstattribuierung.

2.2.6 Die drei Schichten des Bergmodells

Das Bergmodell besteht aus drei Schichten (→ auch Kap. 2.4, Abb. 2-9):

- Die oben beschriebene Topografie der obersten Schicht ist der »Berg eines Erwachsenen«.
- Die untere Schicht symbolisiert die psychische Dynamik eines Säuglings. Hier gibt es wie auf allen Schichten eine Linie der erfüllten oder nicht erfüllten Bedürfnisse, beidseits flankiert von Freude (Smiley) oder einem Schmerz-Angst-Trauer-Wut-Gemisch (Frowny). Die Oberfläche der Säuglingsschicht ist aus allen Richtungen leicht zur Mitte abgesenkt: Die Kugel pendelt schnell zwischen erfüllten und unerfüllten Bedürfnissen hin und her und kommt nur langsam zur Ruhe. Gleichzeitig kann sie – selbst bei einem ganz kleinen Kraftimpuls – weit von der Mittellinie abweichen, was den intensiven Gefühlsausdruck der Säuglinge widerspiegelt.
- Die mittlere Schicht soll die seelischen Abläufe eines Klein- oder Schulkindes verdeutlichen. Die unangenehmen Gefühle sind nun schon differenzierter als beim Säugling und werden durch vier Symbole – noch nicht durch Worte! – dargestellt. Die Gefühlsamplitude ist nicht mehr so groß wie beim Säugling, die »Gefühlswälle« sind jedoch noch nicht so ausgeprägt wie beim Erwachsenen. Der »Preis« für die reduzierte Gefühlsamplitude ist die Ausbildung von Täter- und Opferplatz. Gegenüber gleichaltrigen oder schwächeren Kindern wechseln Kinder gerne auf den Opferplatz und beschweren sich lauthals über das andere Kind bis zur Handgreiflichkeit. Gegenüber den Eltern verarbeiten Kinder Beziehungsstörungen schuldhaft und wechseln auf den Täterplatz der Selbstbeschuldigung.

2.2.7 Seelische Entwicklungsstörungen und deren Abbildung im Bergmodell

Das Bergmodell zeigt in der bisher besprochenen Form einen idealen Entwicklungsweg eines Menschen. Aus der flachen Schale des Säuglings mit schnell wechselnder Bedürfnislage und intensiv ausgedrückten Gefühlen wächst durch **Sedimentierung** guter, »kontingenter« (= das Kind mit seinen Gefühlen beinhaltende) Resonanzerfahrungen mit den Pflegepersonen die mittlere Schicht des Bergmodells mit reduzierter, »eingehegter« Gefühlsamplitude, aus der dann der gesunde Erwachsene wird, wie es das komplette Bergmodell symbolisiert.

Diese ideale Entwicklung kann aber leicht gestört werden, wenn das Kind keine ausreichende Resonanz und keine Halt gebende kontingente Reaktion erfährt.

Diese Fehlentwicklungen werden im Bergmodell exemplarisch am Beispiel des Gefühls Angst abgebildet. Man hätte die folgenden Ausführungen aber auch bei jedem anderen Gefühl aufzeigen können.

Schauen wir uns die mittlere Schicht an. An der Stelle, an der auf der mittleren Schicht die Angst abgebildet ist, befinden sich herausnehmbare Elemente.

Was passiert, wenn die Gefühle des Kindes nicht adäquat beantwortet werden?

Die Neigung zu Fremd- und Selbstattribuierung des Erwachsenen wird als Folge nicht beantworteter Gefühle des Kindes verstanden. Die Entstehung und die Auswirkungen können mithilfe des Bergmodells anschaulich dargestellt werden (→ Kap. 2.4.2, Abb. 2-11):

- Die beiden Gefühlswälle für die Angst sind mit einem Angst-Frowny gekennzeichnet und mit den Worten »Gefühl beantwortet« beschriftet.
- Wenn ein Kind nicht auf Halt gebende Resonanz trifft, bilden sich die Gefühlswälle nicht aus. Die Gefühlsbausteine werden aus der mittleren Schicht des Bergmodells entnommen.
- Wenn die beiden Gefühlswälle entfernt werden, wird unter ihnen der Schriftzug »Gefühle nicht beantwortet« sichtbar (→ Kap. 2.6.2, Abb. 2-14).
- Dabei ist der Boden der Rinne der Bedürfnisse weiter durchgängig eben, aber das Kind kann leichter auf Täter- oder Opferplatz abgleiten.
- Folgen dieser Entwicklung im Leben als Erwachsener: Diese Entwicklung setzt sich bis in die Erwachsenen-Schicht fort, in der dann die Seitenwälle der Rinne der Bedürfnisse fehlen und die Kugel schnell auf die Seite der Fremd- oder Selbstbeschuldigung rollt.

Was passiert, wenn die Bedürfnisse des Kindes nicht nur nicht erfüllt, sondern noch nicht einmal wahrgenommen werden?

Seelische Krisensituationen des Erwachsenen können als Folgen nicht nur nicht erfüllter, sondern noch nicht einmal wahrgenommener Bedürfnisse des Kindes verstanden werden. Die Entstehung und die Auswirkungen können im Bergmodell dargestellt werden.

- In der mittleren Schicht des Bergmodells gibt es ein weiteres herausnehmbares Element mit der Beschriftung »Bedürfnis nicht erfüllt, aber gesehen« (→ Kap. 2.7.2, Abb. 2-17). Das symbolisiert den Zustand, dass die Pflegepersonen das Bedürfnis des Kindes zwar erkannten, es aber – aus welchen Gründen aus immer – nicht erfüllt haben oder erfüllen konnten.
- Erlebt das Kind, dass sein Bedürfnis noch nicht einmal erkannt wurde, dann kann der Boden der Rinne nicht wachsen: Das Element wird entfernt (→ Abb. 2-17).
- Darunter kommt ein vorher abgedeckter Satz zum Vorschein: »Bedürfnis nicht gesehen« (Trichotomie der Bedürfnisse).
- Folgen dieser Entwicklung in der Erwachsenen-Schicht des Bergmodells: Die oberste Erwachsenen-Schicht hat genau oberhalb der herausnehmbaren Elemente auf der mittleren Schicht ebenfalls ein herausnehmbares Element, das die ganze Schichtdicke der obersten Schicht umfasst.
  - Dieses herausgenommene Element symbolisiert das fehlende Wachstum des Berges, wenn die Bedürfnisse eines Kindes wiederholt nicht nur nicht erfüllt, sondern noch nicht einmal gesehen werden.

   - An dieser Stelle entsteht dann im Bergmodell des Erwachsenen eine Schlucht (→ Kap. 2.7.2, Abb. 2-18).
- Folgen dieser Entwicklung im Leben als Erwachsener:
   - Erlebt der Erwachsene, dass jetzt wieder ein Bedürfnis nicht nur nicht erfüllt, sondern von anderen nicht einmal gesehen wird, befindet sich die Kugel genau an der Stelle der Schlucht.
   - Die Kugel stürzt nun durch die vielen »Jahresschichten« des Erwachsenen hindurch und findet sich auf dem Boden der mittleren Schicht des Bergmodells wieder. Der Erwachsene verliert den Kontakt zu den Dimensionen von Hier und Jetzt und erlebt sich voll im Dort und Damals.
   - Die Schlucht nenne ich in der Sprache des Bergmodells ein »Dimensionsloch«. Diesen Ausdruck habe ich aus dem Buch »Die 13½ Leben des Käpt'n Blaubär« von Walter Moers (2002) entlehnt.
- Die drei Kennzeichen des Dimensionslochs bzw. des Sturzes in die Schlucht: Das Dasein in der Schlucht wird mit drei Kennzeichen erfasst – die Kennzeichen a und b sehe ich als obligat an, Kennzeichen c berichten nur Menschen mit sehr früh (vor dem Spracherwerb) erlebter Vernachlässigung.
   a. Erleben von »Ich bin ganz alleine, keiner sieht mich!«
   Wenn mich damals jemand gesehen hätte, wäre die Schlucht nicht entstanden.
   b. Erleben von »Ich kann mir nicht helfen, mich nicht bemerkbar machen!«
   Wenn ich damals erfolgreich auf mich hätte aufmerksam machen können, wäre ich gesehen worden und die Schlucht wäre nicht entstanden.
   c. Erleben von »Ich weiß nicht, ob ich gleich noch weiter existiere oder ob ich mich auflöse!« (fakultativ)
   Ein sehr kleines Kind erlebt sich nicht als ein zeitlich stabiles Ich-Kontinuum, das verschiedene Gefühle »hat« und trotzdem »Ich« bleibt. Es erlebt sich als ein von Gefühlen und Impulsen umhergeworfenes Etwas, das erst durch den Blick der Mutter ein »Ich-Gefühl« bekommt. Die Mutter hat die Funktion eines Selbstobjektes: »Du (Objekt Mutter) schaust mich an, also muss es mich als Ich/Selbst geben.« Das ist aber zunächst nicht stabil: »Wenn du nicht da bist, mich nicht anschaust, löse ich mich wieder auf.« Das Kind erlebt eine Desintegrationsangst. Erst im Laufe der ersten Jahre bildet sich eine stabile Erinnerung im Kind (stabile Selbstobjekt-Repräsentanz), die eine »Not-wendige« Realpräsenz des Selbstobjektes aufhebt. Dabei ist der Spracherwerb wichtig, denn durch die selbstgeformten Worte hat das kleine Kind auditive und motorische Muster, welche die Erinnerung an das Selbstobjekt aktivieren.
   Wenn der Boden der Schlucht so weit in der Kindheit liegt, dass das Kind noch auf die Realpräsenz eines Selbstobjektes angewiesen war, wird auch der Erwachsene im Falle eines Sturzes ins Dimensionsloch von der drohenden Selbstauflösung im Sinne einer »Desintegrationsangst« berichten (→ auch Kap. 9).
- Der Aufenthalt im Dimensionsloch wird sehr aversiv erlebt. Daher gibt es fünf dysfunktionale Copingstrategien, »fünf Fluchtsackgassen« (→ Kap. 2.7.2, Abb. 2-19 [4]).
   a. Flucht auf den Täterplatz mit Streit mit anderen

b. Flucht auf den Opferplatz mit innerer Spaltung in Angeklagten und Ankläger und Selbstbeschuldigung
c. Flucht in den »Tunnel der Gefühllosigkeit«
d. Flucht durch »sich aus der Schlucht kicken« mit Bedürfnisbefriedigung, die schnell zur Sucht werden kann
e. Verharren in der Schlucht, bis es besser wird: »Numbing Out«

2.2.8 Positive Folgen einer Arbeit mit dem Bergmodell

In diesem Abschnitt sollen einige Auswirkungen der Arbeit mit dem Bergmodell beschrieben werden, so wie sie mir Patienten berichtet haben.

- Gleichmut (engl. *equanimity*) gegenüber allen fünf Gefühlen. Akzeptanz und Wertschätzung auch gegenüber unangenehmen Gefühlen.
- Gleichmut gegenüber erfüllten und unerfüllten Bedürfnissen. Achtsamkeit gegenüber erfüllten und unerfüllten Bedürfnissen.
- Gleichzeitiges Erleben von angenehmen und unangenehmen Gefühlen (Ambivalenztoleranz gegenüber Gefühlen): Etwas kann gleichzeitig angenehm und unangenehm sein.
- Ich kann mich oder eine andere Person gleichzeitig mögen und mich abgrenzen (Ambivalenztoleranz gegenüber mir oder einer Person).
- Unterscheidung zwischen ungerichteten Gefühlen und Gefühlen vermischt mit Gedanken der Fremd- und Selbstattribuierung. Das ist ähnlich den Begriffen »sauberes Leid« und »schmutziges Leid« aus der Akzeptanz- und Commitmenttherapie.
- Unangenehme Gefühle werden weniger als Leid wahrgenommen. Ich habe schon oft den Satz gehört: »Es hat wehgetan, aber es war ein anderer, guter Schmerz!« Übersetzt in die Begriffe des Bergmodells heißt das: »Ich freue mich, dass ich meinen Schmerz als Schmerz wahrnehmen kann und nicht in Selbst- oder Fremdbeschuldigung rutschte!«
- Kenntnis von Reaktivierung von Entwicklungstraumata (»Dimensionsloch«).
- Konstruktiver Umgang mit früheren (traumatisierten) Anteilen von mir selbst.
- Suchttendenzen (Ausweichen vor den unangenehmen Gefühlen mit Craving nach positiven (gemachten) Gefühlen, Selbst- oder Fremdbeschuldigung oder Rückzug in den Tunnel der Gefühllosigkeit) erkennen und korrigieren.
- Mehr innerer Frieden durch Selbstmitgefühl (Selbststimmigkeit, Selbstresonanz).
- Mehr innerer Frieden durch Integration und Wertschätzung früherer Anteile.
- Größere Fähigkeit, unsichere Situationen auszuhalten (Ambiguitätstoleranz).
- Mehr äußerer Frieden durch Mitgefühl für andere: Resonanzbeziehungen statt verstrickter Beziehungen.
- »Anhaftungsfreie Abgrenzung«: Ich kann mich abgrenzen, ohne in Feindschaft zu verfallen. »Mein Nein ist nicht gegen dich, sondern nur für mich!«

2.2.9 Was lässt sich mit dem Bergmodell psychoedukativ veranschaulichen?

In der Therapie ziehe ich das Bergmodell immer heran, um damit seelisch belastende Situationen und Zustände psychoedukativ zu erklären und Lösungsansätze vorzuschlagen. So wurde das Bergmodell für viele meiner Patienten ein »Kompass zur seelischen Gesundheit«.

1. Seelische Standortbestimmung Wenn ein Patient in Selbstabwertung oder Selbstbeschuldigung gerät, zeige ich ihm, dass er nun am Täterplatz sitzt. Regt er sich über andere auf und kann seinen Groll nicht loslassen, zeige ich ihm, dass er auf dem Opferplatz festklebt (»Der Vorwurf ist der süße Fliegenleim am Opferplatz«). Dabei kann es sinnvoll sein, vom Täterplatz (Gefühle gegen sich gerichtet) durch den Tunnel zum Opferplatz (Gefühle nach außen gerichtet) zu gehen. Der Opferplatz sollte dann nur ein Durchgangsort sein, um wieder auf den Berg in die Rinne der Bedürfnisse zu kommen.

2. Anleitung zur Selbststeuerung Patienten berichten oft, dass sie selbst bemerken, wenn sie vom Berg abrutschen und in (Selbst-)Vorwürfe verfallen. Mit dem Bild des Bergmodells vor Augen können sie sich selbst oder auch ihr Gegenüber abfangen, wieder in die Rinne der Bedürfnisse zurückkommen und zur (Selbst-)Resonanz finden.

Es gibt vier Rettungswege, die als Aufstiegshilfe von Täter- oder Opferplatz fungieren und somit emotionale Selbstregulierung fördern (→Kap. 2.8, Abb. 2-21). Diese Rettungswege haben jeweils zwei Teile: Mit dem ersten Teil rollen wir die Kugel »gegen die psychische Schwerkraft« wieder auf den Berg hinauf bis zum höchsten Punkt des Seitenwalls; mit dem zweiten Teil überwinden wir den Scheitelpunkt und lassen uns von den dann auftretenden Gefühlen zu unseren Bedürfnissen leiten.

- Vom Opferplatz zur Rinne der unerfüllten Bedürfnisse:
  »Ich hätte dich/es anders gebraucht! ... und ich öffne mein Herz für die Gefühle von Schmerz, Angst, Trauer und Wut, die mich zu meinen unerfüllten Bedürfnissen leiten.«
- Vom Opferplatz zur Rinne der erfüllten Bedürfnisse:
  »Ich nehme es ohne Schuldgefühl als Geschenk an und bedanke mich ... und ich öffne mein Herz für die Freude, die mich zu meinen erfüllten Bedürfnissen leitet.«
- Vom Täterplatz zur Rinne der erfüllten Bedürfnisse:
  »Ich nehme es ohne Genugtuung als Geschenk an und bedanke mich ... und ich öffne mein Herz für die Freude, die mich zu meinen erfüllten Bedürfnissen leitet.«
- Vom Täterplatz zur Rinne der unerfüllten Bedürfnisse:
  »Wenn ich damals gewusst hätte, was ich heute weiß (und ich über die innere und äußere Entscheidungsfreiheit verfügt hätte), **hätte ich es gerne anders gemacht ...** *und ich öffne mein Herz für die Gefühle von Schmerz, Angst, Trauer und Wut, die mich zu meinen und deinen unerfüllten Bedürfnissen leiten.«*

3. Stärkung der Fähigkeit zur emotionalen Selbstregulierung Durch die innere dreidimensionale Visualisierung der seelischen Abläufe können die Menschen, die mit dem Bergmodell vertraut sind, sich selbst wie auf einer Navigations-App verfolgen und verhindern, dass sie »falsch abbiegen« und in einer emotional hochaufgeladenen Sackgasse landen.

4. Verminderung des Angewiesensein auf andere zur emotionalen Selbstregulierung Durch die verstärkte Fähigkeit zur Selbstregulierung sind die Menschen nicht mehr so sehr auf (potenziell enttäuschende) andere Menschen zur emotionalen Co-Regulierung angewiesen. Damit werden die Beziehungen weniger verstrickt.

5. Verbesserung der Fähigkeit, andere zu verstehen, andere zu lesen Durch die bessere Selbstkenntnis können sie auch andere Menschen in deren Zuständen besser lesen und adäquater reagieren. Beispielsweise können sie Empathie geben statt der durch einen Vorwurf ausgesprochenen »Einladung zum Tanz«. Durch diese Funktionalität eignet sich das Bergmodell insbesondere für die Psychoedukation von Menschen aus dem Autismusspektrum. Ich habe das Bergmodell in Autismus-spezifischen Gruppen mit großem Erfolg eingesetzt.

Damit schließt dieser komprimierte Abschnitt über die Theorie und Anwendung des Bergmodells. In den folgenden Abschnitten werden einzelne Aspekte des Bergmodells eingehender beleuchtet und in allgemein verständlicher Sprache beschrieben. Auch dort werden Sie noch differenzierte Aussagen in Fachsprache vorfinden.

2.3 Das Bergmodell-Prinzip und warum das Bergmodell ein Kompass zu einem »guten Leben« ist

2.3.1 Das Bergmodell-Prinzip: Drei Heilungsfaktoren

T

Die »Theorie des Bergmodells« wurde bereits im Kapitel 2.2 behandelt. Das Bergmodell ist eine Darstellung der drei Heilungsfaktoren »Nimm Deine Gefühle als Gefühle wahr!«, »Richte Deine Gefühle nicht gegen Dich oder andere!« und »Versöhne Dich mit Deinen früheren Ausgaben von Dir selbst!«. Durch die Dreidimensionalität wird die »Neigung« des Menschen zu bestimmten dysfunktionalen Denk- und Verhaltensweisen sofort augenfällig.

2.3.2 Was ist das Bergmodell-Prinzip?

Das Bergmodell-Prinzip fasst die wichtigsten Aspekte der seelischen Genesung zusammen.

IN DIESEM KAPITEL LESEN SIE:

1. Was haben Menschen gemeinsam, die in negativen Gefühlen und Gedanken gefangen bleiben?
2. Was haben Menschen gemeinsam, die zu Glück und Zufriedenheit kamen?
3. Das Bergmodell als anfassbares Erklärmodell der Genesung
4. Das Bergmodell-Prinzip

Was haben Menschen gemeinsam, die in negativen Gefühlen und Gedanken gefangen bleiben?

Im Laufe der über dreißig Jahre, in denen ich Menschen mit seelischen Leiden behandelte, habe ich erlebt, was das Gemeinsame der Menschen war, die immer wieder in »negativen Gefühlen und negativen Gedankenspiralen« gefangen blieben.

Sie waren gefangen in Selbstvorwürfen (»Ich bin nicht gut genug …!«) oder sie waren gefangen in Vorwürfen gegen andere (»Der oder die haben dieses oder jenes getan und deshalb geht es mir schlecht!«). Manche hatten auch die Nase voll von den Gefühlen und versuchten, keine Gefühle zu haben und alles nur mit ihren Gedanken zu erfassen und zu steuern, was natürlich gerade in persönlichen Beziehungen zu Schwierigkeiten führt. Manche Menschen gerieten immer wieder in Zustände großer Hilflosigkeit, Entsetzen oder auch großer Wut, die bis zur Gewalt gegen sich oder andere führte. »So bin ich sonst gar nicht!«, sagten sie und waren trotzdem von diesen Zuständen wie »gekapert«, wie fremdgesteuert.

Was haben Menschen gemeinsam, die zu Glück und Zufriedenheit kamen?

Andererseits konnte ich auch erleben, dass manche von ihnen einen Weg zu seelischer Gesundheit mit innerer (z. T. auch äußerer) Zufriedenheit und Glück fanden. Und diese innere Ruhe, Zufriedenheit und das Glücksgefühl waren relativ unabhängig davon, was sich im Äußeren getan hatte.

Was war das Gemeinsame dieser Menschen, die sich so positiv entwickelten?

- Wenn sie sich in einem schmerzhaften, ängstlichen oder traurigen Zustand vorfanden, lernten sie, weder anderen noch sich selbst die Schuld an ihrem Zustand zu geben, sondern ihre Gefühle von Schmerz, Angst, Trauer oder auch Wut als »native« Gefühle wahrzunehmen und sie nicht gegen andere oder gegen sich selbst zu richten (»Du bist schuld oder ich bin schuld.«).
- Wenn sie ein Geschenk bekamen oder ihr Leben eine glückliche Wendung erfuhr, lernten sie, sich von Herzen darüber zu freuen und dankbar zu sein, ohne das Geschenk oder die glückliche Wendung als zu groß für sie oder zu unverdient abzu-

lehnen. Sie lernten, ein Geschenk als Geschenk anzunehmen und mit Dank zu beantworten, und nicht dem Impuls zu folgen, »etwas wiedergutmachen zu müssen«.

- Andererseits lernten sie, ein Geschenk oder die glückliche Wendung nicht als eine Genugtuung (»Das kann ich ja wohl erwarten!«) aufzufassen, die dann meistens doch viel zu spät kommt (»Warum denn nicht gleich so?«), sondern sich von Herzen zu freuen. Sie lernten, ein Geschenk (auch wenn es spät kommt) als Geschenk anzunehmen und mit Dank zu beantworten und nicht dem Impuls zu folgen, die früheren Versäumnisse des Schicksals oder der anderen Person hervorzukramen.
- Sie lernten, verinnerlichte frühere Erlebnisse nicht mehr hinter sich lassen zu wollen. Sie lernten, diese inneren »Schattenkinder« (Ausdruck von Stephanie Stahl) »auf den Schoß zu nehmen, bei ihnen zu sein, sie ernst zu nehmen«. Und damit nahmen diese Zustände der Hilflosigkeit, Verzweiflung oder Wut, in denen sie sich »gekapert«, wie fremdgesteuert vorkamen, immer mehr ab.
- Sie lernten eine »unkaputtbare Freundschaft« zu sich selbst aufzubauen. Eine Freundschaft, die durchaus auch ehrliche Kritik (wie von einem guten Freund, der sich um uns sorgt) zu sich selbst beinhaltet. Und damit bekamen sie auch neue, tiefe Freundschaften zu anderen. Es waren nicht unbedingt die gleichen Freunde wie vorher, aber die Freundschaften hatten eine andere Qualität.

Fazit: Diese Menschen wurden gelassener, glücklicher, beziehungsfähiger und liebesfähiger.

Zwar hatten auch sie Rückfälle in alte Verhaltensmuster, Denkmuster, Gefühlsmuster. Aber sie konnten diese Rückfälle schneller erkennen und sich wieder auf den Weg der Genesung bringen.

Dieser Weg in ein glücklicheres Leben ist keine breite, asphaltierte Straße. Diese Menschen erlebten ihren Weg als Gratwanderung auf einem Berggrat mit Abhängen rechts und links.

Das Bergmodell als anfassbares Erklärmodell der Genesung

Dieses Bild einer Gratwanderung – und viele andere Bilder, die in den Gesprächen mit meinen Patienten entstanden sind – wurde in der Gestalt des Bergmodells, so wie Sie es heute kennenlernen werden, zusammengefasst (Abb. 2-8).

Das Bergmodell

- bildet diese Gratwanderung mit Abgründen rechts und links ab.
- zeigt unsere »Neigung«, uns selbst oder andere zu beschuldigen.
- zeigt, wie uns eine gute Verbindung zu unseren Gefühlen vor dem Herunterrutschen bewahrt.
- zeigt durch seinen Tunnel, wie schnell wir zwischen Selbst- und Fremdbeschuldigung switchen.
- zeigt mit dem »Tunnel der Gefühllosigkeit«, wie sich ein »Leben ohne Gefühle« darstellt.

- zeigt, wie wir wieder auf den Bergrat zurückkommen können.
- zeigt durch seine drei Schichten (Säugling, Kleinkind/Schulkind und Erwachsener), warum wir durch unsere Kindheitserlebnisse so geworden sind, wie wir jetzt sind.
- zeigt, was wir tun können, um aus dem Schatten der Vergangenheit herauszutreten.
- zeigt mit seiner Schlucht, wie alte, unverarbeitete Erlebnisse und Verletzungen uns kapern, uns übernehmen, uns fremdsteuern können.
- zeigt, welche ungesunden Fluchtwege wir beschreiben.
- zeigt uns, wie diese verinnerlichten Erlebnisse letztlich zu wertvollen Bestandteilen unserer Persönlichkeit werden können.

Das Bergmodell selbst ist also nicht der Weg zu einem glücklicheren Leben, so wie das Studieren einer Landkarte nicht die Reise selbst ist. Das Bergmodell zeigt uns aber das Prinzip, wie sich unsere innere Welt, wie sich unsere Beziehungen zu uns selbst und zu anderen zum Guten wenden können. Daher ist das Bergmodell nicht mehr, aber auch nicht weniger als ein Anschauungsobjekt für ein Lebensprinzip, das sonst viele Worte brauchen würde.

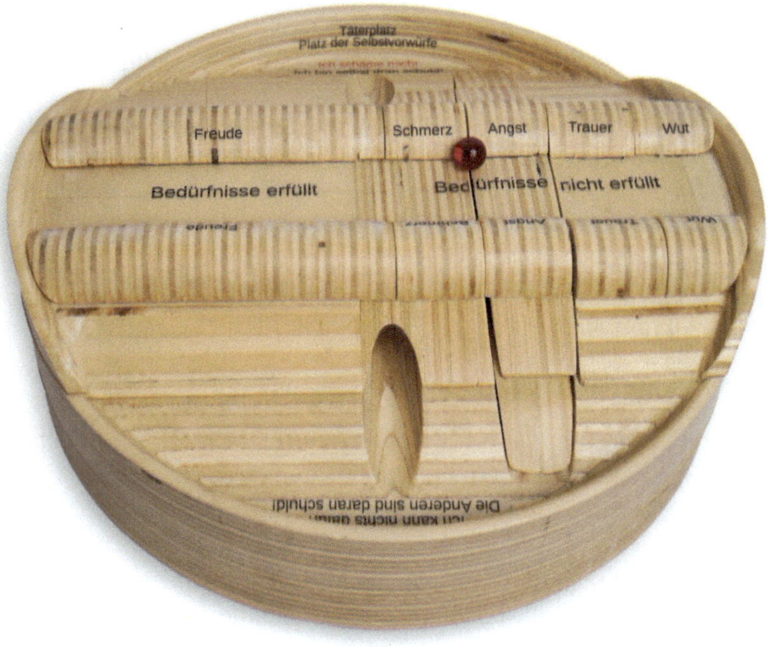

Abb. 2-8: Das Bergmodell in der Gesamtansicht.

Das Bergmodell-Prinzip

Auch wenn Sie das Bergmodell hier in Worten und Bildern kennenlernen oder im Internet im Video sehen, versuche ich, die drei Bergmodell-Prinzipien noch einmal in Worte zu fassen:

1. »Nimm deine Gefühle als Gefühle wahr!« Im Bergmodell arbeiten wir mit den fünf Grundgefühlen Freude, Schmerz, Angst, Trauer und Wut. Diese fünf Grundgefühle nennen wir »native«, ungerichtete Gefühle. Das Bergmodell fordert uns auf, unseren emotionalen Zustand mit diesen fünf Gefühlen oder einer Mischung davon auszudrücken. Es gibt sicherlich noch mehr sinnvolle Gefühlsworte, meistens lassen sich diese aber gut auf die Grundgefühle zurückführen, wenn wir uns fragen: »Und wie fühlt sich ... an?« Der Umgang mit den ungerichteten, nativen Gefühlen gleicht einer Gratwanderung, bei der wir leicht auf der einen oder anderen Seite des Berges abrutschen können. Um auf der Gratwanderung oben zu bleiben, müssen wir uns für unsere Gefühle entscheiden, auch für die unangenehmen. Das Anerkennen der Gefühle ist wie eine Balancierstange: Je stärker die Gefühle *aus-ge-halten* werden, umso stabiler gehen wir durchs Leben.

2. »Richte deine Gefühle nicht gegen dich oder andere!« Die Schuldzuschreibung gegen andere oder gegen uns selbst ist die Sprache, die wir als Kinder von den Eltern gelernt haben. Leider haben wir eine ungesunde Mutter- oder Vatersprache gelernt. Das zweite Bergmodell-Prinzip fordert uns auf, die uns sehr geläufige Fremd- oder Selbstbeschuldigung von emotionalen Zuständen zu **überwinden** und uns den dahinterliegenden »nativen«, ungerichteten Gefühlen zu stellen. Verzichten Sie auf Schuldzuweisungen an andere oder sich selbst, verzichten Sie auf die Schlagzeilen Ihrer »Inneren Bild-Zeitung«.

3. »Versöhne dich mit deinen früheren Ausgaben von dir selbst!« Wir waren alle einmal Kinder. Als Kinder haben wir alle Situationen der Machtlosigkeit, der Verletzung durch andere, vielleicht sogar durch unsere Eltern oder Pflegepersonen erlebt. Jedes Mal, wenn wir wieder ein Stück gewachsen waren und selbstständiger geworden waren, waren wir froh und stolz, nicht mehr das Kleinkind, das Kindergartenkind, das Schulkind, der Lehrling oder Student usw. sein zu müssen. Manchmal hofften wir, durch unsere »Karrieresprünge« das alte, kleine, hilflose frühere Ich endgültig abgeschüttelt zu haben.

Wir sind als Erwachsene sehr froh, endlich nicht mehr das kleine, machtlose Kind von damals zu sein. Wenn wir aber den emotionalen Zugang zu »unseren früheren Ausgaben« von uns selbst, also dem »Inneren Kind« verlieren, verlieren wir auch den Zugang zu unseren nativen Gefühlen, die das innere Kind damals gespürt hat. Dann werden wir gefühlsblind. So ist dieses dritte Bergmodell-Prinzip eine Voraussetzung für die ersten beiden Schritte.

Also: »Zeige Mitgefühl mit dem inneren Kind in dir, egal, was es erlebt hat oder wie es reagiert hat.« Dann kommt das Mitgefühl mit anderen Menschen von ganz alleine hinterher.

Soweit die drei Bergmodell-Prinzipien, die zu einem zufriedeneren, glücklichen Leben in der Beziehung zu uns selbst und zu anderen führen.

Aber: Das Leben ist und bleibt wackelig. Es ist wie beim Radfahren: Selbst wenn wir sicher Radfahren können, was wir »Gleichgewicht halten können« nennen, ist und bleibt Radfahren ein potenzielles Umfallen nach rechts oder nach links, wir merken es nur schneller und können reagieren.

2.3.3 Das Bergmodell: ein Kompass zu einem »guten Leben«

Im vorangegangenen Abschnitt wurde beschrieben, wie das Bergmodell unausgesprochen bestimmte Ideen über ein gutes, glückliches und gelungenes Leben verkörpert.

Viele Patienten bezeichnen das Bergmodell als ihren »inneren Kompass«, der ihnen Orientierung gibt und hilft, ihre Genesung nicht aus den Augen zu verlieren.

Nun folgen praktische Anleitungen, wie man im Alltag die Bergmodell-Prinzipien wirken lassen kann.

IN DIESEM KAPITEL LESEN SIE:

1. Wie lebt man »gesunde Gefühle«?
2. Die Heimkehr der Gefühle: Alle Gefühle dürfen »bei mir zu Hause« sein
3. Manchmal werden die Bedürfnisse erfüllt, manchmal werden sie nicht erfüllt
4. Gleichzeitigkeit von erfüllten und unerfüllten Bedürfnissen sowie Gleichzeitigkeit von Freude, Schmerz, Angst, Trauer und Wut
5. Die Veränderungen, die aus einem Leben mit dem Bergmodell erwachsen

Wie lebt man »gesunde Gefühle«?

Wir haben gesehen, wie wir Gefühle leicht gegen uns oder jemand anderen richten. Aber wie schaffen wir es, die Balance zu halten, sodass die Standortkugel oben auf dem Berg bleibt? In der Tabelle 2-2 finden Sie unter 1. Vorschläge von ungerichteten Gefühlen. Unter 2. finden Sie die Formulierungen, in denen die Gefühle gegen andere gerichtet sind (im Bergmodell: vom »Opferplatz« am Fuße der einen Seite des Berges). Unter 3. lesen Sie, was Menschen sagen könnten, die ihre Gefühle gegen sich selbst richten (im Bergmodell: vom »Täterplatz« am Fuße der anderen Seite des Berges).

	1. Ungerichtetes Gefühl	2. Gegen andere gerichtetes Gefühl	3. Gegen mich selbst gerichtetes Gefühl
Freude	»Sich von Herzen freuen«	»Das kann ich wohl verlangen!«	»Das Geschenk habe ich doch gar nicht verdient!«
Schmerz	»Offen und durchlässig sein für den Schmerz«	»Du tust mir weh!«	»Diese Strafe habe ich verdient!«
Angst	»Mutvoll Angst spüren«	»Du machst mir Angst!«	»Ich vertraue mir selbst nicht«
Trauer	»Kräftig traurig sein«	»Du verlässt mich!«	»Ich mag mich selbst nicht – ich habe Liebe nicht verdient!«
Wut	»Aufrichtig wütend sein«	»Ich bin wütend auf dich!«	»Ich bin wütend auf mich!«

Tab. 2-2: Gerichtete und ungerichtete Gefühle.

Die Heimkehr der Gefühle: Alle Gefühle dürfen »bei mir zu Hause« sein

Wenn wir die Gefühle nicht mehr abwehren, indem wir sie gegen andere oder uns selbst richten, dann fühlt es sich an, als ob sie – wie aus langer Kriegsgefangenschaft – nach Hause kommen dürfen. Mit dem Bergmodell lernen wir, **ein guter Gastgeber** (engl. *host*) **für alle unsere Gefühle zu sein** (unsere Gefühle zu »hosten«).

Bildlich gesprochen: Ich werde wie eine Mutter/ein Vater von Fünflingen, die alle fünf Kinder auf den Schoß nimmt.

Hier eine kleine Anleitung, wie man eine gute Mutter oder ein guter Vater für seine Gefühlskinder sein kann:

- Ich lege die Abneigung vor unangenehmen Gefühlen ab. Das sind – im Bild gesprochen – vier meiner fünf Kinder! Ich entwickle eher neugieriges Interesse, was sie mir zu sagen haben, mir mitteilen wollen.
- Statt Abwendung sage ich eher: »Wie spannend!« oder »How fascinating!«
- Ich sage z. B.: »Hallo Angst! Kommst du auch wieder mal vorbei! Wie alt bist du, aus welchem Lebensalter stammst du?«
- So wie die Abneigung vor unangenehmen Gefühlen, lege ich auch die »Anhaftung« (engl. *craving* = »unbedingt haben wollen!«) gegenüber positiven Gefühlen ab und sage: »Jetzt ist es schön und ich lasse es wieder los.«
- So entsteht Gleichmut gegenüber allen Gefühlen.

Manchmal werden die Bedürfnisse erfüllt, manchmal werde sie nicht erfüllt

Das Leben besteht nun mal aus erfüllten und unerfüllten Bedürfnissen. Hoffentlich halten sie sich zumindest die Waage. Das ist auch so auf dem Bergmodell abgebildet. Die Rinne der Bedürfnisse oben auf dem Berg ist in zwei gleiche Hälften geteilt: Die erfüllten Bedürfnisse mit dem die Kugel sicher auf dem Berg haltenden Gefühl der Freude und die unerfüllten Bedürfnisse mit den oben haltenden Signalgefühlen Schmerz, Angst, Trauer und Wut.

Die Rinne der Bedürfnisse ist nicht geneigt, sondern horizontal: die Kugel kann frei hin und her rollen, zu den erfüllten und zu den nicht erfüllten Bedürfnissen.

Manche von uns strengen sich mächtig an, »das Bergmodell an der einen Seite anzuheben«. Für ihre Anstrengung erhoffen sie sich Anerkennung von anderen, die sie dann als Ersatzstoff für Freude oder gar Liebe verwenden.

Hören wir auf, die Kugel so manipulieren zu wollen, dass sie immer schön auf der Seite der erfüllten Bedürfnisse zu liegen kommt.

Dann entwickeln wir Gleichmut gegenüber erfüllten/unerfüllten Bedürfnissen. Wir können aufhören, zwanghaft Bedürfnisse erfüllen zu müssen.

Gleichzeitigkeit von erfüllten und unerfüllten Bedürfnissen sowie Gleichzeitigkeit von Freude, Schmerz, Angst, Trauer und Wut

Im Laufe meiner Therapien berichteten Menschen immer wieder: »Herr Hünig, das Erlebnis hat wieder weh getan, aber es war ein anderer Schmerz als sonst. Er hat sich irgendwie gut angefühlt.« Ich frage dann nach: »Kann es sein, dass Sie Schmerz gespürt haben und sich gleichzeitig gefreut haben, dass Sie den Schmerz NICHT als gerechte Strafe oder als Böswilligkeit anderer erlebt haben? Dass es ›einfach nur weh getan hat‹ und Sie oben auf dem Berg geblieben sind, ohne dass Sie auf ›Täter-‹ oder ›Opferplatz‘ heruntergerutscht sind? Haben Sie sich gefreut, dass Sie ungerichteten Schmerz gespürt haben?« Dann höre ich die Antwort: »Ja, so ist es!«

Nachdem ich dies einige Male erlebt hatte, musste ich ein passendes Bild mit dem Bergmodell entwickeln: Die Kugel, die ja aus Glas besteht, berührt den Berg nur an einem Punkt. Sie könnte aber auch aus gefrorenem Wasser bestehen. Wenn wir alle Gefühlsbausteine an der Rinne komplett haben, könnte die Kugel schmelzen und sich ein kleiner See bilden, der in der ganzen Rinne hin- und herschwappt, erfüllte und unerfüllte Bedürfnisse benetzt und alle Gefühle gleichzeitig berührt, mal die Freude, mal die anderen Gefühle.

Inzwischen erwarte ich diese Entwicklung und ich mache Patienten neugierig darauf, wann sie bei ihnen eintritt.

Wir können gleichzeitig erfüllte und unerfüllte Bedürfnisse erleben und uns sogar über Schmerz, Angst, Trauer und Wut freuen, wenn wir sie ungerichtet erleben.

Die Veränderungen, die aus einem Leben mit dem Bergmodell erwachsen

So wie unsere »emotionale Erziehung« durch die Eltern Spuren hinterlassen hat und uns geprägt hat, so kann uns ein neuer Lebensstil nach den Bergmodellprinzipien ebenfalls prägen. Angesichts der langen Prägung durch die Eltern (und das noch in einer Zeit, in der wir leicht zu prägen waren!), kann es einige Zeit dauern, bis sich etwas umstellt. Oft bemerken es erst die anderen an uns, bevor es uns selbst auffällt. Manchmal hilft auch ein Vergleich mit dem Zustand vor drei oder fünf Jahren, um unsere Fortschritte klarer zu machen.

Hier eine Liste der häufigen Veränderungen:

- Wir können die Furcht vor und die Abwehr von Schmerz, Angst, Trauer und Wut verlieren.
- Wir können die Sucht nach Freude ablegen.
- Wir können Resonanzbeziehungen zu uns selbst und zu anderen erleben.
- Wir können in einer Resonanzbeziehung zu uns in der Jetzt-Zeit und zu unseren früheren Anteilen leben.

2.3.4 Online-Material

Videos

- »Das Bergmodell-Prinzip«
- »Gutes Leben mit dem Bergmodell«

Downloadmaterial

- Abbildung 2-8

2.4 Gute Beziehungen – Gutes Wachstum: Wie aus Kindern seelisch gesunde Erwachsene werden

In diesem Kapitel wird beschrieben, wie eine gute Resonanzumgebung für das heranwachsende Kind zu einem gesunden seelischen Wachstum führt. In der Sprache des Bergmodells (Abb. 2-9): Was braucht es, damit aus der unteren Schicht des Babys ein vollständiger Berg eines Erwachsenen werden kann?

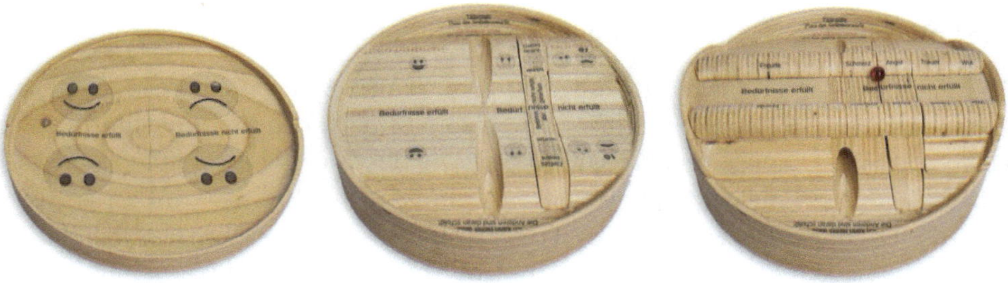

Abb. 2-9: Die drei Schichten des Bergmodells.
1. Links die Schicht des Säuglings, die wie ein flaches Tal geformt ist. Die Kugel kann hier frei zwischen erfüllten und unerfüllten Bedürfnissen hin- und herschwingen und dabei große Gefühlsausschläge zeigen. Es gibt noch keine Selbst- oder Fremdbeschuldigung.
2. In der Mitte ist die mittlere Schicht, das Modell eines Kindes ab dem 5. oder 6. Lebensjahr, zu sehen: Die Rinne der Bedürfnisse ist nun eben horizontal, die Kugel schwingt nicht mehr hin und her. Die Gefühle sind differenzierter, haben aber noch keine Bezeichnungen, nur Emojis. Die Seitenwälle der Gefühle sind vorhanden, aber noch schwach ausgeprägt. Als »Preis« für den geringeren Gefühlsausschlag bilden sich nun die Seitentäler der Selbst- oder Fremdbeschuldigung (»Täterplatz« und »Opferplatz« oben und unten im Bild). Die Rinne zwischen den beiden Orten ermöglicht einen schnellen Wechsel.
3. Rechts ist das Modell eines Erwachsenen abgebildet, der durch die »Schichten vieler Jahre« deutlich höher ist. Die Gefühle haben Wortbezeichnungen, sind gut ausgeprägt und halten die Kugel in der Rinne der Bedürfnisse. Der Tunnel verbindet Täter- und Opferplatz.

2.4.1 Theorie: Entwicklungspsychologie, Gefühle als Kommunikation über Bedürfnisse, Containment, Fremd- und Selbstattribuierung

Nun beschäftigen wir uns mit der Entwicklung des emotionalen Ausdrucks und der Emotionsdifferenzierung unter günstigen Umständen einer Resonanzbeziehung zu den Pflegepersonen.

IN DIESEM KAPITEL LESEN SIE:

1. Gefühlsausdruck als Kommunikation über erfüllte oder nicht erfüllte Bedürfnisse
2. Grundgefühle und die Reihenfolge der Gefühle auf dem Bergmodell
3. Abnahme der Intensität des emotionalen Ausdrucks durch ausreichendes Containment durch die Eltern (»Kontingente (beinhaltende) Reaktion«)
4. Entwicklung von Fremd- und Selbstattribuierung im Alter von fünf bis sechs Jahren
5. Entwicklung bis zum gesunden Erwachsenen
6. Der Tunnel als Durchgangsort
7. Der »Tunnel der Gefühllosigkeit« als Aufenthaltsort: Alexithymie

Gefühlsausdruck als Kommunikation über erfüllte oder nicht erfüllte Bedürfnisse

Das Baby erlebt stark volatile Bedürfnislagen und ist für die Erfüllung der meisten Bedürfnisse auf die Reaktion der Pflegepersonen angewiesen. Es kann sich nicht gezielt verbal über seine Bedürfnisse äußern. Die abstrakten Bedürfnisse (Nahrung, Kontakt, Pflege) erzeugen Gefühle, die das Kind ungefiltert ausdrückt. Gefühle sind die Sprache des Babys, mit dem es in Kontakt mit der Welt und den Pflegepersonen tritt und auf seine Bedürfnislage aufmerksam macht.

Ein Baby und ein Kleinkind sprechen nicht Deutsch, sondern fließend »Gefühlisch« und sind darauf angewiesen, dass die Umwelt nicht nur »Deutsch« oder »Vernünftisch« spricht, sondern reziprok »Gefühlisch« versteht und daraus handelt.

»Gefühlisch« verstehen bedeutet, dass die Pflegeperson den Gefühlsausdruck über ihre Spiegelneuronen in ihrem seelischen Binnenraum nachbildet, nachspürt und dadurch auf die Bedürfnislage des Kindes schließen kann. Dann kann die Pflegeperson die Bedürfnisse des Babys erfüllen und der Gefühlsausdruck wird sich wieder ändern.

Grundgefühle und die Reihenfolge der Gefühle auf dem Bergmodell

Wie bereits besprochen, arbeitet das Bergmodell mit den fünf Grundgefühlen Freude, Schmerz, Angst, Trauer und Wut (→ Abb. 2-9).

Die Reihenfolge der Gefühle Schmerz, Angst, Trauer und Wut auf dem Bergmodell ist bewusst gewählt und soll eine Reihenfolge der kindlichen Entwicklung abbilden:

- Als erstes Gefühl nennen wir den sehr körpernahen Schmerz, der im Jetzt wahrgenommen wird.
- Das zweite Gefühl, die Angst, benötigt eine Erinnerung an vorhergegangene frühere ungute Erfahrungen. Aus Mangel an Erinnerung kennen Babys keine Angst (bis auf angeborene Empfindungsregung bei Trennung von der Pflegeperson).
- Um als drittes Gefühl Trauer empfinden zu können, benötigt es eine stabile innere Repräsentanz eines äußeren Objektes, das vermisst wird. Das setzt mehr Hirnreifung voraus und daher ist es an dritter Stelle der Gefühle platziert.
- Das vierte Gefühl, die Wut, wird wegen ihrer Sonderfunktion als angenehmstes der unangenehmen Gefühle und wegen ihrer orgasmischen Komponente ganz außen angesiedelt. Damit kann sie auch in ihrer Funktion als Ausweich- oder Deckgefühl anschaulich gemacht werden.

Abnahme der Intensität des emotionalen Ausdrucks durch ausreichendes Containment durch die Eltern (»Kontingente [beinhaltende] Reaktion«)

Der intensive Gefühlsausdruck des Babys ist jedoch für spätere Lebensalter hinderlich. Durch jede Erfahrung des Babys, dass sein »gefühlischer« Ausdruck von jemand »gefühlisch« gelesen und seine Bedürfnislage erkannt und verbessert wurde, erfährt es Containment, es erfährt eine kontingente beinhaltende Reaktion. Es muss also immer weniger laut »gefühlisch« kommunizieren, um das zu bekommen, was es braucht.

Für den Schritt von der unteren (→ Abb. 2-9) zur mittleren Schicht des Bergmodells stelle ich mir vor, dass jede kontingente Reaktion eine Erfahrungsschicht sedimentieren lässt, oder – technisch ausgedrückt – werden wie bei einem 3-D-Drucker neue Schichten aufgetragen. Diese neuen Konturen verringern die Gefühlsamplitude.

Erlebt das Kind häufig, dass es nicht auf Resonanz stößt und keine kontingente Reaktion erfährt, dann wächst der Berg an dieser Stelle nicht – aber dazu lesen Sie mehr im Kapitel 2.6.1, Abschnitt »Folgen von mangelnder kontingenter Reaktion«).

Entwicklung von Fremd- und Selbstattribuierung im Alter von fünf bis sechs Jahren

Jede Entwicklung hat ihren Preis: In dem Maße, in dem der ungefilterte, aus dem Blickwinkel des Erwachsenen ausufernde Gefühlsausdruck durch das Wachstum der Seitenwälle der Rinne der Bedürfnisse eingedämmt wird, bilden sich außerhalb der Wälle Potenzialtöpfe aus: Der Platz der Fremd- (Opferplatz) und der Selbstattribuierung (Täterplatz).

Wenn die Gefühlsintensität größer wird als die Höhe des Seitenwalles, reagieren Kinder gegenüber anderen (kleineren oder schwächeren) Kindern mit Schuldzuschreibungen: Die Kugel rollt auf den Opferplatz. Gegenüber Personen, von denen das Kind abhängig ist, reagieren Kinde mit Selbstattribuierungen: Die Kugel rollt auf den Täterplatz.

Kinder übernehmen schnell die Zuschreibung der Eltern, wenn diese selbst vom Täter- oder Opferplatz mit den Kindern interagieren.

Entwicklung bis zum gesunden Erwachsenen

Wenn wir uns das komplette Bergmodell anschauen, sehen wir die Rinne der Bedürfnisse, die durch viele Jahre des Wachstums deutlich höher geworden ist. Täter- und Opferplatz sind nicht gewachsen, es sind die gleichen Orte wie in der Kindheit. Falls die Kugel sich dort befinden sollte, fühlt es sich auch an wie in der Kindheit. Da das Modell einen seelisch gesunden Erwachsenen symbolisieren soll, sind die Seitenwälle der Gefühle, die die Kugel in der Rinne der Bedürfnisse halten, gut ausgeprägt und es besteht keine Gefahr, dass die Kugel auf Täter- oder Opferplatz hinabstürzt.

Der Tunnel als Durchgangsort

Aus dem schnellen Übergang zwischen Täter- und Opferplatz ist ein Tunnel geworden, der den gleichen mühelosen Wechsel zwischen beiden Orten ermöglicht.

Der »Tunnel der Gefühllosigkeit« als Aufenthaltsort: Alexithymie

Der Tunnel ermöglicht nun einen weiteren Aufenthaltsort: Die Kugel könnte sich auch im »Tunnel der Gefühllosigkeit« verstecken. Dort sind wir gleichweit weg von Täter- und Opferplatz, aber auch weit weg von den Gefühlen oben auf dem Berg. Wir bezeichnen diesen Ort als Alexithymie. Für manche ist das ein gewünschter Zustand: *No emos, no cry!*

2.4.2 Gute Beziehungen – Gutes Wachstum: Wie aus Kindern seelisch gesunde Erwachsene werden

Verfolgen wir nun das Wachstum eines Babys zu einem emotional gesunden Erwachsenen.

IN DIESEM KAPITEL LESEN SIE:

1. Die untere Schicht des Bergmodells: Neugeborenes und Babyalter, Kleinkind
   a. Das Gefühlsleben eines Säuglings
   b. Die Bedürfnisse eines Säuglings
   c. Das Baby spricht nicht Deutsch, sondern »Gefühlisch«
   d. Sprechen die Eltern auch »Gefühlisch« oder nur Deutsch oder »Vernünftisch«?
   e. Der Glücksfall: Meine Eltern verstehen »Gefühlisch«! Ich bin gut aufgehoben!
   f. Für ein gesundes Leben als Erwachsener ist der Gefühlsausdruck des Babys zu stark
   g. Resonanzerfahrungen lassen die Gefühlsseitenwälle der Rinne der Bedürfnisse wachsen
   h. Fehlende Selbstanklage und Fremdbeschuldigung
2. Die mittlere Schicht bei gesundem Wachstum: das Kind ab fünf bis sechs Jahren
   a. Höhere Seitenwälle der Gefühle sorgen für kleinere Gefühlsausschläge
   b. Die Rinne der Bedürfnisse ist eben und horizontal
   c. Die Gefühle differenzieren sich
   d. Jede Entwicklung hat ihren Preis: Selbst- und Fremdbeschuldigung erzeugen Täter-/Opferplatz
3. Das komplette Bergmodell: Gesunder Erwachsener mit allen Gefühlen

Die untere Schicht des Bergmodells: Neugeborenes und Babyalter, Kleinkind

Das Gefühlsleben eines Säuglings

In der Abbildung 2-10 sehen wir die untere Schicht des Bergmodells, die Schicht eines Babys oder Kleinkindes. Auch hier gibt es erfüllte und nicht erfüllte Bedürfnisse. Diese bilden jedoch nicht den Boden einer engen Rinne, sondern liegen in einem weiten Tal. Die Kugel kann hier frei zwischen erfüllten und unerfüllten Bedürfnissen hin- und herschwingen und dabei große seitliche Gefühlsausschläge zeigen. Wer schon einmal ein Baby beobachtet hat, kann das gut nachvollziehen: Kleine Auslöser erzeugen starke Gefühle. Die Gefühle sind nicht sehr differenziert: Das Baby lacht über beide Backen oder es weint. Schmerz, Angst, Trauer und Wut sind noch nicht unterschieden.

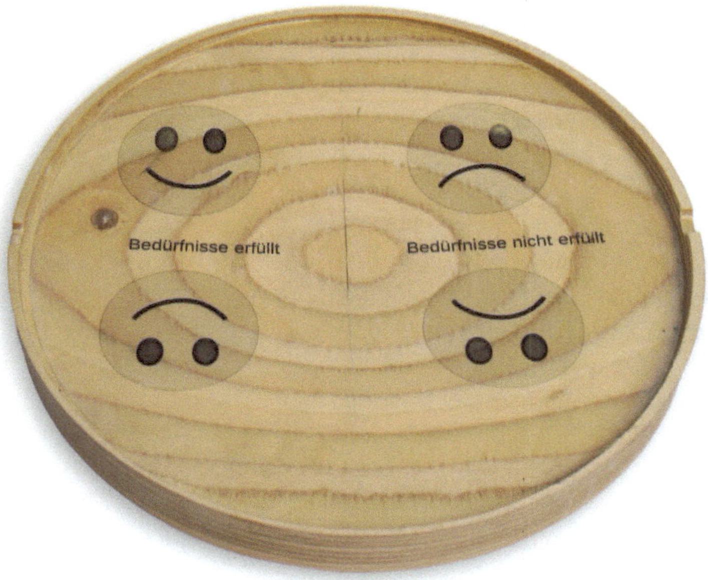

Abb. 2-10: Die untere Schicht des Bergmodells von Säugling und Kleinkind, die wie ein flaches Tal geformt ist. Die Kugel kann hier frei zwischen erfüllten und unerfüllten Bedürfnissen hin- und herschwingen und dabei große Gefühlsausschläge zeigen. Es gibt noch keine Selbst- oder Fremdbeschuldigung.

Die Bedürfnisse eines Säuglings

Das Baby erlebt sehr schnell schwankende Bedürfnislagen: War gerade noch die Welt in Ordnung, kann ein wenig Luft im Bauch höchst bedrohlich sein. Das Baby kann sich nicht selbst versorgen und ist für die Erfüllung der meisten Bedürfnisse auf die Reaktion von Mutter, Vater oder der Pflegepersonen angewiesen. Es kann sich zudem nicht gezielt verbal über seine Bedürfnisse äußern. Ich habe noch kein Baby gesehen, das gesagt hätte: »Da ist so ein leeres Gefühl im Bauch! Mutter, wenn du wieder mal vorbeikommst, dann wäre eine kleine nächste Mahlzeit recht! Aber keine Eile, ich halte das noch ein wenig aus!« Das Baby macht den Mund auf und weint und schreit.

Fazit: Die abstrakten Bedürfnisse (Nahrung, Kontakt, Pflege) erzeugen Gefühle, die das Kind ungefiltert ausdrückt.

Das Baby spricht nicht Deutsch, sondern »Gefühlisch«

Gefühle sind die Sprache des Babys, mit dem es in Kontakt mit der Welt und den Pflegepersonen tritt und auf seine Bedürfnislage aufmerksam macht. Ein Baby und ein Kleinkind sprechen nicht Deutsch, sondern fließend »Gefühlisch«. Sie sind darauf angewiesen, dass die Umwelt nicht nur »Deutsch« oder »Vernünftisch« spricht, sondern ebenso »Gefühlisch« versteht und daraus handelt.

Sprechen die Eltern auch »Gefühlisch« oder nur Deutsch oder »Vernünftisch«?

Wenn also ein Baby seine Bedürfnislage mit einem Schreien und Weinen ausdrückt, ohne klar sagen zu können, ob es Hunger oder Durst hat oder irgendetwas anderes braucht, wie sollen die Eltern ihm helfen können? Wie sollen sie es denn erraten? Dafür hat die Natur durch die Ausbildung von sogenannten Spiegelneuronen (→Kasten) vorgesorgt.

EXKURS Spiegelneuronen, der »Bauchfunk« zwischen Kind und Eltern

Wenn ein Mensch eine Handlung ausführt (z. B. eine Tasse an den Mund führen), wird die Bewegung zunächst von speziellen Nervenzellen geplant, anschließend wird der fertige Handlungsplan an ausführende Nervenzellen weitergegeben, die dann eine schöne, geschmeidige Bewegung steuern. Wenn uns jemand zusieht, wie wir die Tasse zum Mund führen und wir in seinen Kopf schauen könnten, würden wir dort ebenfalls aktive Planungszellen sehen, die genau dieselbe Bewegung planen. Wir simulieren die Bewegung des Gegenübers. Beim Erwachsenen wird die Ausführung dieser geplanten Bewegung unterdrückt, aber wir ahnen, was der andere vorhat und auch fühlt: Wenn wir jemanden sehen, der sich mit dem Hammer auf den Finger haut, dann zucken wir mit der Hand! Beim Kleinkind wird dieser gesehene und nachgebildete Bewegungsimpuls nicht unterdrückt, sondern ausgeführt: Kinder ahmen nach, sie können nicht anders. Deshalb öffnet der Erwachsene beim Füttern des Babys den Mund, um das Baby durch dessen Spiegelneuronen dazu zu bewegen, ebenfalls den Mund zu öffnen.

Das Baby muss sich auf den Bauchfunk der Spiegelneuronen verlassen, es hat keine andere Kommunikationsmöglichkeit. Eine gute Pflegeperson »spürt« dem Weinen ab, ob es sich um Hunger, eine volle Windel, Langweile oder Frieren handelt. Dazu muss sie sich das Weinen »unter die Haut gehen lassen« und »sich zu Herzen nehmen«. Dann kann aus ihrem Herzen heraus eine gute Handlungsantwort entstehen, die die Bedürfnisse des Babys stillen (!) kann.

Die Spiegelneuronenkommunikation ist nicht trivial, es gibt einige Fehlerquellen:
Kann die Pflegeperson überhaupt Gefühle spüren? Oder hat sie die Gefühle für sich abgeschafft? Dann wird sie die »gefühlische« Äußerung ihres Kindes nicht verstehen, oder besser »verfühlen«.
Kann die Pflegeperson ihre eigenen Gefühle (z. B. Ich bin satt, ich habe gut gegessen) von denen des Babys, das Hunger hat, unterscheiden?
Überdeckt das eigene Sättigungsgefühl das Hungergefühl des Babys?
Oder – anders herum – meint sie, dass sie selbst Hunger hat und isst weiter, ohne dem Kind etwas zu geben?

Der Glücksfall: Meine Eltern verstehen »Gefühlisch«! Ich bin gut aufgehoben!
Nehmen wir an, das Baby hat Hunger und es weint. Die Mutter kommt herbei, beugt sich über die Wiege und sagt: »Was hat denn mein kleiner Engel?« (Sie ist also schon in einer fragenden Haltung!) Dann lässt sie sich das Weinen »unter die Haut« gehen, spürt in ihrem Herzen den Hunger ihres Kindes und gibt ihm etwas zu essen oder stillt es. Dann lachen die beiden zusammen, bis das nächste Bedürfnis ansteht ... Das Kind erlebt, dass seine Gefühle erhört wurden. Es fühlt sich verstanden, besser: »verfühlt«. Es erlebt, dass es mit seinen Bedürfnissen in der Reaktion »beinhaltet ist«. Man nennt dies eine »kontingente Reaktion« oder Resonanzreaktion.

Für ein gesundes Leben als Erwachsener ist der Gefühlsausdruck des Babys zu stark
Es ist einleuchtend, dass der intensive Gefühlsausdruck eines Babys in der Welt der Erwachsenen Schwierigkeiten machen wird. Stellen Sie sich vor, Sie legen sich wütend auf die Straße und strampeln mit Armen und Beinen, weil Sie Ihren Bus verpasst haben: Sie werden schon eine Mitfahrgelegenheit finden, aber nicht dahin, wo Sie hinwollten: Sie landen in der Unfallaufnahme, in der Psychiatrie oder auf dem Friedhof.

Für ein Leben als Erwachsener sollten Ihre Gefühle weniger intensiv sein und Sie sollten weniger auf andere angewiesen sein, um Ihre Bedürfnisse zu erfüllen.

Resonanzerfahrungen lassen die Gefühlsseitenwälle der Rinne der Bedürfnisse wachsen
Für die Verwandlung der unteren Schicht des Bergmodells in die mittlere und dann in die obere Schicht stelle ich mir vor, dass jede Resonanzerfahrung (kontingente Reaktion) eine Erfahrungsschicht hinterlässt: Wie ein langsam wachsendes Sediment, ein Tropfstein oder – technisch ausgedrückt – wie ein 3-D-Druck wachsen die Seitenwälle der Gefühle an der Rinne der Bedürfnisse. Sie geben der Kugel Halt und hegen die großen Gefühlsausbrüche ein.

Fehlende Selbstanklage und Fremdbeschuldigung
Bevor wir nun zur mittleren Schicht (Abb. 2-11) wechseln, möchte ich noch auf eine Besonderheit der unteren Schicht aufmerksam machen: In dieser Schicht gibt es noch keine Selbst- oder Fremdbeschuldigung, die Kugel bleibt an keiner der Seiten liegen,

sondern zentriert sich wieder in der Mitte der Schicht. Nicht umsonst spricht man von den »unschuldigen Kindern«.

Die mittlere Schicht bei gesundem Wachstum: das Kind ab fünf bis sechs Jahren

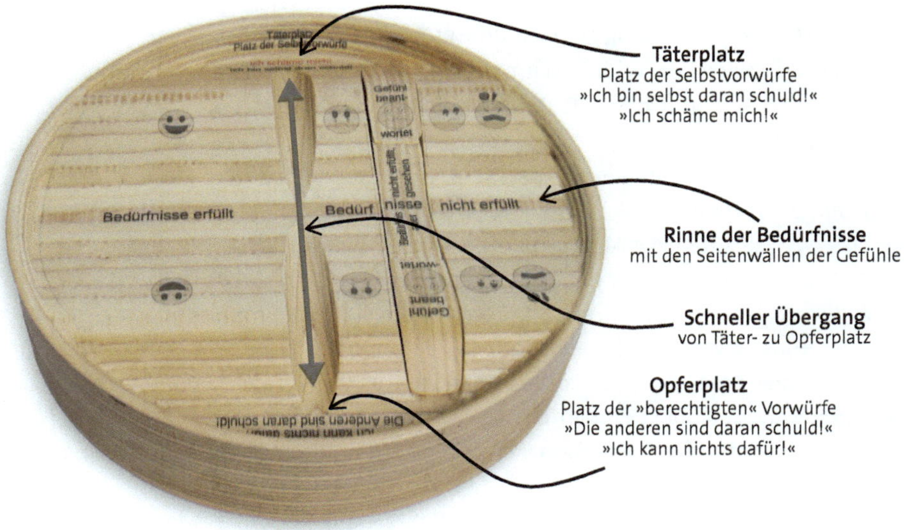

Abb. 2-11: Die mittlere Schicht des Bergmodells, das Modell eines Kindes ab dem 5. oder 6. Lebensjahr.
Die Rinne der Bedürfnisse ist nun eben horizontal, die Kugel schwingt nicht mehr hin und her zwischen erfüllten und unerfüllten Bedürfnissen. Die Gefühle sind differenzierter, haben aber noch keine Bezeichnungen, nur Emojis. Die Seitenwälle der Gefühle sind vorhanden, aber noch schwach ausgeprägt. Als »Preis« für den geringeren Gefühlsausschlag bilden sich nun die Seitentäler der Selbst- oder Fremdbeschuldigung (»Täterplatz« und »Opferplatz« oben und unten im Bild). Die Rinne zwischen Täterplatz und Opferplatz ermöglicht einen schnellen Wechsel.

Höhere Seitenwälle der Gefühle sorgen für kleinere Gefühlsausschläge

Wie man in Abbildung 2-11 sieht, haben sich in der mittleren Schicht schon Seitenwälle ausgebildet, die die Kugel in der Rinne der Gefühle halten können, wenn die Gefühle nicht zu intensiv werden.

Die Rinne der Bedürfnisse ist eben und horizontal

Die Rinne der Bedürfnisse ist nicht mehr in der Mitte eingesenkt, sondern durchgehend eben und verläuft horizontal, die Kugel kann an jedem Ort liegen bleiben. Damit reguliert und zentriert sich nicht »alles wieder von alleine«, die Bedürfnislagen ändern sich nicht mehr ständig.

Die Gefühle differenzieren sich

Durch die Halt gebende Reaktion der Eltern oder Bezugspersonen können sich auch die Gefühle differenzieren. Gefühle haben noch keine Wortbezeichnungen, aber klare Emojis. Erst durch weitere gute Interaktion mit den Eltern, die den kindlichen Gefühlen Namen geben, bekommen sie auch für den Erwachsenen die uns geläufigen Bezeichnungen.

> **EXKURS Die Reihenfolge der Gefühle auf dem Bergmodell**
>
> Die Reihenfolge der Gefühle Schmerz, Angst, Trauer und Wut auf dem Bergmodell ist bewusst gewählt und soll eine Reihenfolge der kindlichen Entwicklung abbilden:
>
> Als erstes Gefühl nennen wir den sehr körpernahen Schmerz, der im Jetzt wahrgenommen wird.
>
> Das zweite Gefühl, die Angst, benötigt eine Erinnerung an vorhergegangene ungute Erfahrungen, vor denen man Angst haben kann. Babys kennen keine Angst aus Mangel an Erinnerung (bis auf angeborene Empfindungsregung bei Trennung von der Pflegeperson).
>
> Um Trauer empfinden zu können, benötigt es eine stabile Erinnerung an einen geliebten oder gemochten Menschen, der vermisst wird. Die Stabilität der Erinnerung setzt mehr Hirnreifung voraus und daher ist es an dritter Stelle der Gefühle platziert.
>
> Die Wut wird wegen ihrer Sonderfunktion als angenehmstes der unangenehmen Gefühle und wegen ihrer orgasmischen Komponente ganz außen angesiedelt. Damit wird auch deutlich, dass die Wut auch als ein Ausweich- oder Deckgefühl verwendet wird, wenn wir »nicht wissen, wohin mit uns«, wenn wir Schmerz, Angst oder Trauer empfinden.

Jede Entwicklung hat ihren Preis: Selbst- und Fremdbeschuldigung erzeugen Täter-/Opferplatz

Mit dem Wachsen der Gefühlsseitenwälle entstehen – durch Nicht-Wachstum – außerhalb der Seitenwälle zwei Senken: Die Orte der Selbst- und Fremdbeschuldigung, der »Täterplatz« und der »Opferplatz«, bilden sich aus.

Der Opferplatz: Richten wir unsere Gefühle gegen andere, nach außen, machen wir andere für unsere Misere verantwortlich, dann fühlen wir uns als Opfer dieser gemeinen Welt. Wir landen mit der Kugel, die unseren Standort anzeigt, außerhalb der Seitenwälle auf dem »Opferplatz«, an dem wir denken: »Ich kann doch nichts dafür!« und »Die anderen haben Schuld!«. Wir werden unseren Unmut in aus unserer Sicht »berechtigten« Vorwürfen äußern.

MERKE

Dass wir vor lauter Wut auf die anderen vielleicht jemanden anschreien, etwas kaputt machen oder Gewalt anwenden, macht uns noch nicht zu Tätern im Sinne des Bergmodells, denn wir handeln ja aus der Überzeugung, dass die anderen die Strafe durch uns verdient haben!

Der Täterplatz: Machen wir uns jedoch selbst für unser Missgeschick verantwortlich, suchen wir die Schuld bei uns, dann landen wir mir der Kugel auf der anderen Seite der Seitenwälle, auf dem »Täterplatz«, an dem wir denken: »Ich bin der schuldige Täter und Verursacher meiner Lage!«, »Ich habe Schuld!« oder gar »Ich schäme mich!«

MERKE

Das Bergmodell unterscheidet hier klar zwischen Scham und Schuld.
Schuld bedeutet: »Ich habe einen Fehler gemacht, bleibe aber ein wertvoller Mensch.«
Scham bedeutet: »Ich selbst bin der Fehler, an mir bleibt nichts Gutes übrig.«

Das komplette Bergmodell: Gesunder Erwachsener mit allen Gefühlen

Wenn wir uns das komplette Bergmodell in Abbildung 2-12 anschauen, sehen wir die Rinne der Bedürfnisse, die durch die vielen Jahre des Wachstums wie ein Sediment oder ein Tropfstein deutlich höher geworden ist. Täter- und Opferplatz sind nicht gewachsen, es sind noch die gleichen Orte wie in der Kindheit. Falls die Kugel sich dort befinden sollte, fühlt es sich auch an wie in der Kindheit. Da das Modell einen seelisch gesunden Erwachsenen symbolisieren soll, sind die Seitenwälle der Gefühle, die die Kugel in der Rinne der Bedürfnisse halten, gut ausgeprägt und es besteht keine Gefahr, dass die Kugel auf Täter- oder Opferplatz hinabstürzt. Aus dem schnellen Übergang zwischen Täter- und Opferplatz ist ein Tunnel geworden, der den gleichen mühelosen Wechsel zwischen beiden Orten ermöglicht.

Der Tunnel ermöglicht nun einen weiteren Aufenthaltsort: Die Kugel könnte sich auch im Tunnel verstecken. Dort sind wir gleichweit weg von Täter- und Opferplatz, aber auch weit weg von den Gefühlen oben auf dem Berg. Für manche ist das ein gewünschter Zustand: *No emos, no cry!*

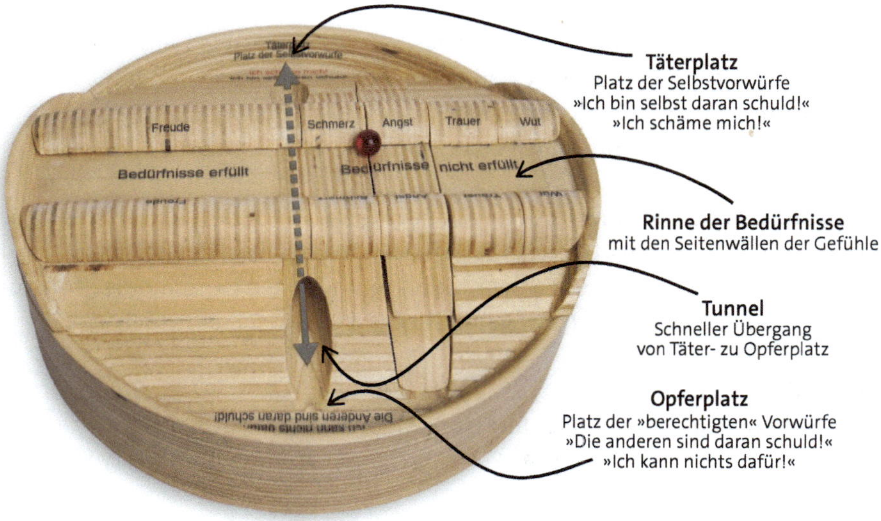

Abb. 2-12: Das Modell eines Erwachsenen: Nur die Mitte um die Rinne der Bedürfnisse ist durch die »Schichten vieler Jahre« deutlich höher geworden. Die Flächen um Täter- und Opferplatz entstammen noch der mittleren Schicht, also der Kindheit. Die Gefühle haben Wortbezeichnungen, sind gut ausgeprägt und halten die Kugel in der Rinne der Bedürfnisse. Der Tunnel verbindet Täter- und Opferplatz.

2.4.3 Online-Material

Video

- »Gute Beziehungen – Gutes Wachstum«

Downloadmaterial

- Abbildungen 2-9 bis 2-12

2.5 Bedürfnisse: Unsere unbekannte Motivation

Alles, was wir tun und anstreben, kommt aus dem Wunsch, ein Bedürfnis zu erfüllen. Die Bedürfnisse sind also die Motivation, die hinter allem Handeln und Wollen steckt. Das ist vielen Menschen nicht bewusst. Auch können viele Menschen ihre Bedürfnisse nicht benennen. Die Gefühle, die als Signale für erfüllte oder unerfüllte Bedürfnisse dienen, deuten ins Leere, ins Unbekannte.

Beim Bergmodell spielen die Bedürfnisse eine wichtige Rolle, nicht zuletzt als

»Boden« für die Rinne der Bedürfnisse. Gleichwohl werde ich hier nicht sehr vertieft auf die Bedürfnisse im Einzelnen eingehen, denn es soll um die Auswirkungen von erfüllten und unerfüllten Bedürfnissen gehen, ohne dass diese Bedürfnisse jeweils herausgearbeitet werden müssen.

2.5.1 Theorie: Bedürfnisse; Unterscheidung Bedürfnisse vs. Strategien, Bedürfnisgruppen; Meta-Bedürfnis

T

IN DIESEM KAPITEL LESEN SIE:

1. Bedürfnisse
2. Unterscheidung Bedürfnisse vs. Strategien
3. Streit über Strategien – Verbindung über Bedürfnisse
4. Unterschiedliche Bedürfniseinteilungen
5. Bedürfnisgruppen
6. »Meta-Bedürfnis«: mit meinen Bedürfnissen gesehen werden
7. Gefühle, Bedürfnisse und das Meta-Bedürfnis nach Gesehen-Werden, Entstehung von Dimensionslöchern

Bedürfnisse

Bedürfnisse sind eher theoretische Konstrukte, die man nicht unmittelbar erfassen kann. Sie machen sich durch Signalgefühle bemerkbar.

Unterscheidung Bedürfnisse vs. Strategien

Ein Bedürfnis ist dann als ein Bedürfnis formuliert, wenn man sich vorstellen kann, dass alle Menschen dieses Bedürfnis ebenfalls kennen und brauchen.

Eine Formulierung verliert den »Bedürfnischarakter«, wenn eine spezifische Handlung und/oder eine spezifische Person angesprochen wird (→ Kap. 2.5.2, Fallbeispiel im Abschn. »Ein Bedürfnis ist etwas anderes als eine Strategie«), denn dann ist diese Formulierung nicht mehr für alle Menschen zutreffend.

Die Abstrahierung von konkreten Personen oder Handlungen ist in der Therapie wichtig, denn dadurch wird schnell deutlich, dass das momentan nicht erfüllte Bedürfnis eine lange Tradition der Nicht-Erfüllung hat, die bis in die Kindheit reicht. Aus der Klage »Mein Mann hilft mir nicht bei ...« wird: »Die wichtigste Person in Ihrem Leben verweigert Ihnen, bei einer schweren Aufgabe zu helfen und lässt Sie allein damit!« Die Frage: »Woher kennen Sie das?« führt direkt zu dem kleinen überforderten Mädchen von damals.

Streit über Strategien – Verbindung über Bedürfnisse

Da wir alle dieselben Bedürfnisse kennen und brauchen, können wir uns über Bedürfnisse nicht streiten.

Streit entsteht über die vielen unterschiedlichen Strategien, die wir einsetzen (wollen), um Bedürfnisse zu befriedigen.

Unterschiedliche Bedürfniseinteilungen

Es gibt unterschiedliche Einteilungen und Aufzählungen von Bedürfnissen. Die bekannteste ist die Bedürfnispyramide nach Abraham Maslow.

Ich verwende in der Therapie die Bedürfnisaufstellungen, wie sie in der Gewaltfreien Kommunikation nach Rosenberg (2001) verwendet werden. Die Patienten sind sehr dankbar für einen »Bedürfnis-Spickzettel« (→ Kap. 2.5.2, Abschn. »Welche Bedürfnisse gibt es und wie kann man sie einteilen?«, und Kap. 2.5.3).

Bedürfnisgruppen

- Autonomie
- Interdependenz (Gemeinsinn)/Kontakt mit anderen
- Feiern
- Integrität
- Spiel
- Spirituelle Verbundenheit
- Lebenserhalt

»Meta-Bedürfnis«: Mit meinen Bedürfnissen gesehen werden

Das Bergmodell unterscheidet zwischen erfüllten Bedürfnissen, nicht erfüllten Bedürfnissen und Bedürfnissen, die noch nicht einmal gesehen wurden. Daraus leitet sich das Meta-Bedürfnis ab: »Ich brauche es, mit meinen Bedürfnissen gesehen zu werden«, auch wenn diese Bedürfnisse nicht erfüllt werden. Wenn ich als Kind mit meinen Bedürfnissen nicht gesehen werde/wurde, hinterlässt das tiefe Spuren (die Schlucht im Bergmodell bzw. das Dimensionsloch).

Gefühle, Bedürfnisse und das Meta-Bedürfnis nach Gesehen-Werden, Entstehung von Dimensionslöchern

Abbildung 2-13 (→ Kap. 2.5.2) fasst in einem Diagramm Folgendes zusammen:
- den Wirkzusammenhang von Natur aus vorhandenen Grundbedürfnissen
- Signalgefühle bei nicht erfüllten oder erfüllten Bedürfnissen
- Reaktion der Umwelt darauf
- das Meta-Bedürfnis nach Gesehen-Werden

- daraus entstehende unbewusste Einstellungen der eigenen Person und dem Leben gegenüber
- davon beeinflusste Art und Weise, wie wir Gefühle empfinden und ausdrücken
- Zugang zu unseren eigenen Bedürfnissen

2.5.2 Bedürfnisse – so unbekannt und doch so wichtig

Im Bergmodell sind die Bedürfnisse ein wichtiger Bestandteil, bilden Sie doch den Boden der Rinne, in der die Kugel oben auf dem Berg sicher rollen darf. Bedürfnisse können erfüllt oder nicht erfüllt sein, dementsprechend liegt die Kugel an einem anderen Platz. In der Arbeit mit dem Bergmodell ging es bis jetzt nur darum, ob irgendein Bedürfnis erfüllt ist, erkennbar am Signalgefühl Freude, oder ob es nicht erfüllt ist, erkennbar an den Signalgefühlen Schmerz, Angst, Trauer und Wut.

Unsere Gefühle sind wie Lämpchen im Autocockpit: Unangenehme Gefühle zeigen mir, dass etwas nicht in Ordnung ist, sind also nicht negativ! Aber: Was bedeuten die Warnlämpchen im Auto denn? Was braucht das Auto? Öl, Benzin, Wasser, Strom? Gut, dass wir verschiedene unangenehme Gefühle in unserem seelischen Cockpit haben. Was brauchen wir Menschen, wenn uns unsere Gefühle auf unsere Bedürfnisse hinweisen?

Welche Bedürfnisse bei uns betroffen sind, war bislang noch nicht unser Thema.

Im Folgenden wollen wir uns mit den Bedürfnissen näher auseinandersetzen.

IN DIESEM KAPITEL LESEN SIE:

1. Wie steuern unsere Bedürfnisse unser Leben?
2. Wer hat die Bedürfnisse »entdeckt«?
3. Welche Bedürfnisse gibt es und wie kann man sie einteilen?
4. »Meine Bedürfnisse« – ist das nicht zu egoistisch?
5. Welche Auswirkungen haben erfüllte oder nicht erfüllte Bedürfnisse auf unser Leben und darauf, wie wir uns und die Welt erleben?
6. Ein Bedürfnis (»Ich brauche«) ist etwas anderes als eine Strategie (»Du sollst XY tun!«).
7. Wir streiten über Strategien, nicht über Bedürfnisse.
8. Wenn wir das Bedürfnis von uns oder jemand anders erkennen, können wir in Resonanz treten.

Lassen Sie uns eintauchen in die unbekannte Welt der Bedürfnisse!

Wie steuern unsere Bedürfnisse unser Leben?

Wir alle wollen unsere Bedürfnisse erfüllt haben. Wir alle wollen unerfüllte Bedürfnisse erfüllen. Niemand macht auf Dauer etwas, was seine Bedürfnisse nicht erfüllt.

Oder andersherum: Alles, was wir tun, tun wir in der Absicht, ein Bedürfnis zu erfüllen.

Daher sind Bedürfnisse der Ursprung all unseres Handelns, sie sind die Grundlage unserer Motivation.

Wer hat die Bedürfnisse »entdeckt«?

Die Bedürfnisse waren schon immer da und haben schon immer unser Handeln bestimmt und angetrieben – sonst wären unsere Vorfahren alle verhungert. Konkret beschrieben und beforscht wurden sie erst im 20. Jahrhundert.

Der wichtigste Name, der im Zusammenhang mit Bedürfnissen genannt wird, ist Abraham Maslow. Er war einer der Begründer und Vorreiter der humanistischen Psychologie und unterscheidet in seiner berühmten Bedürfnispyramide unterschiedliche Klassen von Bedürfnissen, die aufeinander aufbauen. Die unterste Schicht der Bedürfnispyramide nach Maslow wird von den physiologischen Bedürfnissen (Nahrung, Trinken ...) gebildet, gefolgt von den Sicherheitsbedürfnissen. Darüber kommen die sozialen Bedürfnisse, dann die Individualbedürfnisse und die Spitze der Pyramide wird von dem Bedürfnis nach Selbstverwirklichung gebildet.

Marshal B. Rosenberg, der Gründer der Gewaltfreien Kommunikation, greift auf die Bedürfnisse als zentrales bewegendes Motiv unseres Handelns zurück (Rosenberg 2001). Im Blickpunkt der Gewaltfreien Kommunikation sind vor allem die zwischenmenschlichen Bedürfnisse, obwohl die anderen, auch physiologische oder Sicherheitsbedürfnisse, nicht ausgeschlossen sind.

Welche Bedürfnisse gibt es und wie kann man sie einteilen?

Für einen ersten Eindruck möchte ich auf die folgende Liste an Bedürfnissen verweisen. In dieser Liste sind die Bedürfnisse in unterschiedlichen Gruppen zusammengefasst:

LISTE DER BEDÜRFNISSE

- Autonomie
  - sich seine Träume/Ziele/Werte selbst aussuchen
  - selbst planen, wie man zur Erfüllung der eigenen Träume/Ziele/Wertvorstellungen gelangen will
  - Bedürfnis nach Gelingen
- Interdependenz (Gemeinsinn)/Kontakt mit anderen
  - Akzeptanz
  - Wertschätzung

  - Nähe
  - Zugehörigkeit
  - Rücksichtnahme
  - Verständnis
  - zur Bereicherung des Lebens beitragen (die eigenen Kräfte nutzen, um das Wohl anderer zu fördern und das eigene Wohl zu sichern)
  - emotionale Sicherheit
  - Sicherheit in emotional wichtigen Beziehungen
  - Empathie
  - Ehrlichkeit, Aufrichtigkeit (die uns die Kraft gibt, aus unseren Begrenzungen zu lernen)
  - Liebe, Geborgenheit
  - Respekt
  - Unterstützung
  - Vertrauen
- Feiern
  - die Entstehung des Lebens feiern
  - Abschied nehmen, Trauern
  - die Erfüllung von Bedürfnissen feiern
- Integrität
  - Authentizität
  - Sinn
  - Kreativität
  - Spiel
  - Spaß, Freude,
  - Selbstausdruck
- Spirituelle Verbundenheit
  - Schönheit
  - Harmonie
  - Inspiration
  - Ordnung (im Sinne von Struktur/Klarheit)
  - Frieden
- Lebenserhalt
  - Luft
  - Nahrung, Wasser
  - Bewegung/Körpertraining
  - Schutz vor anderen Lebensformen (die unser Leben bedrohen können: Viren, Bakterien, Insekten und Raubtiere)
  - Ruhe, Sexualleben
  - Sicherheit
  - Unterkunft
  - Körperkontakt

»Gesehen-Werden« – ein übergeordnetes Meta-Bedürfnis

Neben den Bedürfnissen, wie wir sie in der obigen Liste finden, gibt es noch ein vorgeschaltetes »Oberbedürfnis« (Metabedürfnis): Das Bedürfnis nach »Gesehen-Werden«. Werde ich mit meinen Äußerungen (Gefühle, Laute, Sprache) über meine Bedürfnisse »erkannt«, »gelesen«, als relevant angesehen? Oder bin ich mit (manchen) Bedürfnissen eine »zu vernachlässigende Größe«? Wie wir später im Kapitel 2.7 noch sehen werden, ist eine zu häufige Nicht-Erfüllung dieses Meta-Bedürfnisses nach Gesehen-Werden, egal, auf welches nicht gesehene Bedürfnis sich das bezieht, ein starker Störungseinfluss auf die Entwicklung.

Die Resonanz unserer Umwelt auf unsere kindlichen Gefühle, die als Signale unserer erfüllten oder nicht erfüllten Bedürfnisse fungieren, hat erhebliche Auswirkungen auf unbewusste Einstellungen, die das spätere Erleben des Erwachsenen prägen. Insbesondere das Meta-Bedürfnis nach Gesehen-Werden spielt hier eine zentrale Rolle. In Abbildung 2-13 sehen Sie im oberen Teil die Erfahrungen des Kindes mit seinen Bedürfnissen, seinen ungerichteten unschuldig-kindlichen Gefühlen und die Reaktionen der Umwelt, die Gefühle und Bedürfnisse erkennt oder nicht.

Damit macht das Kind die Erfahrung, dass das Meta-Bedürfnis nach Gesehen-Werden ganz, teilweise oder gar nicht erfüllt wird. Im mittleren Teil der Abbildung 2-13 sehen Sie, wie sich daraus unbewusst wirksame Einstellungen entwickeln und die Gefühle des Erwachsenen eher ungerichtet, gegen sich selbst oder andere gerichtet oder »ausgeschaltet« sind. Das hat wiederum Auswirkungen darauf, ob der Erwachsene seine Bedürfnisse überhaupt wahrnehmen kann oder nicht (→ Abb. 2-13, unterer Teil).

»Meine Bedürfnisse« – ist das nicht zu egoistisch?

Oft wird der Gedanke geäußert, dass sich diese Bedürfnisse doch alle auf mich selbst beziehen und das wäre sehr egoistisch.

Dabei wird aber übersehen, dass es ein ganz zentrales, für alle Menschen wichtiges Bedürfnis gibt: das Bedürfnis, »das Leben anderer Menschen zu bereichern«. Dieses Bedürfnis erfüllen wir uns selbst, wenn wir etwas verschenken, wenn wir dafür sorgen, dass es jemand anderem gut geht.

Die Existenz dieses Bedürfnisses ist tief in uns verankert und hat in den vergangenen Millionen Jahren der Entwicklung dazu geführt, dass sich eine Mutter um ihre Kinder kümmert, dass der Vater etwas für die Kinder tut ... Dieses Bedürfnis hat schließlich dazu geführt, dass die Kette von Geboren-Werden, Leben, Leben weitergeben bis heute nicht abgerissen ist.

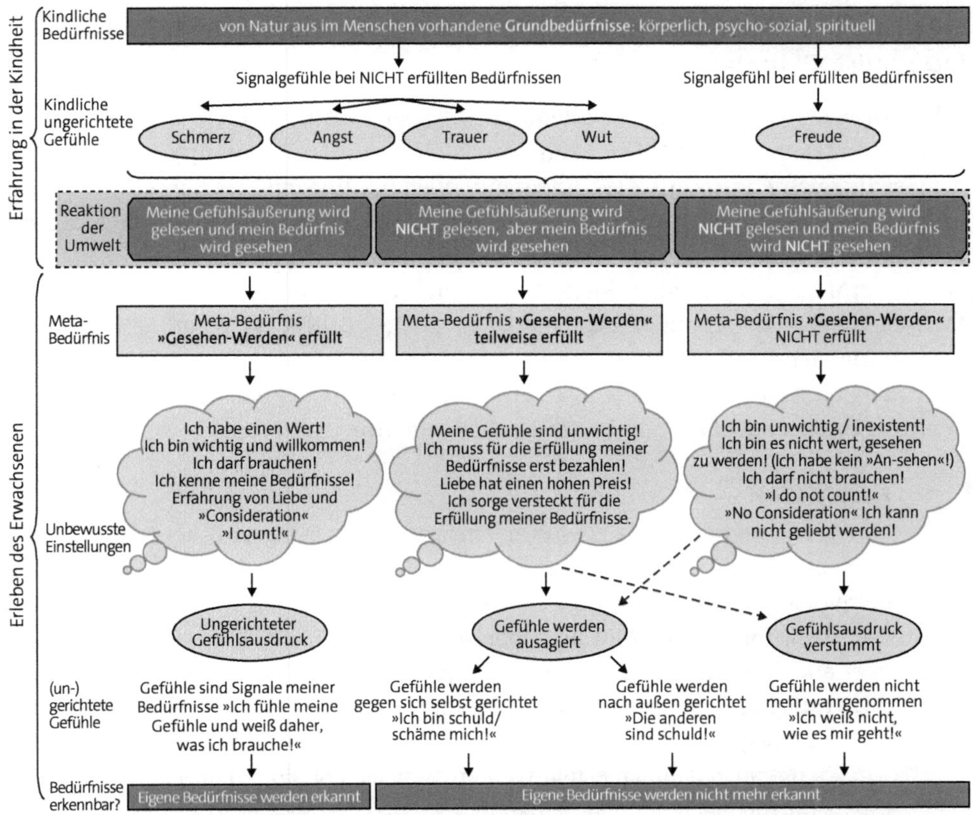

Abb. 2-13: Bedürfnisse, Gefühle und das Meta-Bedürfnis nach Gesehen-Werden. Im oberen Drittel der Abbildung werden die Erfahrungen der Kindheit dargestellt: die Bedürfnisse, die Signalgefühle über deren (Nicht-)Erfüllung und die Reaktion der Umwelt darauf. Im mittleren Teil der Abbildung sind die unbewussten Einstellungen zu sehen, die aus dem (nicht) erfüllten Meta-Bedürfnis nach Gesehen-Werden entstehen. Im unteren Teil wird die Folge der Einstellung auf das Wahrnehmen der Gefühle, auf den Gefühlsausdruck und auf die Erkennbarkeit der eigenen Bedürfnisse erläutert.

Welche Auswirkungen haben erfüllte oder nicht erfüllte Bedürfnisse auf unser Leben und darauf, wie wir uns und die Welt erleben?

Die Kenntnis meiner Bedürfnisse (und die der anderen) ist eine wichtige Grundlage dafür, ein nachhaltig friedliches und zufriedenes Leben führen zu können.

Aber woher sollen wir lernen, dass wir selbst Bedürfnisse haben, die wir dann auch in einem anderen sehen können? Wenn wir auf die Welt kommen, sind unsere Bedürfnisse klar und – wenn alles gut geht – haben wir jemanden, der darauf eingehen kann und uns durch seine Resonanzreaktion, durch seine kontingente Reaktion »begastgebert«, uns »hostet«. Und mit jedem Auf-uns-Eingehen werden wir unsere eigenen Bedürfnisse klarer erleben und sie werden uns später zur Verfügung stehen.

Ein Bedürfnis (»Ich brauche«) ist etwas anderes als eine Strategie (»Du sollst XY tun!«)

Alle Menschen haben die gleichen Bedürfnisse, aber unterschiedliche Strategien.

Eine zentrale Unterscheidung, mit der das Konzept der Bedürfnisse, das Konzept der gewaltfreien Kommunikation und damit auch das Konzept des Bergmodells steht und fällt, ist die Unterscheidung zwischen einem Bedürfnis und der Strategie, die zur Erfüllung dieses Bedürfnisses dient. Schauen wir uns das genauer an:

Bedürfnisse sind von allen Menschen geteilte Haltungen und Bestrebungen. Alle Menschen haben dieselben basalen Bedürfnisse, wie z. B. Respekt, Anteilnahme, Liebe, Autonomie, Gehört-Werden, Vertrauen.

Strategien dagegen richten sich an eine konkrete Person oder wünschen sich eine konkrete Handlung von jemand anderem oder von mir.

FALLBEISPIEL

Ein Mann kommt nach Hause von einem langen Arbeitstag und sagt zu seiner Frau: »Ich habe das Bedürfnis, dass du mir ein Butterbrot schmierst!« Hier ist »Schmiere du mir ein Butterbrot!« kein Bedürfnis! Der Mann hat das **Gefühl von Hunger** und sein **Bedürfnis ist die Nahrung**, aber auch das **Bedürfnis nach Umsorgt-Werden** oder auch das **Bedürfnis nach »Ich bin jemandem so wichtig, dass er etwas für mich tut«.** Das Bedürfnis nach Nahrung könnte er sich erfüllen, indem er sich selbst ein Brot macht, essen geht, sich eine Pizza holt. Das Bedürfnis nach Umsorgt-Werden könnte auch dadurch erfüllt werden, dass die Frau ihm den Mantel abnimmt. Das Bedürfnis nach »Ich bin jemandem so wichtig, dass er etwas für mich tut« könnte dadurch erfüllt werden, dass die Frau ihm ein Restaurant vorschlägt, in das sie gehen könnten, obwohl sie vielleicht gerade etwas anderes vorhatte.

Wir streiten über Strategien, nicht über Bedürfnisse

Wie man im Beispiel sieht, sind die Strategien zur Erfüllung der Bedürfnisse sehr vielfältig. Streit kommt meistens dadurch zustande, dass wir uns über Strategien in die Haare kriegen, ohne dass wir uns über die dahinterliegenden Bedürfnisse im Klaren sind, geschweige denn uns darüber ausgetauscht haben.

Wenn wir das Bedürfnis von uns oder jemand anderem erkennen, können wir in Resonanz treten

Wenn wir also in Streit über unterschiedliche Strategien geraten, ist die Kenntnis der Bedürfnisse des anderen eine Voraussetzung, um mit ihm in Resonanz zu treten und den Streit überwinden zu können.

2.5.3 Online-Material

Videos

- »Bedürfnisse, so unbekannt und doch so wichtig«
- »Bedürfnisse, die verborgene Motivation«

Downloadmaterial

- Abbildung 2-13
- Grundbedürfnisse, die wir alle haben

2.6 Emotionale Mangelernährung und ihre Folgen

Im Kapitel 2.4 haben wir uns mit dem Wachstum unter idealen Bedingungen beschäftigt: Die Bedürfnisse und die dazu gehörenden Signalgefühle des Kindes wurden gesehen und – wo es möglich war – auch erfüllt.

In diesem Kapitel schauen wir uns an, was seelisch passiert, wenn die Gefühle des Kindes nicht förderlich beantwortet werden. Dabei gehen wir immer noch davon aus, dass die Pflegepersonen die Bedürfnisse des Kindes erkennen können (weil sie sie selbst bei sich kennen, erkennen und anerkennen). Die Folgen eines Nicht-Erkennens der kindlichen Bedürfnisse lernen wir im Kapitel 2.7 kennen.

2.6.1 Theorie: Kontingente Reaktion, Folge bei Mangel an kontingenter Reaktion, fünf Grundgefühle mit Fremd- und Selbstattribuierung, Auswirkung auf Beziehungen

IN DIESEM KAPITEL LESEN SIE:

1. Kontingente und nichtkontingente Reaktion
2. Folgen von mangelnder kontingenter Reaktion
3. Grundgefühle mit Fremd- und Selbstattribuierung
4. Auswirkung attribuierter Gefühle auf Selbstvertrauen und Selbstwert
5. Emotionale (Selbst-)Amputation statt Selbst- oder Fremdbeschuldigung
6. Steigerung der Fremdattribuierung auf dem Weg hinab zum Opferplatz
7. Wie ändert sich uns Denken über uns selbst auf dem Weg hinab auf den Täterplatz?
8. Auswirkung auf Beziehungen

Die dazugehörigen Abbildungen 2-14 bis 2-16 finden Sie im Kapitel 2.6.2 und im Downloadmaterial (→ Kap. 2.6.3).

Kontingente und nicht-kontingente Reaktion – Definitionen

Wie schon im Kapitel 2.2.7 »Seelische Entwicklungsstörungen und deren Abbildung im Bergmodell« ausgeführt, wird die Bezeichnung einer »kontingenten Reaktion« für eine Reaktion der Pflegeperson verwendet, mit der das Kind die Erfahrung macht, gesehen worden zu sein und eine adäquate, Abhilfe schaffende Antwort bekommen zu haben (→ Abb. 2-14, Kap. 2.6.2).

Eine nicht-kontingente Reaktion kann durch eine zu starke/zu geringe/fehlende/strafende Reaktion der Pflegeperson entstehen (→ Abb. 2-15, Kap. 2.6.2, beispielhafte Darstellung am Gefühl »Angst«). In diesem Kapitel setzen wir uns mit der mangelnden emotionalen Resonanz auseinander. Dabei werden die Bedürfnisse von Kind und Eltern durchaus (unbewusst) geteilt. Die Nicht-Wahrnehmung von Bedürfnissen wird im Kapitel 2.7 besprochen.

Folgen von mangelnder kontingenter Reaktion

Die kindlichen Reaktionen und die Folgewirkungen im Erwachsenenleben auf mangelnde kontingente Beziehungserfahrung werden in Tabelle 2-3 zusammengefasst.

Psychische Folgen beim Kind bei mangelnder kontingenter Beziehungserfahrung	Darstellung im Bergmodell
Mangelnder Gefühlsausdruck	Gefühlsseitenwälle werden nicht ausgebildet (→ Abb. 2-15)
Gegen sich oder gegen andere gerichteter Gefühlsausdruck	Absturz auf Täter- oder Opferplatz, (→ Abb. 2-16, Kap. 2.6.2) Verharren auf Täter- oder Opferplatz
Nach Lob streben als Ersatz für kontingente Reaktion (auf Freude)	Das Bergmodell unter großer Anstrengung so kippen, dass die Kugel immer bei der Freude bleibt.
Wut statt Schmerz, Angst oder Trauer	Die Kugel wird schnell an Schmerz, Angst und Trauer vorbeigerollt (»Ich weiß nicht, wohin mit mir!«) bis zur Wut, dann meist Abbiegen auf gegen sich selbst oder andere gerichtete Wut
Alexithymie (Leben im Tunnel)	Die Kugel verschwindet im Tunnel des Bergmodells des Erwachsenen und bleibt unsichtbar liegen

Tab. 2-3: Psychische Folgen mangelnder Beziehungserfahrung beim Kind.

Fünf Grundgefühle mit Fremd- und Selbstattribuierung

Die fünf Grundgefühle – Freude, Schmerz, Angst, Trauer und Wut – sowie ihre Verformung durch Selbst- oder Fremdattribuierung wurden auch im Kapitel 2.2.5 erläutert (→ Tab. 2-4).

	Ungerichtetes Gefühl	Fremdattribuierung	Selbstattribuierung
Freude	»Sich von Herzen freuen«	»Das kann ich wohl verlangen!«	»Das habe ich doch gar nicht verdient!«
Schmerz	»Offen und durchlässig sein für den Schmerz«	»Du tust mir weh!«	»Diese Strafe habe ich verdient!«
Angst	»Mutvoll Angst spüren«	»Du machst mir Angst!«	»Ich vertraue mir selbst nicht«
Trauer	»Kräftig traurig sein«	»Du verlässt mich!«	»Ich mag mich selbst nicht – ich habe Liebe nicht verdient!«
Wut	»Aufrichtig wütend sein«	»Ich bin wütend auf dich!«	»Ich bin wütend auf mich!«

Tab. 2-4: Die ungerichteten Gefühle und »Gefühlsäußerungen« mit Fremd- oder Selbstattribuierung.

Auswirkung attribuierter Gefühle auf Selbstvertrauen und Selbstwert *(→ Tab. 2-5)*

Angst: Gegen uns selbst gerichtete Angst lautet: »Ich habe Angst vor mir selbst!«, besser bekannt als: »Ich traue mir selbst nicht!« Wir sehen, dass **mangelndes Selbstvertrauen** mit einer gegen sich selbst gerichteten Angst zu tun hat. Wenn Kinder mit ihrer Angst nicht *aus-ge-»halten«* wurden, dann bilden sich die Seitenwälle nicht aus und sie können später zu einer »Selbst-Beängstigung« tendieren.
Anwendung: Deshalb verstärke ich es, wenn Patienten zu mir sagen: »Ich habe Angst!« statt »Das traue mich mir nicht zu!«

Trauer: Ungerichtete Trauer lautet: »Ich bin hier, und jemand, den ich so gerne bei mir hätte, ist nicht da (weil er gestorben ist, weggegangen ist ...).«
Fremdattribuierte Trauer lautet: »Du verlässt mich!«, »Du lässt mich im Stich!«, »Du bist nicht so (da), wie ich dich brauche!«
Selbstattribuierte Trauer lautet: »Hier gibt es jemanden, der sollte nicht hier sein, und alle anderen sind der gleichen Meinung. Derjenige hat es nicht verdient, dass man ihn mag. Diese Person hat die Liebe nicht verdient! ... Und diese Person bin ich selbst! Aus gutem Grund mag ich mich selbst nicht!«
Aus selbstattribuierter Trauer ergibt sich ein **Selbstwertproblem.**

Anwendung: Wenn also ein Patient, der sich selbst nicht sehr mag, in der Therapie sagt: »Ich bin traurig!«, dann bestärke ich ihn mit »Super! Endlich sind Sie kräftig traurig und werten sich selbst nicht ab. Sie sind ... einfach traurig! Wunderbar!« und wir bleiben noch einige Momente zusammen in dieser Trauer.

Wut: Freude, Schmerz, Angst und Trauer erzeugen Nähe. Die Wut dagegen erzeugt Abgrenzung und Distanz: »Nein, nicht so wie du willst!«.
Der Wutausdruck ist oft mit Scham belegt und die Wut wird in der Folge gegen sich selbst gerichtet oder – im Wutanfall – rücksichtslos nach außen ausgelebt, und dass mit der tiefen Überzeugung, »gerechte Strafe auszuteilen«:
Wut hat im Vergleich zu den anderen unangenehmen Gefühlen Schmerz, Angst und Trauer eine explosive, orgasmische Komponente.

Freude: Auch die Freude kann man gegen sich selbst oder andere richten:
Beispiel 1: Wenn wir ein Geschenk bekommen, können wir die Freude gegen uns richten und uns ein Schuldgefühl machen: »Jetzt stehe ich in deiner Schuld!«, »Wie kann ich das wieder gut machen?«
Beispiel 2: Selbst, wenn wir ein Geschenk bekommen, kann eine Ansprüchlichkeit das Geschenk vergiften: »Das kann mal ja wohl erwarten! Das ist mein gutes Recht!«
So können die Nicht-Annahme eines Geschenkes als Geschenk ohne Gegenleistung oder die Ansprüchlichkeit die Freude verbiegen.

Emotionale (Selbst-)Amputation statt Selbst- oder Fremdbeschuldigung

Tunnelverbindung zwischen Täter- und Opferplatz: der »Tunnel der Gefühllosigkeit«.

Die gesunde Entwicklung des Kindes zu mehr emotionaler Selbstregulationskompetenz wird durch kontingente Resonanzerfahrungen gefördert.
Nicht-kontingente Reaktionen sind z. B. verharmlosende, verleugnende oder strafende Reaktionen:

- **Freude:** »Freue dich nicht zu früh, das dicke Ende kommt noch
- **Schmerz:** »Ein Indianer kennt keinen Schmerz!«
- **Angst:** »War doch nur ein Schreck!« »Angsthase!«
- **Trauer:** »So ein (ungezogenes) Kind wollen wir nicht haben!«
- **Wut:** »Zuerst kommen wir Eltern, dann kommt lange nichts, dann kommst du!«

Das führt zu weniger innerer Regulationskompetenz und damit zu stärkerer Verstrickung nach innen oder außen.

Ort der Kugel auf dem Bergmodell	Gefühle				
	Freude	Schmerz	Angst	Trauer	Wut
Kugel auf dem Täterplatz mit gegen sich selbst gerichteten Gefühlen	»Das Geschenk habe ich doch gar nicht verdient!« »Ich stehe in deiner Schuld!«	»Ich habe diese Strafe verdient!«	»Ich vertraue mir selbst nicht!« *	»Ich mag mich selbst nicht!« »Ich habe Liebe nicht verdient!«	»Ich bin wütend auf mich!« »Ich hasse mich selbst!«
Kugel in der Rinne der Bedürfnisse mit ungerichteten, nativen Gefühlen	»»Ich nehme es als Geschenk an!« »Ich freue mich von Herzen!«	»Ich bin offen und durchlässig für den Schmerz!«	»Mutvoll spüre ich meine Angst!«	»Ich bin kräftig traurig!«	»Ich bin verärgert!« »Ich bin aufrecht wütend!«
Kugel auf dem Opferplatz mit gegen andere gerichteten Gefühlen	»Das kann ich doch wohl verlangen!« »Das ist doch mein gutes Recht!«	»Du tust mir weh!«	»Du machst mir Angst!«	»Du verlässt mich!« »Du bist nicht so da, wie ich dich brauche!«	»Ich bin wütend auf dich!«
Kugel im Tunnel zwischen Täter- und Opferplatz	»Ich kenne keine Gefühle!« »Ich mache so, wie es nach den Regeln richtig ist!«				

Tab. 2-5: Selbstattribuierte, ungerichtete, fremdattribuierte und verleugnete Gefühle.

Steigerung der Fremdattribuierung auf dem Weg hinab zum Opferplatz

Auf dem Weg der Kugel hinunter zum Opferplatz, dem Platz der »berechtigten« Vorwürfe, **werden die Anschuldigungen in vier Stufen immer pauschaler und unpersönlicher**:

1. Am Beginn des Abhangs: direkte Anschuldigung an das Gegenüber (mit Blickkontakt!)
   »Du tust mir weh!«
   (»Du« = 2. Person Singular)
2. Etwas weiter talwärts ohne Blickkontakt zu anderen gesprochen (gelästert):
   »Der oder die xy hat mir weh getan!«.
   (»Der da«/»Die da« = 3. Person Singular)
3. Weiter unten wird weiter verallgemeinert:
   »Ihr alle aus dem Land A oder mit der Hautfarbe oder mit dem Geschlecht B. sind böse!«
   (»Ihr da« = 2. Person Plural)

4. Ganz unten am Opferplatz:
   »Die ganze Welt ist gegen uns, wir sind das Opfer von allen!«
   (»Die da!« = 3. Person Plural)

Wie ändert sich das Denken über uns selbst auf dem Weg hinab auf den Täterplatz?

Wir **spalten uns in einen Ankläger und einen Angeklagten** und **wir denken immer negativer und vernichtender über uns selbst.**

> MERKE
> Das Bergmodell unterscheidet hier zwischen Scham und Schuld.
> **Schuld** bedeutet: »Ich habe einen Fehler gemacht, bleibe aber ein wertvoller Mensch.«
> **Scham** bedeutet: »Ich selbst bin der Fehler, an mir bleibt nichts Gutes übrig.« (→ Kap. 2.2.5).

Näheres zu den ungerichteten, gesunden Gefühlen haben wir bereits im Abschnitt »Wie lebt man gesunde Gefühle« im Kapitel 2.3.3 besprochen:

Auswirkung auf Beziehungen

Die Verwendung von Fremdattribuierungen erzeugt beim Gegenüber Reaktionen (→ Kap. 2.1, Abb. 2-3). Es entsteht ein »Right-Fight« mit dem Ziel, zu beweisen, dass man selbst mehr an der Situation leidet als der andere.

Wenn die Beziehung durch den Right-Fight zu stark bedroht ist, kann es zu einem Seitenwechsel, zu einer Selbstattribuierung kommen (»Um des lieben Friedens willen!«).

Eine Verwendung von (habituellen) Selbstattribuierungen bestärkt ein mit Fremdattribuierungen arbeitendes Gegenüber und führt zu verfestigten malignen Beziehungen.

2.6.2 Emotionale Mangelernährung

Babys sprechen nicht Deutsch. Sie sprechen »Gefühlisch«. Was passiert, wenn die Eltern »Gefühlisch« nicht verstehen und stattdessen »Vernünftisch« sprechen? Darum geht es in diesem Kapitel.

IN DIESEM KAPITEL LESEN SIE:

1. Folgen der emotionalen Mangelernährung für das Kind
2. Folgen der emotionalen Mangelernährung für den späteren Erwachsenen

3. Bewältigungsstrategien bei fehlenden Gefühlsbausteinen
4. Folgen der emotionalen Mangelernährung für alle fünf Gefühle
5. Emotionale (Selbst-)Amputation statt Selbst- oder Fremdbeschuldigung
6. Wie ändert sich unser Denken über andere auf dem Weg hinab zum Opferplatz?
7. Wie ändert sich unser Denken über uns selbst auf dem Weg hinab auf den Täterplatz?
8. Auswirkung auf Beziehungen
9. Verweise auf verwandte Kapitel

Folgen der emotionalen Mangelernährung für das Kind

Was passiert nun mit einem Kind, das keine gute Resonanz auf seine Gefühle erfährt, und wie wird diese leider ungute Entwicklung im Bergmodell abgebildet?

FALLBEISPIEL

Stellen Sie sich mal ein Kind vor, vielleicht drei Jahre alt, dass zusammen mit seiner Bezugsperson in eine Situation gerät, in der es Angst hat. Vielleicht geht das Kind mit Mutter oder Vater zusammen spazieren. An einer engen Wegstelle kommt ihnen ein Mann mit einem großen schwarzen Hund an der Leine entgegen. Das Kind bekommt Angst, will sich verstecken oder wegrennen. Es beginnt zu weinen und schreit: »Mama!« oder »Papa! Da ist ein HUND!«.

Zunächst die gute Reaktion der Eltern, die dem Kind eine passende Resonanzerfahrung, also eine kontingente Beziehungserfahrung gibt:

FALLBEISPIEL (FORTSETZUNG)

Eine gute kontingente Resonanzerfahrung wäre, wenn Mutter oder Vater ihre eigene Angst spüren können (die aus dem bedrohten Bedürfnis nach körperlicher Unversehrtheit erwächst), ohne vor der Angst zu flüchten. Sie können ihre Angst aus-»halten«. Da sie Gastgeber für ihr eigenes inneres Kind, das Angst verspürt, sein können, können sie auch Gastgeber für das Kind sein, das sie begleiten. Sie sagen zum Kind: »Ja, das ist ein großer Hund, da kann man schon Angst haben, da müssen wir gut aufpassen, dass wir nicht gebissen werden. Wir warten, bis der Mann mit dem Hund vorbeigegangen ist.«

Dazu schauen wir uns die mittlere Schicht des Bergmodells in Abbildung 2-14 an.

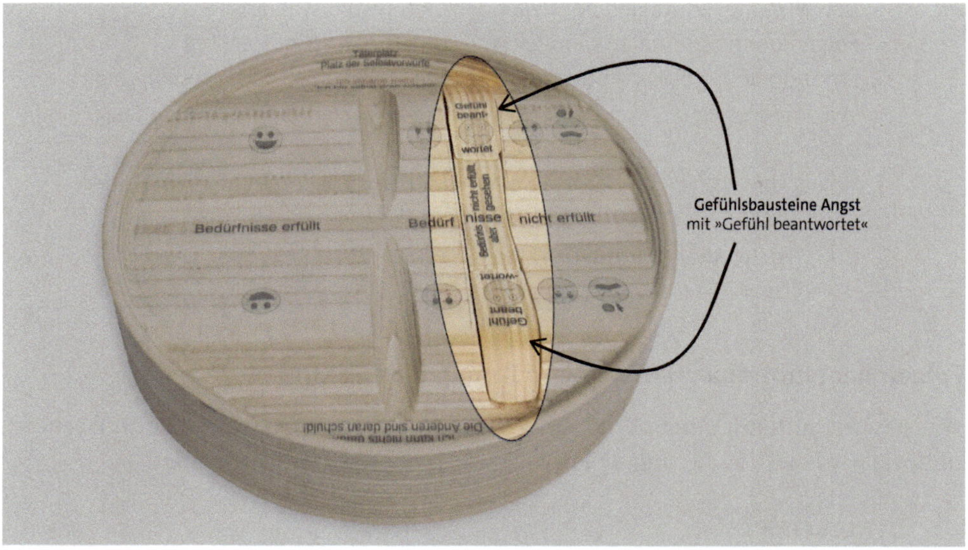

Abb. 2-14: Die mittlere Schicht beim Gefühl Angst: Das Kind hat auf seinen Ausdruck von Angst eine kontingente Resonanzerfahrung gemacht; die Gefühlsbausteine an den Seiten der Rinne der Bedürfnisse wachsen.

Nun die ungute Reaktion.

FALLBEISPIEL (FORTSETZUNG)

Mama oder Papa haben selbst Angst. Vielleicht sind sie in ihrer Kindheit von einem Hund gebissen worden, weil sie weggerannt sind und der Hund das Kind als Beutetier gejagt hat. Damals hat man das Kind auch noch für das Wegrennen geschimpft und ihm die Schuld am Gebissen-Werden zugeschoben. Vielleicht hat es zu hören bekommen: »Einem Hund gegenüber darfst du keine Angst zeigen, sonst beißt er dich!« Oder auch noch: »Nur, weil du weggerannt bist, haben wir jetzt den Ärger mit dem Arzt! Das hast du uns fein eingebrockt!«. Jetzt sind die damaligen Kinder erwachsen und in der Rolle der Elternperson, die sie damals geschimpft hat. Zu dem kleinen beschimpften und beschuldigten Kind von damals haben sie keinen Zugang. Also unterdrücken sie ihre eigene Angst. Sie sind froh, dass sie wenigstens sich selbst so unter Kontrolle haben, dass man (und hoffentlich auch der Hund) ihnen die Angst nicht ansieht. Das Kind aber äußert seine Angst in einem »emotionalen Ganzkörperausdruck«: Es klammert sich an Mama oder Papa, strampelt, weint, schreit. Dadurch macht es die ganzen Bemühungen des Erwachsenen, seine Angst »zu kontrollieren«, zunichte. Da das Kind aber die Angst dem Hund auch nicht zeigen soll, wird es zurechtgewiesen, vielleicht sogar angeschrien: »Zeige deine Angst nicht, sonst werden wir beide gebissen!« (Hier sieht man, dass sich beide auf dasselbe Bedürfnis nach körperlicher Unversehrtheit beziehen.) In diesem Moment lernt das Kind, dass es seine Angst nicht zeigen darf.

Die Gefahr besteht, dass das Kind diese Lektion nicht nur für den Spezialfall »Begegnung mit einem großen Hund« lernt, sondern verallgemeinert: »Wenn ich meine Angst zeige, werde ich geschimpft und die Beziehung zu meinem Elternteil ist gefährdet.« Dieses Kind wird also den Seitenwall an der Stelle der Angst nicht ausbilden.

Wie das auf dem Bergmodell aussieht, sehen wir in Abbildung 2-15.

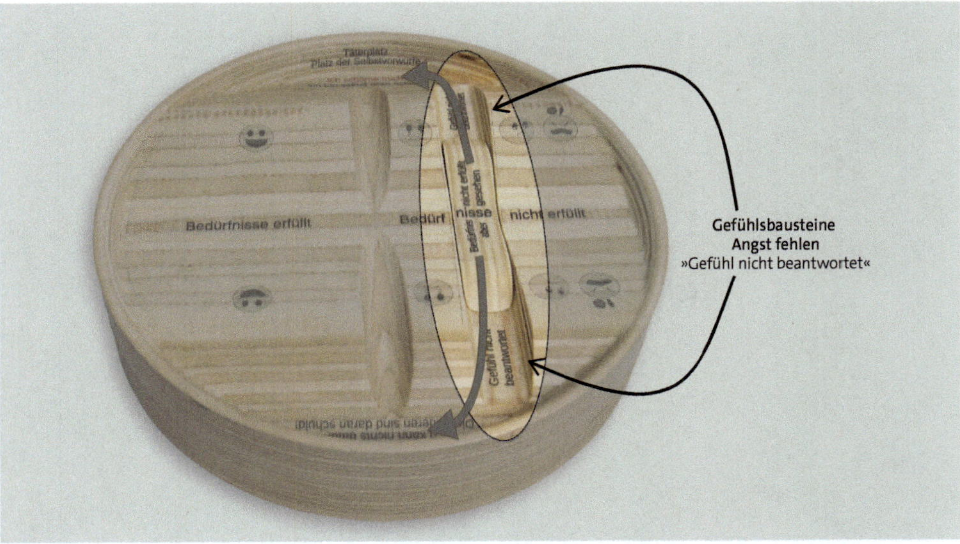

Abb. 2-15: Die mittlere Schicht beim Gefühl Angst: Das Kind hat auf seinen Ausdruck von Angst Zurückweisung erfahren, die Gefühlsbausteine wachsen nicht. Folge: Die Kugel kann leichter auf den Täter- oder Opferplatz rollen.

Die beiden Bausteine beim Gefühl Angst sind nicht gewachsen, d. h.: die Seitenwälle der Gefühle, die die Kugel vor einem Abrutschen zu Täter- oder Opferplatz schützen sollen, sind viel niedriger.

Derselbe Effekt wäre auch entstanden, wenn es gar keine Reaktion der Eltern auf die Angst des Kindes gegeben hätte oder Mutter oder Vater selbst in Panik davongerannt wäre.

MERKE

Dieses Nicht-Wachstum haben wir hier exemplarisch beim Gefühl »Angst« verdeutlicht. Es kann jedoch bei jedem anderen Gefühl ebenso eine Nicht-Resonanz-Reaktion geben, die dann an der entsprechenden Stelle auf dem Bergmodell zu einem Nicht-Wachstum führt.

Folgen der emotionalen Mangelernährung für den späteren Erwachsenen

Als Erwachsener wird dieses Kind dann ebenfalls Probleme haben, seine Angst (oder die anderen Gefühle) zu fühlen, aus-»halten« zu können und auf jemand anderen, vielleicht sein Kind, gut zu reagieren. Im Bergmodell fehlen dann auf seinem erwachsenen Modellberg die entsprechenden Gefühlsbausteine (Abb. 2-16).

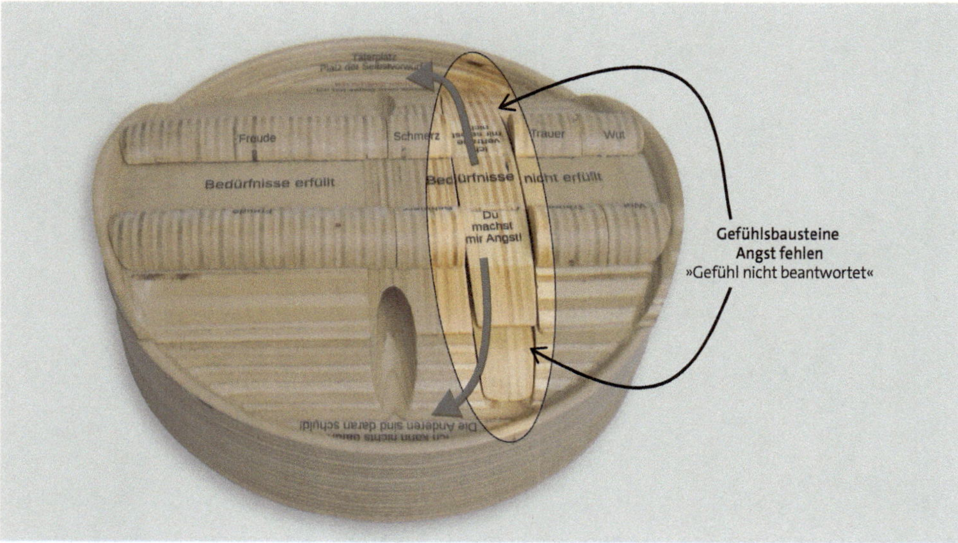

Abb. 2-16: Die obere Schicht des Bergmodells eines Erwachsenen, der als Kind fehlende Resonanzerfahrung auf seine Gefühle gemacht hat. Die Bausteine für Angst fehlen. Angst kann nicht *aus-ge-»halten* werden, die Kugel stürzt auf eine der beiden Seiten hinab. Der Erwachsene wird sich oder anderen die Schuld geben.

Bewältigungsstrategien bei fehlenden Gefühlsbausteinen

Viele Menschen, auf deren Berg Gefühlsbausteine fehlen, haben »normal« wirkende Bewältigungsstrategien entwickelt, um damit zu leben.

- Absturzvermeidung: Wenn die Bausteine auf der Seite der Rinne mit den nicht erfüllten Bedürfnissen fehlen, dann können wir mit großer Anstrengung in Beruf, Familie oder mit viel Geld »das ganze Bergmodell auf der einen Seite anheben«, sodass die Kugel immer schön bei der Freude bleibt. Wir suchen nach Anerkennung, Lob oder Vergnügen als Ersatzstoff für die Resonanz und Liebe, die wir damals nicht erfahren haben.
- Wenn wir »nicht wissen, wohin mit uns«, mit Schmerz, Angst oder Trauer, weil wir damals keine kontingente Reaktion bekommen haben, dann rollen wir mit der Kugel schnell an Schmerz, Angst und Trauer vorbei bis zur Wut, biegen rechts auf den Opferplatz ab und beschimpfen andere, oder wir biegen nach links auf den Täterplatz ab und **ärgern uns über uns selbst**.

- Manche haben von den ganzen Gefühlen die Nase voll und entscheiden sich für ein Leben ohne Gefühle: Es wird nur noch gemacht, was vernünftig ist. Im Bergmodell würde das bedeuten, dass sie sich mit ihrer Kugel im Tunnel der Gefühllosigkeit verstecken, ganz nach dem Motto: *No emos no cry!* (→Kap. 2.4.2, Abschn. »Das komplette Bergmodell«)
- Es gibt auch (nicht wenige) Menschen, die auf dem Täter- oder Opferplatz verharren. Darüber lesen Sie mehr in Kapitel 2.10 »Keine Angst vor (unangenehmen) Gefühlen«.

Folgen der emotionalen Mangelernährung für alle fünf Gefühle

Übertragen wir das, was wir gerade am Gefühl »Angst« gesehen haben, auf die anderen Gefühle. Im Abschnitt »Wie lebt man gesunde Gefühle« (→Kap. 2.3.3) haben wir die gesunde Umschreibung der Gefühle bereits besprochen. Als Kontrast wurden sie dort den ungesunden Formulierungen gegenübergestellt.

Im Bergmodell verwenden wir 5 Gefühle, die man gegen sich selbst oder gegen andere richten kann. Das ergibt 5 × 2 = 10 Wege, die die Kugel von der Rinne der Bedürfnisse oben auf dem Berg hinunter auf den Täter- oder Opferplatz nehmen kann.

Dabei sind noch einige **Anmerkungen zu den Gefühlen** wichtig.

Angst: Gegen uns selbst gerichtete Angst lautet: »Ich habe Angst vor mir selbst!«, besser bekannt als: »Ich traue mir selbst nicht!« Wir sehen, dass mangelndes Selbstvertrauen mit einer gegen sich selbst gerichteten Angst zu tun hat. Wenn wir als Kinder mit unserer Angst nicht aus-ge-»halten« wurden, dann bilden sich die Seitenwälle nicht aus und wir können zu einer »Selbst-Beängstigung« tendieren.
Deshalb verstärke ich es, wenn Patienten zu mir sagen: »Ich habe Angst!« statt »Das traue mich mir nicht zu!«

Trauer: Gesunde Trauer (oben in der Rinne der Bedürfnisse) würde ausformuliert lauten: »Ich bin hier, und jemand, den ich so gerne bei mir hätte, ist nicht da (weil er gestorben ist, weggegangen ist ...).«
Wird diese Trauer gegen andere gerichtet, dann geben wir den anderen die Schuld an unserem Alleinsein: »Du verlässt mich!«, »Du lässt mich im Stich!«, »Du bist nicht so (da), wie ich dich brauche!«
Wenden wir die Trauer gegen uns selbst, dann kommen wir von dem Satz »Ich bin hier, und jemand, den ich sehr gerne bei mir hätte, ist nicht da« und formulieren ihn um: »Hier gibt es jemanden, der sollte nicht hier sein, und alle anderen sind der gleichen Meinung. Derjenige hat es nicht verdient, gemocht zu werden. Diese Person hat die Liebe nicht verdient! ... Und diese Person bin ich selbst! Aus gutem Grund mag ich mich selbst nicht!«
Aus ungelebter, gegen sich selbst gerichteter Trauer ergibt sich ein Selbstwertproblem. Wenn also ein Patient, der sich selbst nicht sehr mag, in der Therapie sagt: »Ich bin traurig!«, dann bestärke ich ihn mit »Super! Endlich sind Sie kräftig traurig und werten

sich selbst nicht ab. Sie sind ... einfach traurig! Wunderbar!« und wir bleiben noch einige Momente zusammen in dieser Trauer.

Wut: Die Wut hat eine besondere Funktion: Alle anderen Gefühle erzeugen Nähe (Freude: »Ich habe was Tolles erlebt, das muss ich dir erzählen!«, Schmerz: »Es tu weh, tröste mich!«, Angst: »Ich habe Angst, beschütze mich!« oder Trauer: »Ich bin traurig, bleibe bei mir!«). Die Wut dagegen erzeugt Abgrenzung und Distanz: »Nein, nicht so wie du willst!«.
Diese Abgrenzung und Selbstbehauptung wurden den Kindern früher verboten (»Der Wille des Kindes muss gebrochen werden!«). Daher ist der Wutausdruck eher mit Scham belegt und die Wut wird gegen sich selbst gerichtet: »Ich bin wütend auf mich selbst!« oder »Ich hasse mich!« »... so wie meine Eltern wütend auf mich waren und mich gehasst haben, wenn ich meinen Willen gezeigt habe!« Oder – im Wutanfall – trampeln wir alles ohne Rücksicht auf Verluste nieder in der tiefen Überzeugung, aus »berechtigten Gründen zu handeln«.
Der »Vorteil« der Wut gegenüber Schmerz, Angst und Trauer ist, dass sie eine explosive, orgasmische Komponente hat.

Freude: Auch die Freude kann man gegen sich selbst oder andere richten.
Beispiel 1: Sie gehen mit jemanden zum Essen. Ihr Gegenüber lädt Sie ein und bezahlt Ihr Essen und Ihre Getränke mit: Vielleicht können Sie sich über die Einladung nur kurz freuen. Sehr schnell kann sich zu dieser Freude ein Gedanke dazugesellen wie: »Jetzt stehe ich in deiner Schuld!«, »Wie kann ich das wieder gut machen?« Damit richten Sie die Freude gegen sich selbst und bleiben als Schuldige zurück.
Beispiel 2: Sie gehen mit Freunden zum Essen. Die bestellten Essen kommen gleichzeitig, nur Ihr Essen fehlt. Sie sind (wieder einmal?) übergangen worden. Sie melden sich bei der Bedienung, die sich entschuldigt und nach fünf Minuten einen frisch zubereiteten Teller bringt, der nicht 15 Minuten unter der Wärmelampe stand. In den fünf Minuten grummeln Sie laut oder leise vor sich hin: »Das kann man ja wohl erwarten, dass ich nicht vergessen werde! Wieder mal typisch, ausgerechnet mich trifft es wieder! Das ist mein gutes Recht, dass ich mein Essen gleichzeitig mit meinen Freunden bekomme, so ein Saftladen!« Auch als das frische Essen kommt, können Sie es gar nicht genießen, denn Sie empören sich immer noch.

So können die Nicht-Annahme eines Geschenkes oder die Ansprüchlichkeit/das Anspruchsdenken die Freude verbiegen. In Tabelle 2-6 wurde Tabelle 2-2 aus Kapitel 2.3.3 neu geordnet, um das besser zu verstehen.

Gefühl	Freude	Schmerz	Angst	Trauer	Wut
Kugel auf dem Täterplatz am Fuße des Berges mit gegen sich selbst gerichteten Gefühlen	»Das Geschenk habe ich doch gar nicht verdient!« »Ich stehe in deiner Schuld!«	»Ich habe diese Strafe verdient!«	»Ich vertraue mir selbst nicht!«	»Ich mag mich selbst nicht!« »Ich habe Liebe nicht verdient!«	»Ich bin wütend auf mich.« »Ich hasse mich selbst!«
Kugel in der Rinne der Bedürfnisse oben auf dem Berg mit ungerichteten, nativen Gefühlen	»Ich nehme es als Geschenk an!« »Ich freue mich von Herzen!«	»Ich bin offen und durchlässig für den Schmerz!«	»Mutvoll spüre ich meine Angst!«	»Ich bin kräftig traurig!«	»Ich bin verärgert!« »Ich bin aufrecht wütend!«
Kugel auf dem Opferplatz am Fuße des Berges mit gegen andere gerichteten Gefühlen	»Das kann ich doch wohl verlangen!« »Das ist doch mein gutes Recht!«	»Du tust mir weh!«	»Du machst mir Angst!«	»Du verlässt mich!« »Du bist nicht so da, wie ich dich brauche!«	»Ich bin wütend auf dich!«
Kugel im Tunnel zwischen Täter- und Opferplatz	»Ich kenne keine Gefühle!« »Ich mache es so, wie es nach den Regeln richtig ist!«				

Tab. 2-6: Das Bergmodell: Der Kompass zur seelischen Gesundheit. Selbstattribuierte, ungerichtete, fremdattribuierte und verleugnete Gefühle (→ auch Tab. 2-2, Kap. 2.3.3).

Emotionale (Selbst-)Amputation statt Selbst- oder Fremdbeschuldigung

Der Verbindungstunnel zwischen Täter- und Opferplatz dient meistens zum schnellen Wechsel zwischen den beiden Plätzen. Manche Menschen ziehen sich jedoch in diesen **»Tunnel der Gefühllosigkeit«** zurück und verbleiben dort:

Wir wurden in der Kindheit – oft mit dem guten Vorsatz, unsere Gefühlsintensität zu verringern und uns damit sozial »kompetenter« (besser gesagt: angepasster) zu machen – mit Sätzen erzogen, die letztlich unsere Gefühlskompetenz im Sinne des Bergmodells untergraben haben:

- **Freude:** Der Satz: »Freue dich nicht zu früh, das dicke Ende kommt noch!« ist solch ein wirksamer Satz, mit dem uns die Freude abtrainiert wurde.
- **Schmerz:** »Ein Indianer kennt keinen Schmerz!« spricht uns unseren Schmerz ab.
- **Angst:** »War doch nur ein Schreck!« entwertet unsere Angst.
- **Trauer:** »So ein (ungezogenes) Kind wollen wir nicht haben!« droht mit selbstverschuldetem Beziehungsabbruch.
- **Wut:** »Zuerst kommen wir Eltern, dann kommt lange nichts, dann kommst du!« kastriert unsere gesunde Selbstbehauptung.

Wie ändert sich unser Denken über andere auf dem Weg hinab zum Opferplatz?

Auf dem Weg der Kugel hinunter zum Opferplatz, dem Platz der »berechtigten« Vorwürfe, **werden die Anschuldigungen in vier Stufen immer pauschaler und unpersönlicher:**

1. Ganz oben auf dem Berg, kurz unterhalb des höchsten Punktes sprechen wir noch eine Anschuldigung an unser direktes Gegenüber (mit Blickkontakt!) aus: »Du tust mir weh!« (»Du« = 2. Person Singular)
2. Etwas weiter talwärts wird daraus ein »Der oder die xy hat mir weh getan!«. Wir entziehen unserem Gegenüber den Blickkontakt und lästern über ihn oder sie gegenüber anderen.
   (»Der da«/»Die da« = 3. Person Singular)
3. Rollt die Kugel noch weiter hinunter, dann verallgemeinern wir weiter und stecken die ganzen xy in eine Schublade: »Alle aus dem Land A oder mit der Hautfarbe oder mit dem Geschlecht B sind böse!«
   (»Ihr da« = 2. Person Plural)
4. Wenn wir ganz unten angelangt sind, ist schließlich die ganze Welt gegen uns und wir fühlen uns als Opfer, die aus »berechtigten« Gründen gegen unsere Gegner (den Rest der Welt) in den Krieg auf Social Media, im Internet oder physisch ziehen dürfen.
   (»Die da!« = 3. Person Plural)

Wie ändert sich das Denken über uns selbst auf dem Weg hinab auf den Täterplatz?

Auf dem **Weg zum Täterplatz werden wir immer negativer und vernichtender über uns selbst denken.** Wir spalten uns in einen Ankläger und einen Angeklagten. Die Missetaten des Anklagten werden in den Augen des Anklägers immer gravierender. Je weiter wir nach unten kommen, desto weniger hat der Angeklagte zu seiner Verteidigung vorzubringen, auch wenn es sowieso vom Ankläger sofort von Tisch gewischt würde.

Auf dem Täterplatz angekommen, gibt es noch eine feine, aber wichtige Unterscheidung: Die Unterscheidung zwischen **Scham und Schuld** (→ Kap. 2.4.2, Abschn. »Jede Entwicklung hat ihren Preis: Selbst- und Fremdbeschuldigung erzeugen Täter-/Opferplatz«).

Weil es so wichtig ist, wiederholen wir es an dieser Stelle: Das Bergmodell unterscheidet hier klar zwischen Scham und Schuld. **Schuld bedeutet:** »Ich habe einen Fehler gemacht, bleibe aber ein wertvoller Mensch.« **Scham bedeutet:** »Ich selbst bin der Fehler, an mir bleibt nichts Gutes übrig.«

Auswirkung auf Beziehungen

Wenn wir unsere Gefühle nicht bei uns selbst halten können und sie dann gegen andere richten, erzeugt das bei unserem Gegenüber Reaktionen (→ Kap. 2.1, Abb. 2-3). In Beziehungen entsteht ein »Right-Fight« mit dem Ziel, zu beweisen, dass wir selbst mehr an der Situation leiden als der andere.

Wenn die Beziehung durch den Right-Fight zu stark bedroht ist, kann es zu einem Seitenwechsel durch den Tunnel mit Wendung des Gefühls gegen uns selbst kommen (»Um des lieben Friedens willen!«).

Wenn eine Person sich »angewöhnt« hat (oder es ihr angewöhnt wurde), Gefühle gegen sich selbst zu richten, wird dies Gegenüber anlocken, die ihre Gefühle gegen andere richten. Es bilden sich verfestigte toxische Beziehungen.

Verweise auf verwandte Kapitel

Näheres zu den ungerichteten, gesunden Gefühlen haben wir bereits im Kapitel 2.3.3, Abschnitt »Wie lebt man gesunde Gefühle«, besprochen.

2.6.3 Online-Material

Videos

- »Emotionale Mangelernährung«
- »Wir Normal-Neurotiker«
- »Fühlen Sie schon ... oder streiten Sie noch?«
- »Resonanz oder Verstrickung«

Downloadmaterial

- Tabellen 2-2 und 2-6
- Abbildungen 2-14 bis 2-16

2.7 Das Dimensionsloch, die fünf Fluchtsackgassen und »Heilen statt Kurieren«

In der Begleitung von Menschen erlebte ich immer wieder Krisensituationen, in denen für die Menschen der »Kontakt zum Hier-und-Jetzt« abreißt, als ob sie in ein Loch gefallen sind und sich wieder im »Dort-und-Damals« befinden. Sie haben anscheinend Ort und Zeit gewechselt.

Bildlich gesprochen: Wir laufen auf einer Straße und treten auf einen Kanaldeckel. Der löst sich aber in Luft auf und plötzlich befinden wir uns fünf Stockwerke tiefer und sind viele Jahre bis in die Kindheit gestürzt.

In einem meiner Lieblingsbücher (»Die 13 ½ Leben des Käpt'n Blaubär«, Moers 2002) habe ich einen Begriff gefunden, der diesen Zustand gut benennt: das Dimensionsloch.

Dimensionslöcher sind Zustände,
1. in denen wir uns ganz allein fühlen.
2. in denen wir uns komplett hilflos erleben.
3. in denen wir (Gott sei Dank nicht bei allen Menschen) von einer tiefen Angst befallen werden, weil wir uns nicht mehr sicher sein können, dass es uns gleich noch gibt und wir uns nicht auf der Stelle auflösen.

Diese Zustände sind sehr quälend, verunsichernd und beängstigend. Mit dem Bergmodell können wir die Herkunft dieser seltsamen beunruhigenden **Zustände beschreiben, ungute Auswege** kennzeichnen und **Wege zurück** ins Hier-und-Jetzt erklären.

Wie schon in Kapitel 2.5 beschrieben, unterteilt das Bergmodell die Bedürfnisse in
- **erfüllte Bedürfnisse** (eine Hälfte der Rinne der Bedürfnisse),
- **nicht erfüllte Bedürfnisse** (die andere Hälfte der Rinne der Bedürfnisse) und
- **Bedürfnisse, die** von anderen **noch nicht einmal gesehen wurden.**

Wo die »noch-nicht-einmal-gesehenen Bedürfnisse« im Bergmodell zu finden sind, nämlich am Boden des Dimensionslochs, entdecken wir in diesem Kapitel.

Es ist ein **Unterschied, ob wir einen Wunsch mit Bedauern abgeschlagen bekommen** (»Ich kenne dein Bedürfnis und deinen Wunsch, aber leider kann ich es dir im Moment nicht geben.«) **oder ob unser Gegenüber überhaupt nicht weiß, was wir brauchen** (Bedürfnis) **und was wir von ihm wollen** (Wunsch): »Ich habe keine Ahnung, was du brauchst, denn das kenne ich selbst nicht!«

Unsere **Bedürfnisse brauchen Gesehen-Werden**, also Anerkennung oder in Fachsprache: **»Validierung«**. Ein Kind ist darauf angewiesen, dass die Bezugspersonen seine Bedürfnisse (an-)erkennen, »validieren«. Geschieht diese »Validierung« nicht, wird unser Bedürfnis »in-validiert«. Wir bleiben als »**in-valide**«, also als **Invalide** (das meint eine verletzte, beschädigte Person) zurück.

Die oben beschriebenen seltsamen **Dimensionsloch-Zustände**
- der Verlorenheit,
- der Hilflosigkeit und z. T.
- der Bedrohung des Fortbestandes der eigenen Person

können wir als **Reaktivierung von Erlebnissen** verstehen, in denen in der Kindheit **unsere Bedürfnisse nicht gesehen wurden**; in denen unsere **Bedürfnisse** und damit **unsere Person »invalidiert«** wurden.

Wir wollen diesen Zuständen entfliehen. Am Bergmodell können wir **fünf Fluchtwege** erkennen, leider allesamt **Sackgassen**.

Wir können mit dem Bergmodell auch verstehen, wie eine Heilung dieser Entwicklungstraumata, dieser Invalidierungen, geschehen kann.

2.7.1 Theorie: Entwicklungstraumata als »Dimensionsloch«, seine drei Kennzeichen, fünf dysfunktionale Copingstrategien und heilsamer Umgang

T

IN DIESEM KAPITEL LESEN SIE:

1. Wiederholung aus Kapitel 2.2
2. Darstellung von Entwicklungstraumata (Dimensionsloch) im Bergmodell
3. Die 3 Qualitäten des Dimensionslochs
4. Die fünf Fluchtsackgassen aus dem Dimensionsloch
5. Innere Heilung durch bewusstes Aufsuchen des Entwicklungstraumas
6. Methoden (Auswahl) für Healing statt Curing für Nach-Validierung der ungesehenen Bedürfnisse statt direkter Nacherfüllung der nicht gesehenen Bedürfnisse

Wiederholung: »Theorie des Bergmodells in Kurzform«

Wir unterscheiden (→Kap. 2.2.2):

- erfüllte Bedürfnisse
- nicht *erfüllte* Bedürfnisse, die aber anerkannt werden
- nicht *gesehene* Bedürfnisse

Das »Mit-meinen-Bedürfnissen-gesehen-Werden« ist ein Metabedürfnis (→Kap. 2.5.1, Abschn. »Meta-Bedürfnis: mit meinen Bedürfnissen gesehen werden«). Das wiederholte Nicht-gesehen-Werden hinterlässt ein Entwicklungstrauma (→Kap. 2.2.7, Abschn. »Was passiert, wenn die Bedürfnisse des Kindes nicht nur nicht erfüllt, sondern noch nicht einmal wahrgenommen werden?«; →auch Abb. 2-13, Kap. 2.5.2, und Abb. 2-18, Kap. 2.7.2).

Wenn ein Bedürfnis *im Jetzt* nicht gesehen wird, landen wir im Dimensionsloch und wir erleben uns so wie damals, als unsere Bedürfnisse nicht gesehen wurden.

Ich verwende dafür den Begriff »Dimensionsloch« (Moers 2002; →oben). John Watkins verwendet einen ähnlichen Begriff, die »Affektbrücke« (Watkins & Watkins 2003). Das Dimensionsloch bezieht sich aber spezifisch auf Situationen, in denen Bedürfnisse *nicht gesehen* wurden.

Die Darstellung von Entwicklungstraumata (Dimensionsloch) im Bergmodell

Die Entwicklung eines Dimensionslochs wird im Bergmodell auf der mittleren Schicht dargestellt.

Das Kind erfährt keine Resonanz auf seine Gefühle, die Gefühlsbausteine werden entfernt (→Abb. 2-15, Kap. 2.6.2).

Erkennen die Pflegepersonen die nicht erfüllten Bedürfnisse des Kindes nicht (an), wird der Baustein mit der Aufschrift »Bedürfnis nicht erfüllt, aber gesehen« aus dem Boden der Rinne der Bedürfnisse entfernt. Darunter steht: »Bedürfnisse nicht gesehen« (→Abb. 2-17, Kap. 2.7.2).

Erwachsene, deren Bedürfnisse als Kind nicht gesehen wurden, haben in ihrem Bergmodell eine Schlucht bis zum Boden der nicht gesehenen Bedürfnisse (→Abb. 2-18, Kap. 2.7.2).

Die drei Qualitäten des Dimensionslochs

Das Dimensionsloch wird durch zwei obligate und ein fakultatives Kennzeichen beschrieben:

1. **»Ich bin ganz allein, keiner sieht mich!«** (mit meiner Not, engl. *need* = Bedürfnis)
   Bedürfnis nach Gesehen-Werden (Meta-Bedürfnis!)
2. **»Ich kann nichts tun, ich bin hilflos.«**
   Bedürfnis nach Selbstwirksamkeit
3. (fakultativ) **»Ich weiß nicht, ob es mich gleich noch gibt.«**
   Bedrohung der Ich-Kontinuität, wenn das auslösende Ereignis in der Zeit der Angewiesenheit auf die Realpräsenz eines Selbstobjektes (meist vor dem Spracherwerb) liegt.

Die fünf Fluchtsackgassen aus dem Dimensionsloch

Der Aufenthalt im Dimensionsloch ist »grob unangenehm«. Deshalb versuchen wir dem Zustand zu entkommen und verwenden dafür fünf Fluchtwege, die jedoch Sackgassen darstellen (→Abb. 2-19, Kap. 2.7.3):

1. Flucht in die Fremdbeschuldigung (Opferplatz)
2. Flucht in die Selbstbeschuldigung (Täterplatz)
3. Flucht in die Gefühllosigkeit und Rationalität (Tunnel)
4. Flucht in Genuss oder Schmerz (cave Suchtentwicklung!) (sich aus der Schlucht herauskicken)
5. Flucht ins »Numbing Out« (sich »herausdumpfen«) (in der Schlucht bleiben)

Innere Heilung durch bewusstes Aufsuchen des Entwicklungstraumas

Eine direkte *Nach-Erfüllung* eines *ungesehenen Bedürfnisses* ist eine **Pseudo-Heilung** (engl. *curing*) (geschieht häufig durch Selbsttherapie) und ein »Fass ohne Boden« (Suchtgefahr, Fluchtsackgasse Nr. 4).

Heilung (engl. *healing*) geschieht, wenn wir aus dem *ungesehenen* (und deshalb nicht erfüllten) *Bedürfnis* ein ex post *gesehenes* (aber gleichwohl unerfülltes) *Bedürfnis* machen:

- Mit einem Therapeuten/Begleiter an »den dunkelsten Ort« gehen, aber »nicht das Licht anmachen«, damit die erlebte Dunkelheit im Nachhinein gesehen – »validiert« – wird.
- Mit einem Therapeuten/Begleiter an den »Ort des größten Hungers« gehen, aber »sich nichts zu essen geben lassen«, damit der Hunger in Nachhinein anerkannt/gesehen – »validiert«– wird.
- Die zum jetzt validierten unerfüllten Bedürfnis gehörenden Signalgefühle müssen gespürt und gezeigt werden, um Resonanzerfahrung nachzuholen.

Dieser Vorgang ist in Abbildung 2-20 (Kap. 2.7.3) bildlich dargestellt. Dazu sind eine gute Vorbereitung und Begleitung notwendig.

Ausgewählte Methoden für Healing statt Curing

Für die Nach-Validierung der ungesehenen Bedürfnisse statt direkter Nacherfüllung der nicht gesehenen Bedürfnisse empfehle ich die folgenden Verfahren.

EMDR: Mit EMDR lassen sich innere Erlebnisse umschreiben und Bedürfnisse nachvalidieren. Die toxischen Intrusionen können entgiftet werden.

Meditation mit Tonglen: Die Tonglen-Atem-Meditation wendet sich bewusst dem Schmerz zu und verwendet den Schmerz als Weg zu Mitgefühl für sich selbst und für andere (Ötro und Chödrön 2016).

Imaginative Methoden (z. B. Innere-Kind-Arbeit/Arbeit am inneren Kind): Die Arbeit mit den Ideen von Stefanie Stahl (2015) ist hier sehr hilfreich.

Bonding-Psychotherapie: Bonding-Psychotherapie ist ein emotions-mobilisierendes, erlebnisorientiertes Gruppenverfahren mit viel Nähe und Körperkontakt (Stauss 2015). Durch den erlebten Körperkontakt kann das Dimensionsloch-Erleben »Ich bin ganz allein« über die Körperwahrnehmung widerlegt werden.

Siehe auch Kapitel 5 und Kapitel 11.

2.7.2 Der Sturz in das Dimensionsloch – Willkommen zurück im Drama der Kindheit!

Das Dimensionsloch, fünf Fluchtsackgassen und Innere Heilung

Im Folgenden lesen Sie mehr über das Dimensionsloch als Folge eines Entwicklungstraumas, wie Sie es in der Einführung zu diesem Kapitel bereits gelesen haben.

IN DIESEM KAPITEL LESEN SIE:

1. Wiederholung: Gefühle werden beantwortet und Bedürfnisse werden gesehen
2. Wiederholung: Gefühle werden nicht beantwortet, aber Bedürfnisse werden geteilt
3. Neu: Bedürfnisse werden nicht gesehen und Gefühle werden nicht beantwortet
4. Grafik Bedürfnis und Metabedürfnis, Entstehung von Dimensionslöchern
5. Ungesehene Bedürfnisse des Kindes und ihre Darstellung im wachsenden Bergmodell
6. Ungesehene Bedürfnisse und ihre Folgen für den Erwachsenen
7. Ungesehene Bedürfnisse des Kindes und ihre Folgen für den Erwachsenen
8. Die 3 Kennzeichen des Dimensionslochs
9. Die fünf Fluchtsackgassen aus dem Dimensionsloch und ihre Darstellung im Bergmodell

Wiederholung: Gefühle werden beantwortet und Bedürfnisse werden gesehen

Betrachten wir nochmal die mittlere Schicht des Bergmodells, in der die Weichen für das seelische Wachstum des Kindes gelegt werden. Im Fallbeispiel aus dem Kapitel 2.6.2, Abschnitt »Folgen der emotionalen Mangelernährung für das Kind«, wird erzählt, wie ein Kind mit Vater oder Mutter spazieren geht und auf einen großen Hund trifft. In der ersten Variante wird das Kind mit seiner Angst – ausgelöst durch das bedrohte »Bedürfnis der körperlichen Unversehrtheit« (»Ich will nicht vom Hund gebissen werden!«) von Vater oder Mutter in seinem Bedürfnis und dem Gefühl gesehen und mit Resonanz beantwortet: »Ja das ist ein großer Hund, da kann man schon Angst haben, da müssen wir gut aufpassen, dass wir nicht gebissen werden. Wir warten, bis der Mann mit dem Hund vorbeigegangen ist.«

Wiederholung: Gefühle werden nicht beantwortet, aber Bedürfnisse werden geteilt

In der zweiten Version der Geschichte kann die Pflegeperson NICHT mit dem Gefühl des Kindes umgehen, OBWOHL sie das Bedürfnis (körperliche Unversehrtheit) mit dem Kind teilt. Das Kind kann mit seinem Gefühl (in diesem Beispiel Angst) NICHT andocken. Durch die Zurückweisung wird es lernen, sein Gefühl nicht mehr zu zeigen und selbst auch nicht mehr zu fühlen.

Neu: Bedürfnisse werden nicht gesehen und Gefühle werden nicht beantwortet

Knüpfen wir an das Fallbeispiel aus Kapitel 2.6.2, Abschnitt »Folgen der emotionalen Mangelernährung für das Kind«, an.

FALLBEISPIEL

Verlegen wir die Geschichte in das Jahr 1947.

Ein kleiner Junge geht mit seinem Vater spazieren. Der Vater hat im Krieg gedient, war in Stalingrad gewesen und kam gerade erst aus der Kriegsgefangenschaft nach Hause. Viele seiner Kameraden wurde erschossen, verletzt, verloren Gliedmaßen. Er selbst hat einen Armdurchschuss davongetragen und wurde dafür mit einer Tapferkeitsmedaille geehrt. Als Soldat im Zweiten Weltkrieg hat er erlebt, dass das »Bedürfnis nach körperlicher Unversehrtheit« für Soldaten nicht existierte. Wer es einforderte, galt als Weichling oder Befehlsverweigerer und wurde hingerichtet. Das Bedürfnis nach körperlicher Unversehrtheit wahrzunehmen oder für dessen Erfüllung zu sorgen ist also lebensbedrohend. Obwohl der Krieg jetzt vorbei war, galt das Verbot in seinem Herzen immer noch. Auch wenn er sich davon befreien könnte, würde er von den vielen Verletzungen dieses Bedürfnisses bei ihm, seinen Kameraden und bei anderen Soldaten (auch den russischen!) so überwältigt werden, dass er seine jetzigen Aufgaben (Überleben, das Haus wieder aufbauen, die Familie ernähren) nicht erfüllen könnte.

Fortsetzung aus Kapitel 2.6.2

Wenn nun der kleine Junge zu seinem Vater sagt: »Papa, da ist ein HUND, der könnte uns beißen!«, könnte der Vater geantwortet haben: »Was soll denn das! Ich wünschte, wir hätten in Stalingrad Hunde gehabt als Gegner, dann hätten wir wenigstens was zu essen gehabt, wenn wir sie erschossen hätten! So ein Hundebiss, das ist doch nur ein Mückenstich! Schau meinen verletzten Arm an!«, und weiter: »Du bist doch tapfer, so wie der Papa! Und außerdem: Du bist doch ein Junge und ein Indianer kennt keinen Schmerz!« Und er packt seinen Jungen bei der Hand und geht stramm durch die Engstelle an dem Mann mit dem Hund vorbei. Hinterher wird der Junge vielleicht dafür gelobt, dass er »tapfer« war und seinen Papa nicht enttäuscht hat. Oder er wird gescholten und verhöhnt, wenn er seine Angst dennoch gezeigt hätte.

Hier erlebt das Kind, dass sein Bedürfnis (in diesem Fall das Bedürfnis nach körperlicher Unversehrtheit) für seinen Vater gar nicht existiert. Der Vater weiß nicht, worauf sich die Angst seines Sohnes gründet. Das Kind »greift ins Leere«. Dieses Thema haben wir aus der Perspektive der Bedürfnisse bereits im Kapitel 2.5.2 behandelt. Dort finden Sie in der Abbildung 2-13 eine bildliche Zusammenfassung.

Ungesehene Bedürfnisse des Kindes und ihre Darstellung im Bergmodell

In diesem Fall wachsen nicht nur die beiden Gefühlsseitenwälle der Rinne der Bedürfnisse nicht, wie in der Variante, in der die Gefühle des Kindes zwar nicht beantwortet wurden, aber das Bedürfnis zumindest geteilt wurde. Jetzt wächst auch der Boden der Rinne der Bedürfnisse an dieser Stelle nicht weiter, da die Bedürfnisse (die ebenfalls nicht erfüllt wurden) »noch nicht einmal gesehen wurden«.

Im Bergmodell bilden wir dieses Geschehen ab, indem wir auf der mittleren Schicht nicht nur die beiden Gefühlsbausteine mit dem Icon für Angst und dem Text »Gefühle beantwortet« entfernen (Abb. 2-17), sondern auch noch den Baustein mit der Aufschrift »Bedürfnis nicht erfüllt, aber gesehen« aus dem Boden der Rinne der Bedürfnisse entnehmen. Darunter können wir lesen: »Bedürfnisse nicht gesehen«. Die Kugel kann nun auch nicht mehr die ganze Länge der Rinne der Bedürfnisse hin und her rollen, sondern sie fällt über eine kleine Kante (→ Abb. 2-17, Vergrößerung links) hinunter auf den Platz »Bedürfnis nicht gesehen«.

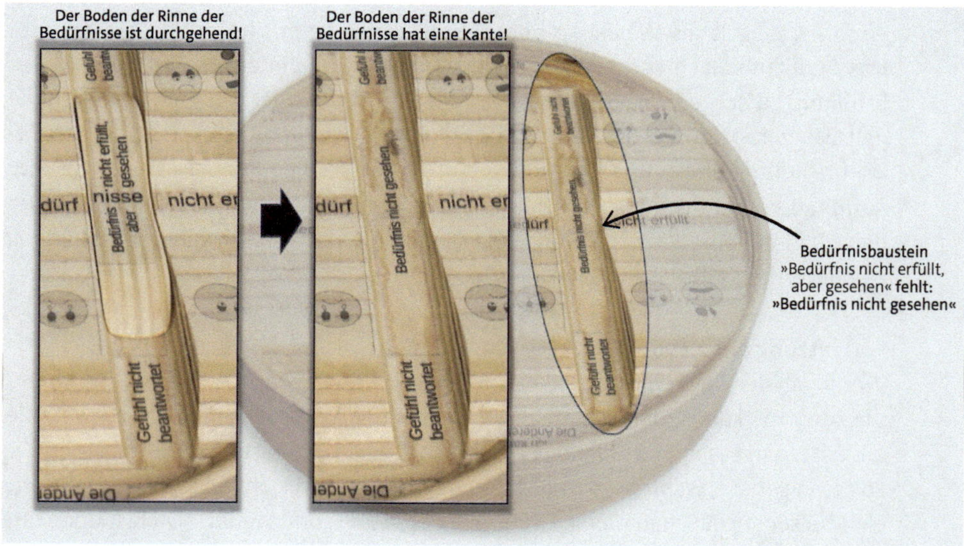

Abb. 2-17: Die mittlere Schicht des Bergmodells, wenn die Bedürfnisse des Kindes nicht nur nicht erfüllt werden, sondern noch nicht einmal gesehen werden. Die Rinne der Bedürfnisse wächst an dieser Stelle nicht (rechte Vergrößerung).
Bereits in diesem Alter ist eine Kante zwischen der Rinne der Bedürfnisse und der Stelle »Bedürfnisse nicht gesehen« ausgebildet, in die die Kugel hineinstürzen kann.

Ungesehene Bedürfnisse und ihre Folgen für den Erwachsenen

Wenn nun ein Kind in Beziehungen aufwächst, in denen seine Bedürfnisse immer wieder »nicht einmal gesehen« werden, dann wird sein inneres Bergmodell überall weiter an Höhe gewinnen, aber an dieser einen »Stelle der ungesehenen Bedürfnisse« gibt es kein Wachstum. Der Platz »Bedürfnis nicht gesehen« bildet den Boden einer immer tiefer werdenden Schlucht (Abb. 2-18).

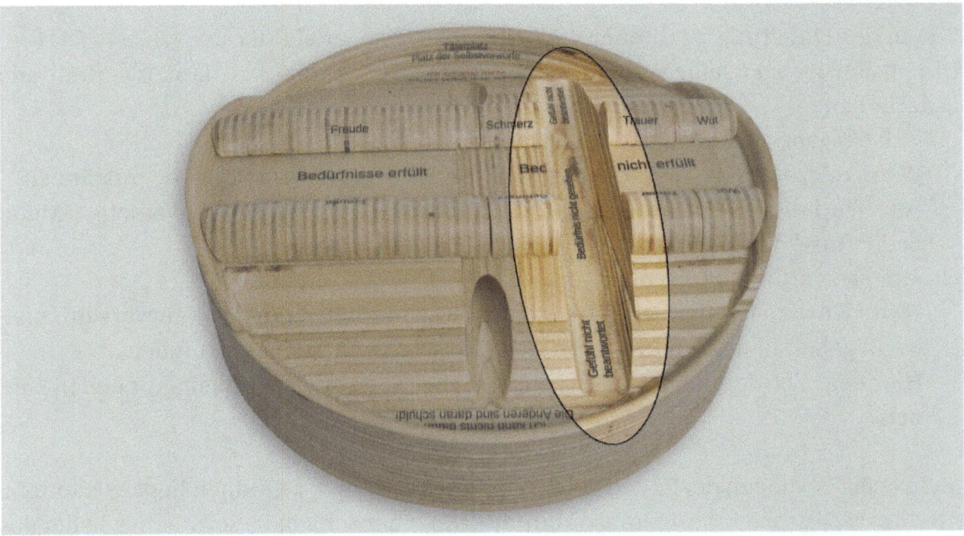

Abb. 2-18: Die Schlucht im Bergmodell: Das Bergmodell eines Erwachsenen, der als Kind erlebt hat, dass seine Bedürfnisse nicht einmal gesehen wurden: Der Boden der Rinne der nicht erfüllten (aber gesehenen) Bedürfnisse ist nicht gewachsen.

Von diesem Platz ist es schon für ein Kind schwierig, wieder auf den Boden der Rinne zu kommen. Für den Erwachsenen ist es noch wesentlich schwieriger, wie wir im folgenden Kapitel sehen werden.

Ungesehene Bedürfnisse des Kindes und ihre Folgen für den Erwachsenen

Wie Abbildung 2-18 zeigt, hat der Boden der Rinne der Bedürfnisse unvermittelt ein »Loch«. Wenn der Erwachsene in der Jetzt-Zeit erfährt, dass seine Bedürfnisse von der Umwelt nicht gesehen werden, wenn er erfährt, dass er seiner Umwelt offensichtlich egal ist, dann befindet sich seine Standort-Kugel genau über der Schlucht und er stürzt durch viele Jahresschichten hinab, bis er auf dem Boden der Schlucht, in seiner Kindheit angekommen ist.

Da er bei diesem Sturz den Kontakt zu Hier-und-Jetzt verliert, verwende ich für diesen Vorgang den in der Einleitung zu diesem Kapitel genannten Begriff: »Sturz ins Dimensionsloch«

MERKE
- Umwelt kann hier bedeuten: ein anderer Mensch, ein Unfall, ein Schicksalsschlag, eine Krankheit.
- Es muss sich bei dem nicht gesehenen Bedürfnis der Jetzt-Zeit NICHT um dasselbe ungesehene Bedürfnis handeln wie in der Kindheit, es reicht schon die Qualität des »Ungesehen-Seins«.

Die drei Kennzeichen des Dimensionslochs

Wie in der Einleitung zu diesem Kapitel beschrieben, erlebt der Erwachsene jetzt im Dimensionsloch dasselbe, was das Kind, das er früher einmal war, damals gefühlt und gedacht hat:

1. **»Ich bin ganz allein, keiner sieht mich!«**
   Wenn mich damals jemand gesehen hätte, wäre diese Schlucht nicht entstanden.
   Hier wird die Bedeutung des Ober-Bedürfnisses nach »Gesehen-Werden« (»Meta-Bedürfnis«) deutlich.
2. **»Ich kann nichts tun, ich bin hilflos.«**
   Wenn ich damals auf mich aufmerksam hätte machen können, dann wäre mir vielleicht geholfen worden und dann wäre diese Schlucht nicht entstanden.
   Hier zeigt sich das nicht erfüllte Bedürfnis nach Selbstwirksamkeit (Mir helfen können).

Menschen, bei denen der Boden der Schlucht sehr tief in der Kindheit liegt (→ Kap. 9.1.1, Abschn. »Selbstobjektbeziehung«) kommen mit einer Schicht in Berührung, in der das Kind noch kein stabiles »Gefühl von sich selbst« hat. Das Kind erfährt sich in diesem frühen Alter als von Gefühlen und Impulsen hin- und hergerissen und sogar als zerrissen in wechselnde Anteile, die noch nicht unter einem zeitlich stabilen Ich zusammengefasst werden. Dies ist Gott sei Dank nicht bei vielen Menschen der Fall, aber es kommt vor, wenn die Erfahrung der nicht gesehenen Bedürfnisse in einer Zeit stattgefunden hat, in der sie noch nicht sprechen konnten oder die Erfahrung sehr bedrohlich und wiederkehrend war. Diese Menschen erleben beim Sturz ins Dimensionsloch eine 3. Qualität:

3. (nicht bei allen Menschen) **»Ich weiß nicht, ob es mich gleich noch gibt.«**
   Mein Ich-Empfinden, das mich über alle Zeiten begleitet und mir inneren Zusammenhalt gibt, ist bedroht.

Die fünf Fluchtsackgassen aus dem Dimensionsloch und ihre Darstellung im Bergmodell

Ganz gleich, ob nur die Qualitäten eins und zwei oder ob auch die dritte Qualität des Dimensionslochs erlebt wird, der Aufenthalt im Dimensionsloch ist sehr unangenehm. Wir wollen alles tun, um ihm zu entkommen. Dazu verwenden wir fünf Fluchtwege, die uns von den drei Qualitäten erlösen sollen: »Ich bin ganz alleine!«, »Ich weiß nicht, was ich tun soll (Ich bin hilflos)!« und »Ich weiß nicht, ob ich mich gleich auflöse!« Leider stellen sich diese Fluchtwege als Sackgassen heraus (Abb. 2-19). Die fünf Fluchtsackgassen werden wir nun genauer untersuchen.

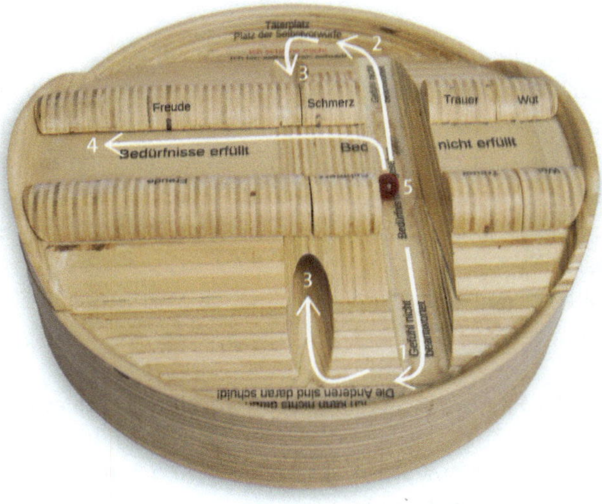

Abb. 2-19: Die fünf Fluchtsackgassen aus dem Dimensionsloch.
1. Flucht auf den Opferplatz mit Streit mit anderen
2. Flucht auf den Täterplatz mit innerer Spaltung in Angeklagten und Ankläger und Selbstbeschuldigung
3. Flucht in den »Tunnel der Gefühllosigkeit«
4. Flucht durch »sich aus der Schlucht kicken« mit Bedürfnisbefriedigung, die schnell zur Sucht werden kann
5. Verharren in der Schlucht, bis es besser wird: »Numbing Out«

1. Fluchtweg in die Fremdbeschuldigung (Opferplatz)

Der häufigste Fluchtweg ist die Flucht in einen Streit: Wenn wir mit jemandem streiten, sind wir erstens nicht mehr alleine, zweitens wissen wir, was wir tun können (jemandem Vorwürfe machen), und drittens wissen wir, dass es uns gibt, solange wir mit jemandem streiten. Allerdings können wir das nur mit Menschen machen, die sich nicht einfach umdrehen und gehen, denn dann wären wir wieder alleine. Also beispielsweise mit Ehepartnern, Eltern oder Kindern.

Im Bergmodell ist das der Fluchtweg 1 auf den Opferplatz (→ Abb. 2-19).

2. Fluchtweg in die Selbstbeschuldigung (Täterplatz)

Sind die Beziehungen für Fluchtweg 1 nicht belastbar genug, dann können wir die Schlucht »zum Hinterausgang« verlassen: Wir machen eine Selbstspaltung in einen Ankläger und einen Angeklagten oder eine Angeklagte. Also sind wir erstens nicht mehr alleine. Und die beiden können auch nicht weglaufen, denn sie wohnen ja in uns. Zweitens wissen wir, was wir zu tun haben: Der Ankläger kann die Missetaten aufzählen und deren Bedeutung hervorheben, der oder die Angeklagte kann versuchen, sich zu rechtfertigen. Und drittens fühlen wir uns sehr lebendig, solange wir uns zermürben/mit Vorwürfen überschütten. Dieser Zustand ist zwar schrecklich, scheint aber gegenüber dem Aufenthalt im Dimensionsloch vorteilhaft zu sein.

Im Bergmodell ist das der Fluchtweg 2 auf den Täterplatz (→Abb. 2-19).

3. Fluchtweg in die Gefühllosigkeit und Rationalität (Tunnel)

Manche Menschen haben »die Nase voll« vom Streit mit anderen oder Selbstbeschuldigung und ziehen sich in die rationale Gefühllosigkeit zurück (→Kap. 2.6.2, Abschn. »Bewältigungsstrategien bei fehlenden Gefühlsbausteinen«). Fein ausbalanciert machen sie alles ganz nüchtern »richtig«: *»No emos no cry!«* Aber ohne Gefühle wird die Regulation von Bedürfnissen und Beziehungen sehr schwierig. Also ist dieser Fluchtweg auch eine Sackgasse.

Im Bergmodell ist das der Fluchtweg 3 in den »Tunnel der Gefühllosigkeit« (→Abb. 2-19).

4. Flucht in Genuss oder Schmerz (Achtung: Suchtentwicklung!) (sich aus der Schlucht herauskicken)

Etliche Menschen wollen dem Zustand der ungesehenen Bedürfnisse schnell entkommen, indem sie sich schnell (irgend-)ein Bedürfnis befriedigen. Essen, Trinken, Alkohol, Drogen, Einkaufen, Internet, Chatten, Sex, Pornografie sind Mittel, die uns schnell in einen (bedürfnis-)befriedigten Zustand versetzen. Wir wissen alle, dass diese Befriedigung nicht lange anhält und wir schon bald die nächste »Befriedigung« suchen.

Manche Menschen verwenden auch Schmerz, um aus dem Dimensionsloch zu flüchten. So bekommt die Selbstverletzung, sei sie sichtbar oder nicht, eine »sinnvolle« Bedeutung.

Aus diesem Fluchtverhalten entwickelt sich schnell eine Sucht. Ein Patient formulierte es so: »Man kann nie betrunken genug sein, um den Schmerz des kleinen Kindes für immer zu vergessen.« Für »betrunken« können all die oben genannten Tätigkeiten eingesetzt werden. Also ist der Fluchtweg Nr. 4 auch eine nicht empfehlenswerte Sackgasse.

Im Bergmodell ist das der Fluchtweg 4 (→Abb. 2-19). Diese Menschen kicken sich schnell aus der Schlucht heraus auf die Rinne der Bedürfnisse bei Freude oder Schmerz. Bei jedem Erklimmen der Schluchtwand wird etwas von ihrem porösen Gestein abradiert. Damit wird die Schlucht, die am Anfang vielleicht so schmal war, dass sie hätten darüber springen können, immer breiter, bis sie zu einem weiten Tal geworden ist, das die Standort-Kugel unweigerlich zurück in die Schlucht rollen lässt.

Die Menschen, die diesen **Fluchtweg der direkten Nacherfüllung von ungesehenen Bedürfnissen wählen**, überspringen aber die notwendige Zwischenstufe, die aus einem ungesehenen (und damit unerfüllten) Bedürfnis am Boden der Schlucht ein zwar weiterhin unerfülltes, aber nun gesehenes Bedürfnis macht. Diese Heilung der Schlucht besprechen wir im folgenden Kapitel 2.7.3.

5. Flucht ins »Numbing Out« (sich »herausdumpfen«; in der Schlucht bleiben)
Bei einigen Menschen kann man feststellen, dass sie gar nichts tun. Sie bleiben einfach da, wo sie sind. Aber sie treten vom Erleben zurück. In der englischen Fachsprache wird das mit »Numbing out«, sich »herausdumpfen« bezeichnet. Es unterscheidet sich von einer Dissoziation, bei der Mensch mit inneren Bildern geflutet werden kann. Numbing out ist eher wie: »Ich gehe jetzt ins Bett und schlafe. Morgen früh werde ich wieder Hunger haben (Signalgefühl des Bedürfnisses nach Nahrung) und etwas essen. Dann geht es mir besser!«

Im Bergmodell ist das der Fluchtweg 5 (→Abb. 2-19). Die Kugel verbleibt in der Schlucht.

2.7.3 Die Heilung des Dimensionslochs in der Darstellung im Bergmodell

Wie wir oben beim Fluchtweg 4 gesehen haben, ist eine »Nacherfüllung des ungesehenen Bedürfnisses ohne vorherige Anerkennung der Ungesehenheit« nicht erfolgreich, im Gegenteil, diese Strategie ist stark Sucht erregend. Im englischen Sprachgebrauch wird es als »Curing« bezeichnet.

Bildlich gesprochen ist es wie der Versuch, eine Regenwassertonne aufzufüllen, ohne vorher einen dichten Boden einzusetzen oder die Seitenwände zu ertüchtigen.

IN DIESEM KAPITEL LESEN SIE:

1. Die Heilung des Dimensionslochs im Bergmodell
2. Allgemeine Anforderungen an eine »Therapie des Dimensionslochs«
3. Empfehlenswerte Traumatherapien

Bislang haben wir psychologische Vorgänge theoretisch erfasst und dann am Bergmodell nachvollzogen. Jetzt schauen wir den Heilungsprozess zunächst im Bergmodell an und leiten daraus therapeutische Herangehensweisen ab.

Die Heilung des Dimensionslochs im Bergmodell

Der Heilungsprozess des Dimensionslochs beim Bergmodell läuft in vier Schritten ab, wie in Abbildung 2-20 zu sehen ist.

1. Schritt: Das damals nicht gesehene Bedürfnis wird gesehen. Der Mensch im Dimensionsloch braucht dazu wahrscheinlich einen Begleiter, der mit ihm bis zum Boden der Schlucht hinabsteigt und das damals nicht gesehene, nicht »validierte« Bedürfnis sieht.
Die **Haltung des Menschen im Dimensionsloch** lässt sich mit den Worten ausdrücken: »Komm mit an den dunkelsten Punkt in meinem Leben, aber mache das Licht nicht an,

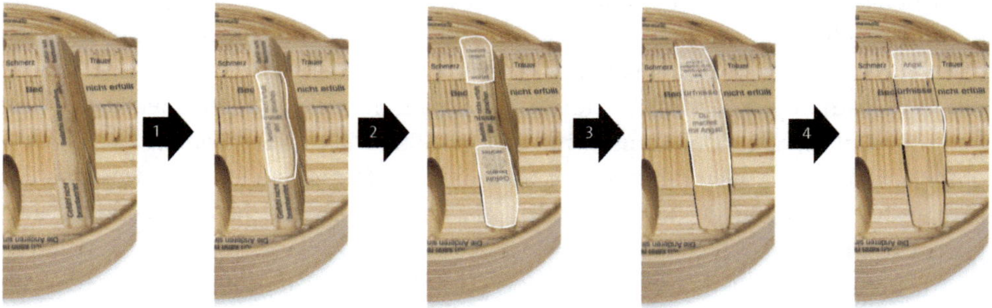

Abb. 2-20: Der Heilungsprozess des Dimensionslochs in vier Schritten:
1. Das damals nicht gesehene Bedürfnis wird gesehen. Damit wandelt sich das Bedürfnis in ein immer noch nicht erfülltes, aber gesehenes Bedürfnis um: Die Rinne der Bedürfnisse bekommt einen ersten Boden.
2. Die durch das nicht erfüllte Bedürfnis ausgelösten Gefühle werden gespürt und ausgedrückt: Erste Gefühlsseitenwälle wachsen.
3. Das nicht erfüllte Bedürfnis wird immer wieder wahrgenommen: Die Rinne der Bedürfnisse bekommt einen durchgehenden Boden in der Schicht des Erwachsenen.
4. Die Gefühle werden immer wieder wahrgenommen und gezeigt: Dadurch wachsen die Gefühlsseitenwälle der Rinne der Bedürfnisse, die Standort-Kugel stürzt nicht mehr in die Schlucht.

ich brauche es, dass jemand die Dunkelheit mit mir zusammen sieht, aushält und anerkennt!« Oder: »Komm mit mir an den Punkt des größten Hungers in meinem Leben, aber gib mir nichts zu essen. Ich brauche es, dass der Hunger gesehen wird!«
Der Begleiter kann antworten: »Das hättest du anders gebraucht! Du hättest Gesehen-Werden gebraucht, nicht Ignoranz!«
Damit **wandelt** sich das **ungesehene**, »in-validierte« **Bedürfnis** in ein immer noch nicht erfülltes, aber **gesehenes Bedürfnis**. Das Bedürfnis wird im Nachhinein »validiert«.
Im Bergmodell bekommt die Rinne der Bedürfnisse einen ersten Boden.

2. Schritt: Schmerz, Angst, Trauer und/oder Wut werden ausgedrückt. Diese Signalgefühle weisen auf das nun validierte unerfüllte Bedürfnis hin.
Der Mensch im Dimensionsloch drückt diese Signalgefühle aus, und zwar möglichst so intensiv, wie sie das damalige Kind ausgedrückt hätte, wenn das Bedürfnis gesehen und die Gefühle beantwortet worden wären: »Es tut so weh! Ich habe solche Angst! Ich bin so traurig! Ich bin so wütend!«
Der Begleiter ist Gastgeber (engl. *host*) **für diese Gefühle**. Die Gefühle des Gegenübers dürfen bei ihm »einen Platz in seinem Herzen« haben. Er »hostet« die Gefühle seines Gegenübers: »Ich sehe dich in deinem Schmerz, deiner Angst, deiner Trauer und deiner Wut!« Es geht dabei nicht um Trösten oder Beschwichtigen.
Im Bergmodell wachsen die ersten Gefühlsseitenwälle, weil die durch das nicht erfüllte Bedürfnis ausgelösten Gefühle gespürt, ausgedrückt und beantwortet werden.

3. Schritt: Nach diesem ersten Umwandeln des ungesehenen Bedürfnisses in ein gesehenes Bedürfnis und dem **Ausdruck der darauf hinweisenden Gefühle** wird dieser Prozess **noch häufiger notwendig** sein, damit durch viele Resonanzerfahrungen die Schlucht immer weiter zuwächst.
Der Mensch, der »an seinem ehemaligen Dimensionsloch arbeitet«, wird sein nicht erfülltes Bedürfnis immer wieder wahrnehmen, die Gefühle spüren und ausdrücken.
Eine Halt gebende Begleitung wird immer weniger notwendig, die **Resonanzerfahrung** bleibt jedoch wichtig.
Im Bergmodell bekommt die Rinne der Bedürfnisse auf der Schicht des Erwachsenen einen durchgehenden Boden.

4. Schritt: Die Gefühle **Schmerz, Angst, Trauer und/oder Wut** werden immer wieder **wahrgenommen und gezeigt**:
Der sich entwickelnde Mensch spürt seine Gefühle, zeigt sie auch anderen und erfährt dadurch Resonanz. (Seine Gefühle vor anderen zu verbergen ist, bildlich gesprochen, wie ins Fitnessstudio zu gehen, aber keine Gewichte aufzulegen. So werden die (Gefühls-) Muskeln nicht wachsen.)
Der Begleiter ist immer wieder Gastgeber für die Gefühle anderer, ohne sich dabei hineinziehen zu lassen.
Im Bergmodell wachsen dadurch die Gefühlsseitenwälle der Rinne der Bedürfnisse.

Nun kann die Standort-Kugel die ganze Rinne der Bedürfnisse durchlaufen, ohne abzustürzen.

Diesen Vorgang der Heilung des Dimensionslochs bezeichne ich mit dem englischen Wort »**Healing**« (im Gegensatz zu »Curing«; → Kap. 2.7.1).

Allgemeine Anforderungen an eine »Therapie des Dimensionslochs«

Wie in den vier Schritten deutlich wird, braucht der Mensch, der an einem Dimensionsloch leidet, eine Begleitung, die ihm hilft, nicht mehr durch die fünf Fluchtsackgassen aus dem Dimensionsloch weglaufen zu müssen. Er braucht eine Resonanzerfahrung durch jemanden, der dieses Nicht-Gesehen-Sein anerkennt, »validiert« und (im Sinne von Gastgeber sein) »aushält«. Dabei muss sich der an sich arbeitende Mensch sicher fühlen, nicht wieder übersehen zu werden.

Ein erster Schritt einer Traumatherapie ist die Stabilisierung und der Aufbau einer sicheren therapeutischen Beziehung.

Dann kann in einem zweiten Schritt eine allmähliche Konfrontation mit dem Trauma erfolgen.

Empfehlenswerte Traumatherapien

Der erste Schritt zu einem besseren Umgang mit Dimensionslöchern ist, sie zu erkennen. Dafür bediene ich mich eines weiteren Wortes aus »Die 13½ Leben des Käpt'n Blaubär«: Walter Moers (2002) beschreibt, dass es in der Nähe von Dimensionslöchern nach

»Genff« riecht. Meine Patienten sollen lernen, ihren persönlichen »Genff-Geruch« zu erkennen, damit sie sich davor schützen können, in ein Dimensionsloch zu stürzen.

Es gibt unterschiedlichste Traumatherapien. In meiner Praxis wende ich EMDR, Tonglen, imaginative Verfahren und auch Bonding-Psychotherapie an.

EMDR (Eye Movement Desensitization and Reprocessing = »Durch Augenbewegungen hervorgerufene Desensibilisierung und Wiederverarbeitung«): Mit EMDR lassen sich innere Erlebnisse umschreiben und Bedürfnisse nach-validieren. Die toxischen Intrusionen können entgiftet werden.

Meditation mit Tonglen: Die Tonglen-Atem-Meditation aus Tibet wendet sich bewusst dem Schmerz zu und verwendet den Schmerz als Weg zu Mitgefühl für sich selbst und für andere (Ötro und Chödrön 2016).

Imaginative Methoden (z. B. Innere-Kind-Arbeit/die Arbeit am inneren Kind): Die Arbeit mit den Ideen von Stefanie Stahl (2015) sind hier sehr hilfreich.

Bonding-Psychotherapie: Bonding-Psychotherapie ist ein emotions-mobilisierendes erlebnisorientiertes Gruppenverfahren mit viel Nähe und Körperkontakt (Stauss 2015). Durch den erlebten Körperkontakt kann das Dimensionsloch-Erleben »Ich bin ganz allein« über die Körperwahrnehmung widerlegt werden.

Weiterführend kann hier Kapitel 5 »Die Seelenwaage« sein. Dort lernen wir etwas über posttraumatisches Wachstum.

Im Kapitel 11 »Epilog: Eine ganze Therapie in einem Gedicht« wird der Heilungsprozess anschaulich beschrieben und das resultierende Wachstum benannt.

2.7.4 Online-Material

Videos

- »Der Sturz ins Dimensionsloch«
- »Sucht«

Downloadmaterial

- Abbildungen 2-13 und 2-17 bis 2-20

2.8 Die vier Rettungswege auf den Berg: Praktische Anleitung für Resonanzbeziehungen

Wir haben bis jetzt schon viel darüber gelernt und verstanden, wie die »psychische Schwerkraft« wirkt und uns dazu verleitet, uns oder andere zu beschuldigen. Wie wir alle wissen, rutschen wir wie von selbst auf den Täter- oder Opferplatz ab. Wie auf einer Skipiste gleiten wir mühelos hinab auf den Platz der »berechtigten« Vorwürfe oder auf den Platz der Selbstanklage bis hin zum Schämen über uns selbst.

In diesem Kapitel geht es nun um die Frage: »Wie kommen wir wieder weg von der Fremdbeschuldigung oder der Selbstanklage?«

Das Bergmodell hat hier vier Sätze formuliert, die wie Aufstiegshilfen oder Rettungswege aus den Niederungen der Selbst- oder Fremdanklage führen. Dabei haben diese vier Sätze immer einen ersten Teil, der uns aus der »Talsohle« hinauf auf den »Berggrat« führt, und einen zweiten Teil, der uns in die Sicherheit des »Hochtals« geleitet.

2.8.1 Theorie: Wie kommt man aus der Fremd- oder Selbstbeschuldigung zu ungerichteten Gefühlen? Therapie als emotionaler Resonanzraum

IN DIESEM KAPITEL LESEN SIE:

1. »Psychische Schwerkraft« = internalisierte Elternsätze
2. Die zwei Teile der Sätze: Hoch auf den Berg und hinab ins Hochtal (→ auch Tab. 2-7)
   a. Rettungsweg 1: Aus der Fremdbeschuldigung (Opferplatz) zu Schmerz, Angst, Trauer, Wut
   b. Rettungsweg 2: Aus der Fremdbeschuldigung (Opferplatz) zur Freude
   c. Rettungsweg 3: Aus der Selbstbeschuldigung (Täterplatz) zur Freude
   d. Rettungsweg 4: Aus der Selbstbeschuldigung (Täterplatz) zu Schmerz, Angst, Trauer, Wut
3. Resonanzerfahrung als wirksames Prinzip in der Therapie

Psychische Schwerkraft = internalisierte Elternsätze

In der Kapiteleinleitung habe ich den Begriff der psychischen Schwerkraft verwendet, als uns innewohnende Tendenz, den ungerichteten Gefühlen von Freude, Schmerz, Angst. Trauer oder Wut in Fremd- oder Selbstattribuierung auszuweichen. Ursache dafür sind mangelnde Resonanzerfahrung des Kindes und internalisierte Elternsätze (»Du bist schuld an meinem Unglück!« oder »Du bist selbst daran schuld!«).

Die zwei Teile der Sätze: Hoch auf den Berg und hinab ins Hochtal

Die Sätze, die die Kugel aus dem Tal bringen, haben notwendigerweise 2 Teile: **Der erste Teil** führt die Standortkugel nach oben auf den Berggrat. Auf diesem Weg muss die Selbst- oder Fremdattribuierung mehr und mehr losgelassen werden, so »berechtigt sie auch scheint«. Auf dem höchsten Punkt ist die Position sehr labil. Die Kugel kann schnell wieder in auf Opfer- oder Täterplatz abgleiten. **Der zweite Teil** beschreibt den Weg in das sichere Hochtal (in der Physik ist das ein sog. »Potenzialtopf«). Dazu muss die Kugel über die »Abhänge der ungerichteten Gefühle« rollen, die sie bis zum Talboden der Rinne der Bedürfnisse bringt. Das bedeutet: Der Mensch muss sich für die (durch Fremd- und Selbstattribuierung) bislang vermiedenen Gefühle öffnen. Das ist für viele aversiv, da sie in der Kindheit negative Erfahrungen mit dem Zeigen von Gefühlen gemacht haben.

Die folgenden Sätze sind als Wege auf dem Bergmodell in Abbildung 2-21 dargestellt und in Tabelle 2-7 zusammengefasst.

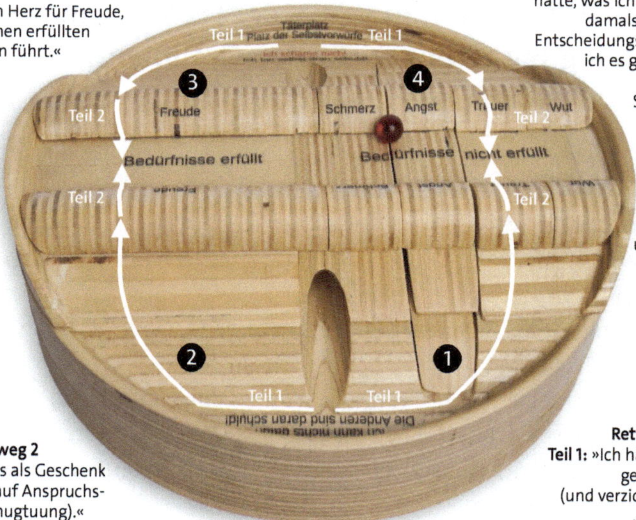

Abb. 2-21: Die vier Rettungswege von Täter- oder Opferplatz hinauf in die Rinne der Bedürfnisse.

Rettungsweg 1: Aus der Fremdbeschuldigung (Opferplatz) zu Schmerz, Angst, Trauer, Wut

Teil 1: »Ich hätte es oder dich anders gebraucht!«
Loslassen von: Groll, Vorwürfen
Teil 2: »Ich öffne mein Herz für Schmerz, Angst, Trauer und Wut, die mich zu meinen unerfüllten Bedürfnissen führen.«

Zulassen von: Schmerz, Angst, Trauer und Wut als ungerichtete Gefühle

Rettungsweg 2: Aus der Fremdbeschuldigung (Opferplatz) zur Freude

Teil 1: »Ich nehme es als Geschenk an (und verzichte auf mein Anspruchsdenken/meine Genugtuung).«
Loslassen von: Ansprüchen und Durst nach Genugtuung

Teil 2: »Ich öffne mein Herz für die Freude, die mich zu meinen erfüllten Bedürfnissen führt.«
Zulassen von: Sich beschenken lassen

Rettungsweg 3: Aus der Selbstbeschuldigung (Täterplatz) zur Freude

Teil 1: »Ich nehme es als Geschenk an (und verzichte auf Schuldgefühle).«
Loslassen von: Schuldgefühlen, Selbstbeschimpfungen und -beschämungen

Teil 2: »Ich öffne mein Herz für die Freude, die mich zu meinen erfüllten Bedürfnissen führt.«
Zulassen von: Würde, ein Geschenk zu bekommen

Rettungsweg 4: Aus der Selbstbeschuldigung (Täterplatz) zu Schmerz, Angst, Trauer, Wut

Teil 1: »Wenn ich damals gewusst hätte, was ich heute weiß – und ich damals die innere und äußere Entscheidungsfreiheit gehabt hätte –, hätte ich es gerne anders gemacht!
Loslassen von: Schuldgefühlen, Selbstbeschimpfungen und -beschämungen

Teil 2: »Ich öffne mein Herz für Schmerz, Angst, Trauer und Wut, die mich zu deinen und meinen unerfüllten Bedürfnissen führen.«
Zulassen von: Schmerz, Angst, Trauer und Wut als ungerichtete Gefühle, die unerfüllten Bedürfnisse bei mir und dem anderen wahrnehmen

Resonanzerfahrung als wirksames Prinzip in der Therapie

Mit diesen Sätzen werden den Patienten die nach außen oder innen gerichteten Gefühle wieder als ungerichtete Gefühle zugänglich gemacht.

MERKE
Beim Erleben des zweiten Teils brauchen die Patienten sichere emotionale Begleitung, die sie ermutigt, diese Gefühle zu fühlen und zu zeigen.

2.8.2 Die vier Lifte, die uns wieder aus den Tälern auf den Berg bringen

Vier hilfreiche Sätze

Bis jetzt haben wir uns damit beschäftigt, welche Wege die Kugel – dem Naturgesetz der Schwerkraft folgend – nehmen kann und wie sie immer wieder in einem der beiden Täler landet. Psychologisch gesehen haben wir uns klargemacht, dass wir – der seelischen Schwerkraft folgend – leicht auf dem Täter- oder Opferplatz landen. Das kann uns wie ein unausweichliches Naturgesetz vorkommen. Es muss aber nicht so sein. In diesem Abschnitt wollen wir uns anschauen, wie wir die Kugel aktiv wieder auf den Berg bringen.

IN DIESEM KAPITEL LESEN SIE:

1. Psychische Schwerkraft = internalisierte Elternsätze
2. Die Aufstiegshilfen: alle haben 2 Teile
3. Die 4 Skilifte
4. Rettungsweg 1: Aus der Fremdbeschuldigung (Opferplatz) zu Schmerz, Angst, Trauer, Wut
5. Rettungsweg 2: Aus der Fremdbeschuldigung (Opferplatz) zur Freude
6. Rettungsweg 3: Aus der Selbstbeschuldigung (Täterplatz) zur Freude
7. Rettungsweg 4: Aus der Selbstbeschuldigung (Täterplatz) zu Schmerz, Angst, Trauer, Wut
8. Resonanzerfahrung als wirksames Prinzip in der Therapie

Psychische Schwerkraft = internalisierte Elternsätze

»Runter geht es immer von selbst!« So ist es beim Skifahren. Die psychische Schwerkraft, die uns »runterzieht«, sind die negativen Einstellungen, die wir von unseren Eltern geerbt oder aufgeprägt bekommen haben. Zu schnell glauben wir an: »Ich bin schuld!« oder »Du bist schuld!«

Die Aufstiegshilfen: Alle haben zwei Teile

Der Aufstieg ist da schon mühsamer. Die Liftanlagen in den Bergen zeugen von unserem Wunsch, wieder auf den Berg zu kommen.

Im Bergmodell gibt es auch 4 Aufstiegshilfen hinauf auf den Berg. Sie sind leider nicht so mühelos wie ein Skilift, aber sie helfen uns, sicher wieder in die Rinne der Bedürfnisse hinaufzukommen.

Eine Gemeinsamkeit mit einem Schlepplift gibt es noch: Der Weg eines jeden Schlepplifts besteht aus hat 2 Abschnitten: Zuerst kommt der lange Abschnitt, über den die Skifahrer den Berg hinaufgezogen werden. Wenn wir hier den Bügel loslassen, dann zieht es uns erbarmungslos zurück in die Tiefe! Eine Situation, die viele fürchten. Kurz vor dem Ausstieg aus dem Lift überfahren wir dann einen kleinen Hubbel, den wir in Fahrtrichtung hinunterrutschen. Hier können wir den Bügel getrost loslassen, ohne rückwärts den ganzen Berg wieder hinunterzurutschen. Wir müssen uns diesem kleinen Hubbel anvertrauen, was für die meisten Skifahrer jedoch kein Problem darstellt.

Die vier Skilifte

Die **4 Sätze**, die wie Skilifte unsere Standortkugel wieder nach oben bringen, habe auch **zwei Teile**:

Der **erste Teil** hilft uns, die Kugel hinauf auf den Berggrat zu rollen, also auf den Punkt ganz oben auf den Gefühlsseitenwällen der Rinne der Bedürfnisse, an dem die ungerichteten Gefühle in gerichtete Gefühle umschlagen (z. B. aus »Es tut weh!« wird: »Du tust mir weh!« oder »Diese Strafe habe ich verdient!« Ganz oben angelangt rutschen wir aber leicht wieder zurück auf Täter- oder Opferplatz.

Auf dem Weg nach oben müssen wir auf manchen Wegen bestimmte Haltungen im Tal zurücklassen, nämlich die inneren Überzeugungen, dass ich oder jemand anderes schuldig sind.

Der **zweite Teil** der Aufstiegshilfe bringt uns dann über den kleinen Hubbel der ungerichteten Gefühle hinunter in die Rinne der Bedürfnisse. Von dort rollen wir nicht sofort wieder den Berg hinab. So wie ein Skifahrer sich dem kleinen Gefälle des Hubbels am Ende des Skiliftes anvertrauen muss, müssen wir uns dem Gefälle der Seitenwälle anvertrauen: unseren Gefühlen, die einen Platz in unseren Herzen haben wollen.

Schauen wir auf das Bergmodell: Wir können vom Täter- oder Opferplatz hinauf zu dem Teil der Rinne mit den erfüllten oder dem Teil mit den unerfüllten Bedürfnissen gelangen, das sind also 4 Möglichkeiten. Wenden wir uns diesen vier Möglichkeiten mit ihren vier Aufstiegshilfen zu (→ Abb. 2-21).

Starten wir am Opferplatz.

Rettungsweg 1: Aus der Fremdbeschuldigung (Opferplatz) zu Schmerz, Angst, Trauer, Wut

Dieser Aufstiegsweg aus dem Ärger über jemand anderen ist eine wichtige Route. Der andere ist schuld daran, dass unsere Bedürfnisse nicht erfüllt wurden! Aus dem Ort des Grolls, den wir »hegen«, als ob es ein kostbares Tier wäre, der uns aber auch mit seiner »Hege und Pflege« bindet, kommen wir hinauf in die ungerichteten Gefühle und damit zu unseren (damals und jetzt) nicht erfüllten Bedürfnissen.

> Teil 1 des 1. Aufstiegssatzes lautet:
> »Ich hätte es oder dich anders gebraucht!«

Was lassen wir los?
Da wir vom Opferplatz aus starten, sind wir am Anfang des Aufstiegs noch ganz in der »Stimmung« des Opferplatzes: Wir stecken ganz in den gegen andere gerichtete Vorwürfe fest. Wenn wir den Opferplatz verlassen wollen, werden wir uns von unseren (»noch so berechtigten«) **Vorwürfen,** unserem **Groll** trennen müssen.

> Teil 2 des 1. Aufstiegssatzes lautet:
> »Ich öffne mein Herz für Schmerz, Angst, Trauer und Wut, die mich zu meinen unerfüllten Bedürfnissen führen.«

Was lassen wir zu?
Wir lassen zu, dass wir **Schmerz, Angst, Trauer und Wut als ungerichtete Gefühle** spüren. Im Idealfall gibt es jemanden, dem wir sie zeigen können und der uns mit unseren Gefühlen »begastgebert«.

In einem Bild gesprochen: Wir weiten unser Herz so sehr, dass die »stacheligen Gefühle« Schmerz, Angst, Trauer und Wut darin so viel Platz finden, dass sie mit ihren Stacheln nicht die Innenwand unseres Herzens verletzen.

Wir lassen uns von unseren Gefühlen zu **unseren eigenen unerfüllten Bedürfnissen** leiten und **betrauern** diese.

Durch das Gewahr-Werden unserer Gefühle können wir eine **emotionale Brücke zu unserem Gegenüber** bilden.

Rettungsweg 2: Aus der Fremdbeschuldigung (Opferplatz) zur Freude

Wir sind immer noch am Platz der Fremdbeschimpfung. Wie oft haben wir etwas nicht bekommen oder es wurde uns genommen! Und nun bekommen wir ein Geschenk! Der lange gehegte Wunsch nach einer (wenn auch späten) Genugtuung will uns am Opferplatz halten: »Na endlich!«, »Geht ja doch!« oder »Warum denn nicht gleich so?!«, lauten die Sätze, die wir oft von unseren Eltern gehört haben und die uns jetzt erstaunlich leicht über die Lippen kommen, obwohl wir sie damals so gehasst haben. Aber machen wir uns auf nach oben in die Rinne der Bedürfnisse.

> Teil 1 des 2. Aufstiegssatzes lautet:
> »Ich nehme es als Geschenk an.«

Was lassen wir los?
Auch auf dieser Route sind wir am Anfang des Aufstiegs noch ganz in der »Stimmung« des Opferplatzes: Wir stecken ganz in den gegen andere gerichteten Vorwürfen fest, die sich jetzt in Anspruchsdenken und Hoffnung auf Genugtuung äußern. Wenn wir den Opferplatz verlassen wollen, werden wir uns von unseren (»noch so berechtigten«) **Ansprüchen und dem Durst nach Genugtuung** trennen müssen.

> Teil 2 des 2. Aufstiegssatzes lautet:
> »Ich öffne mein Herz für die Freude, die mich zu meinen erfüllten Bedürfnissen führt.«

Was lassen wir zu?
Wir lassen zu, **uns beschenken zu lassen**.
Ein Geschenk ist **nicht verdient**, sonst wäre es ein Geschäft.
Ein Geschenk ist auch **keine** (meist viel zu späte und zu geringe) **Genugtuung**.

Wir öffnen uns der **Freude**, die uns zu unserem **erfüllten Bedürfnis** leitet. Wir sagen »**Danke**« und lassen den anderen an unserer Freude teilhaben.

Rettungsweg 3: Aus der Selbstbeschuldigung (Täterplatz) zur Freude

Wir haben die Seite gewechselt und befinden uns am Täterplatz, am Ort der Selbstvorwürfe, der Selbstbeschimpfung und der Scham. Wir sind einfach unmöglich, unwürdig! Und ausgerechnet wir bekommen etwas Wunderbares? »Das kann doch nicht mir gelten!«, »Das kann doch nur ein Irrtum sein! Nein, kein Irrtum, ich bin gemeint? Dann habe ich es sicher nicht verdient!« Mit dem 3. Rettungsweg lernen wir, ein Geschenk anzunehmen und in einen Zustand der Würde hineinzuwachsen.

> Teil 1des 3. Aufstiegssatzes lautet:
> »Ich nehme es als Geschenk an.«

Was lassen wir los?
Wir starten hier vom Täterplatz, dem Ort der Selbstbeschimpfung, der Selbstherabwürdigung bis zur generellen Unwürdigkeit, der Scham. Wenn wir nun erleben, dass uns etwas Wunderbares zuteilwird, wir eine Anerkennung, ein Geschenk bekommen, werden wir es als »unverdient« ablehnen. Wenn das nicht möglich ist, sinnen wir darauf, wie wir diese Schuld wieder abtragen können.

Wenn wir den Täterplatz verlassen wollen, werden wir uns von unseren zur Gewohnheit und zur Selbstdefinition gewordenen **Selbstbeschimpfungen** und **-beschämungen** verabschieden müssen.

> Teil 2 des 3. Aufstiegssatzes lautet:
> »Ich öffne mein Herz für die Freude, die mich zu meinen erfüllten Bedürfnissen führt.«

Was lassen wir zu?
Wir lassen zu, **uns beschenken zu lassen**. Ein Geschenk fordert von uns keine Gegenleistung. Wenn wir an ein »Gegengeschenk« denken, entwerten wir das ursprüngliche »Geschenk« zu einem »Geschäft«.

Wir nähern uns an den Zustand der uns **angeborenen Würde** an: Wir dürfen und können **Geschenke annehmen**.

Wir öffnen uns der **Freude** über ein **erfülltes Bedürfnis**.

Wir sagen »**Danke**« und lassen den anderen an unserer Freude teilhaben.

Rettungsweg 4: Aus der Selbstbeschuldigung (Täterplatz) zu Schmerz, Angst, Trauer, Wut

Wir haben etwas getan, wodurch ein eigenes Bedürfnis oder – viel schlimmer – ein Bedürfnis eines anderen, vielleicht sogar eines Menschen, den wir lieben – nicht erfüllt wurde. »Schande über unser Haupt!« denken wir. Viele von uns sind als Kind beschämt worden, ihnen wurde die Würde entzogen. Viele von uns haben sich in dieser Position »eingerichtet«. Doch auch aus der Position heraus, dass wir einen Fehler gemacht haben und uns beschimpfen (»Ich war ja so blöd!«), können wir uns weiterentwickeln, hin zu einem Frieden mit uns selbst und mit unserem Nächsten.

> Teil 1 des 4. Aufstiegssatzes lautet:
> »Wenn ich damals gewusst hätte, was ich heute weiß, – und ich damals die innere und äußere Entscheidungsfreiheit gehabt hätte –, hätte ich es gerne anders gemacht!«

Was lassen wir los?
Wir starten hier vom Täterplatz, dem Ort der **Selbstbeschimpfung**, der **Selbstherabwürdigung** bis zur generellen **Unwürdigkeit**, der **Scham**.

Wenn wir nun erleben, dass durch unser eigenes Tun das Bedürfnis eines anderen oder unser eigenes Bedürfnis nicht erfüllt wurde, dann ist das ein **starker Sog in Richtung Täterplatz** – eine ganz steile Piste!

Es kann leichter fallen, die Selbstvorwürfe zu lassen, wenn wir die damalige Situation betrachten und uns fragen, ob wir überhaupt die äußere Freiheit (finanzielle Mittel, den passenden Ort, die richtige Zeit) oder die innere Freiheit (im Gegensatz zu unfrei machenden Süchten, seelischen Notzuständen) gehabt hätten, eine andere Entscheidung zu treffen. Selbst die Neigung, sich als schuldig zu sehen, kann als eine Sucht verstanden werden.

Wir sprechen nicht mehr von »**Schuld, Schande, Scham**«.

> Teil 2 des 4. Aufstiegssatzes lautet:
> »Ich öffne mein Herz für Schmerz, Angst, Trauer und Wut, die mich zu deinen und meinen unerfüllten Bedürfnissen führen.«

Was lassen wir zu?

Wir lassen zu, **Schmerz, Angst, Trauer und Wut als ungerichtete Gefühle** zu spüren. Im Idealfall gibt es jemanden, dem wir sie zeigen können und der uns mit unseren Gefühlen »begastgebert«.

In einem Bild gesprochen: Wir weiten unser Herz so sehr, dass die »stacheligen Gefühle« Schmerz, Angst, Trauer und Wut darin so viel Platz finden, dass sie mit ihren Stacheln nicht die Innenwand unseres Herzens verletzen.

Statt von »Schuld, Schande und Scham« zu sprechen, sagen wir »**Schade!**« und sprechen von »**Bedauern**«.

Wir lassen uns von unseren Gefühlen zu den Bedürfnissen leiten, und zwar zu unseren **eigenen unerfüllten Bedürfnissen** und den **Bedürfnissen unseres Gegenübers**, die **durch unser Handeln unerfüllt** blieben.

Durch das Gewahr-Werden unserer Gefühle können wir eine **emotionale Brücke zu unserem Gegenüber** bilden. Wir können unser Handeln bedauern und das Bedauern ausdrücken, gerade, »wenn es uns selbst sehr zu Herzen geht«, denn wir wissen, dass wir uns trotz unseres Handelns nicht schämen müssen und weiterhin Würde genießen können.

Schauen wir uns die vier Rettungswege noch einmal in Tabelle 2-7 an. Sie finden die Sätze der vier Rettungswege und Hinweise auf das, was wir loszulassen und zuzulassen lernen können.

Rettungsweg 1: Aus der Fremdbeschuldigung (Opferplatz) zu Schmerz, Angst, Trauer, Wut		
	Ich lasse los …	**Ich lasse zu …**
»Ich hätte es oder dich anders gebraucht!«	Vorwürfe und Groll	
»Ich öffne mein Herz für Schmerz, Angst, Trauer und Wut, die mich zu meinen unerfüllten Bedürfnissen führen.«		Schmerz, Angst, Trauer und Wut über unsere eigenen unerfüllten Bedürfnisse
Rettungsweg 2: Aus der Fremdbeschuldigung (Opferplatz) zur Freude		
	Ich lasse los …	**Ich lasse zu …**
»Ich nehme es als Geschenk an.«	Ansprüche und Durst nach Genugtuung	
»Ich öffne mein Herz für Schmerz, Angst, Trauer und Wut, die mich zu meinen unerfüllten Bedürfnissen führen.«		Mich ohne »Berechtigung« beschenken lassen

Rettungsweg 3: Aus der Selbstbeschuldigung (Täterplatz) zur Freude		
	Ich lasse los …	**Ich lasse zu …**
»Ich nehme es als Geschenk an.«	Selbstbeschimpfungen und Selbstbeschämungen	
»Ich öffne mein Herz für die Freude, die mich zu meinen erfüllten Bedürfnissen führt.«		Mich ohne Gegenleistung beschenken lassen Die Würde meiner Person
Rettungsweg 4: Aus der Selbstbeschuldigung (Täterplatz) zu Schmerz, Angst, Trauer, Wut		
	Ich lasse los …	**Ich lasse zu …**
»Wenn ich damals gewusst hätte, was ich heute weiß – und ich damals die innere und äußere Entscheidungsfreiheit gehabt hätte –, hätte ich es gerne anders gemacht!«	Selbstbeschimpfungen und Selbstbeschämungen	
»Ich öffne mein Herz für Schmerz, Angst, Trauer und Wut, die mich zu deinen und meinen *unerfüllten Bedürfnissen führen.«*		Schmerz, Angst, Trauer und Wut über unsere eigenen unerfüllten Bedürfnisse und die unerfüllten Bedürfnisse unseres Gegenübers

Tab. 2-7: Die vier Rettungswege (Spalte 1). Auf dem Weg der Standortkugel vom Täter- oder Opferplatz auf die Seitenwälle müssen wir bestimmte Einstellungen loslassen (Spalte 2 Ich lasse los …). Auf dem Weg von den Seitenwällen hinunter in die Rinne der Bedürfnisse können wir bestimmte Einstellungen und Haltungen zulassen (Spalte 3 Ich lasse zu …).

Resonanzerfahrung als wirksames Prinzip in der Therapie

Wir leben oft auf dem Täter- oder Opferplatz, weil wir als Kinder keine Resonanzerfahrung für unsere Gefühle machen durften. Wenn wir Täter- oder Opferplatz nun verlassen wollen, werden wir in Kontakt mit unseren ungerichteten Gefühlen kommen. Wie wir aus dem Kapitel 2.4.2 wissen, sind Gefühle die Sprache über Bedürfnisse. Wenn wir nun die Gefühle zulassen, dann brauchen wir jetzt – wenn wir es in der Kindheit nicht hatten – einen Resonanzraum für unsere Gefühle. Das kann ein Freund oder eine Freundin sein, jemand aus einer Gruppe, einer Selbsthilfegruppe, ein Therapeut oder eine Therapeutin.

2.8.3 Online-Material

Videos

- »4 Rettungswege«
- »Gewaltfreie Kommunikation«

Downloadmaterial

- Tabelle 2-7
- Abbildung 2-21

2.9 »Das gemütliche Elend«: Der giftige »Vorteil« der Fremd- und Selbstbeschuldigung

Wenn wir etwas immer wieder tun, dann muss diese Handlung einen Vorteil für uns beinhalten, sonst würden wir sie nicht ständig wiederholen. Eine sogenannte »schlechte Angewohnheit« ist eine immer wiederkehrende Handlung, die uns letztlich in einen elenden Zustand führt. Selbst wenn wir durch diese »schlechte Angewohnheit« immer wieder in eine neue Not geraten, scheint sie im Kern doch ein Versuch zu sein, eine andere Not zu wenden. Uns ist zwar wieder elend, aber es ist ein »gemütliches Elend«, das uns vor noch größeren Herausforderungen schützt.

Das Leben in Selbst- oder Fremdbeschimpfung, also auf dem Täter- oder Opferplatz des Bergmodells, stellt ein solches »gemütliches Elend« dar.

Das »Elend« am Täter- und Opferplatz sehen wir im ersten Punkt dieses Kapitels.

Wollen wir nun eine »schlechte Angewohnheit« – also unser Abgleiten auf Täter- oder Opferplatz – ablegen, dann müssen wir zuerst den »Not-wendenden Vorteil« in dieser Angewohnheit entdecken und würdigen. Das ist der zweite Aspekt dieses Kapitels.

Im dritten Schritt schauen wir uns an, wieso dieses Elend »gemütlich« sein soll.

Vielleicht müssen wir erst Wege finden, diesen »Vorteil« auf eine andere Weise zu bekommen, die uns nicht in eine neue Not bringt. Das ist der vierte Schritt in diesem Kapitel.

Vielleicht müssen wir uns so verändern, dass wir die bisherige Not gar nicht mehr erleben und wir diesen »Vorteil«, »die schlechte Angewohnheit«, das »gemütliche Elend« gar nicht mehr benötigen. Das ist die gesamte Arbeit mit dem Bergmodell.

2.9.1 Theorie: Fremd- oder Selbstattribuierung als Schutz vor den nativen Gefühlen, die damals ohne Resonanz blieben

IN DIESEM KAPITEL LESEN SIE:

1. Wiederholung: Gefühle, fehlende Resonanz
2. Das »Elend« auf Täter- und Opferplatz
3. Der Vorteil der Fremd- und Selbstattribuierung
4. Das »Gemütliche« am Elend auf Täter- und Opferplatz
5. Auswege hinauf auf die Rinne der Bedürfnisse

Wiederholung: Gefühle, fehlende Resonanz

Gefühle sind ein Kommunikationsmittel über erfüllte oder unerfüllte Bedürfnisse.

Bei schlechter Resonanzerfahrung hat die Rinne der Bedürfnisse oben auf dem Bergmodell flache oder fehlende Gefühlsseitenwälle: »Ich weiß ich nicht, wohin mit mir«, wenn Gefühle auftauchen.

Folge: Ausweichen auf Täter- oder Opferplatz.

Das »Elend« auf Täter- und Opferplatz

Opferplatz: ständige Bedrohung durch andere oder Nicht-Erfüllung von (vermeintlichen) Ansprüchen.

Täterplatz: Selbstbeschimpfung und Selbstherabwürdigung.

Der Vorteil der Fremd- und Selbstattribuierung

Das Ausweichen auf Selbst- oder Fremdbeschuldigung ermöglicht, mit den Gefühlen umzugehen (oder vielmehr: die Gefühle zu umgehen), ohne sie nativ in mir spüren oder sie in einen Resonanzraum einbringen zu müssen.

> »Der (Selbst-)Vorwurf ist der süße Fliegenleim auf dem Täter- oder Opferplatz!«

Visualisierung am Bergmodell: Wenn die Standortkugel am Opfer- oder Täterplatz liegt, kann man von dort aus die Gefühle nicht sehen, denn sie liegen hinter dem Bergkamm auf der Innenseite der Rinne der Bedürfnisse (»Man hält mit seinen Gefühlen hinter dem Berg.«).

Das »Gemütliche« am Elend auf Täter- und Opferplatz

Opferplatz: Gemeinschaft durch Lästern usw.
Täterplatz: Gemeinschaft der Selbstoptimierer zur Schamabwehr.

Auswege hinauf auf die Rinne der Bedürfnisse

Der Hang zum Fremd- oder Selbstattribuieren wird mit wachsender emotionaler Kompetenz (wahrnehmen, zeigen, Resonanz erfahren) abnehmen.

Visualisierung wachsender emotionaler Kompetenz im Bergmodell: Die Abhänge wären flacher und die Seitenwälle der Gefühle breiter und höher.

Orte: Psychotherapie, Freunde, Selbsthilfegruppen.

2.9.2 Der Weg von der »Gemeinschaft der Elenden« zur »Gemeinschaft der Fühlenden«

In der Therapie habe ich erlebt, dass Menschen, die mit ihren Gefühlen Kontakt bekommen, erst einmal erschrecken oder gar zurückschrecken. »Wozu soll das mit den Gefühlen gut sein?« könnten sie sagen. Manchmal konfrontiere ich sie dann mit einem Satz, den ich von einem meiner Ausbilder gelernt habe: »Wenn das (mit den Gefühlen) die Lösung ist, dann hätte ich gerne mein Problem zurück!«

IN DIESEM KAPITEL LESEN SIE:

1. Was ist das »Elend« an Täter- und Opferplatz?
2. Was ist der Vorteil an Täter- und Opferplatz?
3. Warum ist das Leben an Täter- und Opferplatz ein »gemütliches« Elend?
4. Wie können wir die »Gemeinschaft der Elenden« verlassen und in der »Gemeinschaft der Fühlenden« in Frieden leben?

Was ist das »Elend« an Täter- und Opferplatz?

Wir haben schon viel über den »Platz der berechtigten Vorwürfe« und den »Platz der Selbstvorwürfe« gesprochen. Wie sieht das Leben dort aus?

Am *Opferplatz*, an dem wir uns »berechtigterweise« über andere aufregen, sind wir immer in einer Bedrohungslage, sehen uns bösen Mächten ausgesetzt und »die da« führen Böses gegen uns im Schilde. »Die da« können »die da oben«, »die da drüben«, »die da, die von dort kommen« oder »die Chefs, Mitarbeiter« sein. Besonders leicht fallen uns die Vorwürfe gegenüber Institutionen, die uns eigentlich versorgen sollten (»die Bahn«) und dabei ebenso versagen wie damals unsere Eltern. Den regulierenden und ggf. bestrafenden Elternteil sehen wir gerne in Institutionen, die für die Einhaltung von Regeln der Gesellschaft zuständig sind (Radarkontrollen, Steuerbehörden).

So sieht kein Leben in innerem und äußerem Frieden aus.

Am *Täterplatz* sind wir damit beschäftigt, uns selbst niederzumachen und immer neue Beweise für unsere Unfähigkeit und unsere Unwürdigkeit zu finden. Wir benötigen keine äußeren Feinde, wir sind uns Feind genug.

Aber das ist auch keine gute Alternative.

Was ist der Vorteil an Täter- und Opferplatz?

Was soll nun der »Vorteil« von Täter- und Opferplatz sein?

Wenn wir in der Kindheit keine hilfreichen Resonanzreaktionen auf unsere Gefühle bekommen haben, die unsere Bedürfnisse signalisierten, dann haben wir gelernt: Gefühle zu zeigen ist sinnlos oder sogar gefährlich. Also sollten wir uns davon so weit wie möglich entfernen.

Wenn wir uns vorstellen, als Miniaturfigur auf dem Bergmodell auf Täter- oder Opferplatz zu stehen und auf den vor uns liegenden Hang zu schauen, werden wir einen Bergkamm sehen. Unsere Gefühle werden wir aber nicht zu sehen bekommen, denn diese liegen hinter dem Bergkamm auf der Innenseite der Rinne der Bedürfnisse. Wir können mit unseren nativen, tiefen, verletzlichen Gefühlen »hinter dem Berg halten«. Also sind Täter- und Opferplatz »sichere Häfen«, wenn wir unseren Gefühlen entkommen wollen. Täter- und Opferplatz sind die Orte auf dem Bergmodell, die den größten Abstand zu den Gefühlen haben. Wir sind nicht so emotionslos vernünftig wie beim Leben im Tunnel (→Kap. 2.6.2, Abschn. »Emotionale (Selbst-)Amputation statt Selbst- oder Fremdbeschuldigung«). Wir können (an-)klagen oder uns selbst kritisieren: Das Leben fühlt sich »intensiv« an, aber von der Intensität unserer *nativen* Gefühle bleiben wir verschont.

In einem Satz: »Mein Kopfkino lenkt mich von den Gefühlen ab (mit denen ich auch nicht wüsste, wohin mit mir), aber es quält mich endlos.«

Warum ist das Leben an Täter- und Opferplatz ein »gemütliches« Elend?

Auf den ersten Blick sieht das Leben auf Opfer- oder Täterplatz einsam und grausam aus. Auf den zweiten Blick werden wir bemerken, dass wir dort keinesfalls allein sind:

Wer am Opferplatz lästert, schimpft, sich echauffiert, ... findet bald »Mitstreiter« im Opfer-Dasein: »Gemeinsam fühlen wir uns stark!« ... solange wir in den Vorwürfen bleiben. Wie wir in Kapitel 2.8.2 beim Rettungsweg 1 gesehen haben, müssten wir jedoch die gemeinschaftsstiftenden Vorwürfe loslassen, wenn wir den Opferplatz verlassen wollten. Dann wären wir aber allein! Also bleiben wir lieber im »gemütlichen Elend« des Opferplatzes.

Wer am Täterplatz lebt, findet eine große Gemeinschaft mit Gleichgesinnten, die – so wie er selbst – nicht schlank genug, nicht schön genug, nicht fit genug, nicht erfolgreich genug, nicht kompetent genug, nicht reich genug ... sind, um aus der Gewissheit heraus zu leben, dass sie es wert sind, geliebt zu werden. Die gemeinsame Selbstkritik schmiedet uns zusammen. Wie wir beim Rettungsweg 4 (→ Kap. 2.8.2) verstanden haben, müssten wir die gemeinschaftsstiftenden Selbstbeschimpfungen loslassen, wenn wir den Täterplatz verlassen wollten. Dann wären wir aber allein! Also bleiben wir lieber im »gemütlichen Elend« am Täterplatz.

Wie können wir die »Gemeinschaft der Elenden« verlassen und in der »Gemeinschaft der Fühlenden« in Frieden leben?

Wie wir gesehen haben, verwenden wir die scheinbare Gefühlsresonanz an Täter- oder Opferplatz dafür, früher nicht erlebte Resonanz auf unsere Gefühle zu ersetzen. Diese Wahl erscheint uns alternativlos.

Wenn es uns jedoch gelingt, mit unseren nativen Gefühlen von Schmerz, Angst, Trauer, Wut und auch Freude in Kontakt zu kommen, dann erleben wir das – vielleicht nie dagewesene – Neue: »Ich fühle, ich zeige meine Gefühle und ich werde gesehen und beantwortet!«

Dafür müssen wir unsere Angst vor erneuter Ablehnung unserer Gefühle überwinden und Resonanzerfahrung von außen zulassen.

Wo finde ich jemanden, der mich mit meinen Gefühlen *»aus-hält«* (»aushalten« ist hier im Wortsinn von: »eingeladen werden« gemeint)? Psychotherapie wäre ein Paradebeispiel für solch einen Ort. Aber es geht auch ohne Therapeuten: Das Geheimnis der Selbsthilfegruppen lebt von der Resonanzerfahrung außerhalb des Täter- oder Opferplatzes. Insbesondere die Selbsthilfegruppen mit dem 12-Schritte-Programm (»Anonyme Alkoholiker« und verwandte Gruppen wie »Emotions Anonymous« etc.) sind für sehr viele Menschen ein Ort, an dem sie mit all ihren Gefühlen zu Gast sein können, an dem sie nicht beschämt werden oder andere beschimpfen.

2.9.3 Online-Material

Video

- »Das gemütliche Elend – Der ›Vorteil‹ des Täter- und Opferplatzes«

2.10 Keine Angst vor (unangenehmen) Gefühlen!

»Psychotherapie dient nicht dazu, dass Sie sich gut fühlen!« Damit erschrecke ich manchmal meine Patienten. Dann setze ich den Satz fort: »... sondern Psychotherapie dient dazu, dass Sie sich gut fühlen!« Jetzt entsteht ein großes Fragezeichen über dem Kopf meines Gegenübers. Ich wiederhole alles noch einmal, aber betone die Sätze etwas pointierter: »Psychotherapie dient nicht dazu, dass Sie sich gut fühlen, sondern Psychotherapie dient dazu, dass Sie sich gut fühlen!« Es geht also nicht um »gute Gefühle« anstelle von »schlechten Gefühlen«, sondern um gutes Fühlen-Können, Spüren-Können.

Wir haben verstanden, dass die Gefühle die Signale sind, an denen wir ablesen können, ob unsere Bedürfnisse erfüllt sind oder eben nicht. Welche Bedeutung für uns

Menschen Gefühle haben, lässt sich beim Auto mit den Warnlämpchen im Cockpit vergleichen: Gut, dass es im Auto so viele verschiedene rote Lämpchen gibt, die uns differenziert darauf aufmerksam machen, wo im Auto etwas nicht stimmt, was nachgefüllt oder repariert werden muss.

Das bedeutet für uns Menschen, dass wir darauf angewiesen sind, auch die »schlechten«, also die unangenehmen Gefühle (im Bergmodell: Schmerz, Angst, Trauer und Wut) wahrzunehmen, zu spüren, auszudrücken und – im Idealfall – in einen Resonanzraum einzubringen.

Bildlich gesprochen:
»Schmerz, Angst, Trauer und Wut sind die 4 Beine des Tisches, auf dem die Blume der Freude steht!«

Zugespitzt ausgedrückt:
»Wer mit dem Bergmodell arbeitet, dem geht es nie wieder ›schlecht‹! ..., er hat allenfalls unangenehme Gefühle!«

Aber wie können wir die unangenehmen Gefühle tolerieren, ohne sie auszublenden, sie wegwischen zu wollen oder von ihnen gefangen genommen zu werden?

2.10.1 Theorie: Inkonstanz der Gefühle vs. Permanenz von Selbst- oder Fremdbeschuldigung

IN DIESEM KAPITEL LESEN SIE:

1. Unterscheidung zwischen gerichteten und ungerichteten Gefühlen
2. Ungerichtete Gefühle gehen schnell vorbei, gerichtete halten ewig
3. Kreisel-Metapher

Unterscheidung zwischen gerichteten und ungerichteten Gefühlen

Gefühle mit Fremd- oder Selbstattribuierungen haben zwar eine Gefühlskomponente, aber den Löwenanteil des Gedanken-Gefühle-Komplexes stellen die Gedanken darüber, wer nun an diesem Zustand die Schuld trägt (→ Kap. 2.2.5).

Ungerichtete Gefühle gehen schnell vorbei, gerichtete halten ewig

Untersuchungen mit fMRT haben gezeigt, dass selbst in Meditation (=Konzentration) geschulte Menschen konkrete ungerichtete Gefühle (z. B. Schmerz) nur bis zu 90 Sekunden halten können, dann ändern sich die Gefühle.

Mit Gedanken vermischte Gefühle verbleiben jedoch lange im Bewusstsein und werden durch Ruminieren weiter verstärkt.

KREISEL-METAPHER
Gefühle sind wie ein Kreisel, der mit der Peitsche der attribuierenden Gedanken am Laufen gehalten wird.

2.10.2 Die Gefühle sind gesund, wenn sie fließen wie Wasser!

Eine indianische Weisheit sagt: »Gefühle sind gesund, wenn sie fließen wie Wasser.« Diese Metapher konnte ich bei vielen Menschen überprüfen. Wenn die Gefühle mit Geschichten vermengt sind, wer an diesem oder jenem schuld sei, dann fließen sie nicht, dann sind sie klebrig, zäh und sehr langlebig. Kein Wunder, dass sich manche dafür entscheiden, sie lieber ganz abzuschalten. Wie Gefühle gesund und »fließend« werden, das erfahren Sie in diesem Kapitel.

IN DIESEM KAPITEL LESEN SIE:
1. Ungerichtete und gerichtete Gefühle
2. Ungerichtete Gefühle vergehen schnell, gerichtete Gefühle halten ewig!
3. Die Kreisel-Metapher für die ewige Wirkung gerichteter Gefühle
4. Gefühle sind gesund, wenn sie fließen wie Wasser

Ungerichtete und gerichtete Gefühle

Im Bergmodell arbeiten wir mit der fundamentalen Unterscheidung, ob wir unsere Gefühle als ungerichtete, native Gefühle (Freude, Schmerz, Angst, Trauer oder Wut) wahrnehmen oder sie mit Gedanken vermengen. Meistens drehen sich die Gedanken darum, wer nun an unserem misslichen Zustand die Schuld trägt (→ Kap. 2.3.3, Abschn. »Wie lebt man ›gesunde Gefühle‹?«).

Tabelle 2-8 zeigt noch einmal eine Übersicht der gerichteten und ungerichteten Gefühle (→ auch Tab. 2-2, Kap. 2.3.3).

Wir wenden die Gefühle gegen uns oder andere, in der Hoffnung, dann den direkten Kontakt mit ihnen zu vermeiden (→ Kap. 2.9.2). Wir vermischen Gefühle mit Gedanken. Den Löwenanteil des Gedanken-Gefühle-Komplexes stellen die Gedanken darüber, wer nun an diesem Zustand die Schuld trägt.

Es fühlt sich nicht »ganz gefühlstot« an, aber die gerichteten Gefühle haben einen großen Nachteil: Sie bleiben hartnäckig in unserem Herzen stecken. Wir sind »verstockt« und leiden unnötig lange an ihnen. Wir weichen den Gefühlen aus und bleiben doch ihre Gefangenen.

	1. Ungerichtetes Gefühl	2. Gegen andere gerichtetes Gefühl	3. Gegen mich selbst gerichtetes Gefühl
Freude	»Sich von Herzen freuen«	»Das kann ich wohl verlangen!«	»Das Geschenk habe ich doch gar nicht verdient!«
Schmerz	»Offen und durchlässig sein für den Schmerz«	»Du tust mir weh!«	»Diese Strafe habe ich verdient!«
Angst	»Mutvoll Angst spüren«	»Du machst mir Angst!«	»Ich vertraue mir selbst nicht«
Trauer	»Kräftig traurig sein«	»Du verlässt mich!«	»Ich mag mich selbst nicht – ich habe Liebe nicht verdient!«
Wut	»Aufrichtig wütend sein«	»Ich bin wütend auf dich!«	»Ich bin wütend auf mich!«

Tab. 2-8: Die ungerichteten und gegen mich selbst und andere gerichteten Gefühle.

Ungerichtete Gefühle vergehen schnell, gerichtete Gefühle halten ewig!

Untersuchungen im Kernspintomografen haben gezeigt, dass selbst in Meditation (= Konzentration) geschulte Menschen konkrete Gefühle (z. B. Schmerz) nur bis zu 90 Sekunden halten können, dann ändern sich die Gefühle, obwohl die Probanden den Auftrag hatten, »bei der Sache zu bleiben«.

Mit Gedanken vermischte Gefühle verbleiben jedoch lange (Jahrzehnte!) im Bewusstsein und werden durch die Gedanken weiter verstärkt.

Die Kreisel-Metapher für die ewige Wirkung gerichteter Gefühle

Um das zu veranschaulichen, verwende ich gerne die Metapher des Kreisels.

KREISEL-METAPHER

Früher haben Kinder gerne Kreiseltreiben gespielt: Auf alten Gemälden kann man Szenen entdecken, wie ein Kind einen tanzenden Kreisel mit einer Peitsche antreibt. Einen Kreisel kann ich andrehen und auf den Boden setzen. Er verliert schnell seine Drehenergie und wird erst taumeln, dann umfallen und schließlich liegenbleiben. Mit der Peitsche kann ich die Schnur immer wieder um den sich drehenden Kreisel herumwinden und wieder abziehen. So pumpe ich immer neue Drehenergie in den Kreisel und kann den Kreisel endlos am Laufen halten. Auf YouTube gibt es schöne Beispiele zu sehen.
Der Kreisel symbolisiert die Gefühle, das Stöckchen mit der Schnur sind meine Gedanken.

Gefühle sind gesund, wenn sie fließen wie Wasser

Von einem meiner Lehrer habe ich den Satz gelernt: »Gefühle sind gesund, wenn sie fließen wie Wasser!« So wie Wasser keine feste Gestalt hat und als Regentropfen, Eis, Dampf, Wolken, Wasser in einem Glas ... erscheinen kann, so sollen sich unsere Gefühle auch stets wandeln dürfen. Das ist bei ungerichteten Gefühlen der Fall, wie die Untersuchung gezeigt hat. Der Kreisel der ungerichteten Gefühle wird sich eine Weile drehen, langsamer werden und schließlich umfallen. Dann kann der nächste Gefühlskreisel angedreht werden.

Gedanken der Empörung, der unerfüllten Ansprüche, der Selbstherabwürdigung treiben unseren Gefühlskreisel an. Stundenlang, tagelang, jahrelang.

Entlassen wir also unseren »inneren Bildzeitungsredakteur«, der für die »inneren Schlagzeilen« verantwortlich ist! Spüren und zeigen wir unsere ungerichteten Gefühle von Schmerz, Angst, Trauer Wut und auch Freude! So kommen unsere verstockten Gefühle wieder ins Fließen.

2.10.3 Online-Material

Video

- »Gefühle pur oder Gefühle plus Gedanken«

Downloadmaterial

- Tabellen 2-2 und 2-8

2.11 Beziehungsarbeit mit dem Bergmodell

In den bisherigen Kapiteln haben wir uns mit der Auswirkung von gerichteten und ungerichteten Gefühlen bei einer Einzelperson beschäftigt. Im nun folgenden Kapitel wenden wir die Prinzipien des Bergmodells und das Bergmodell an sich auf die Dynamik von Paarbeziehungen an.

2.11.1 Theorie: Beziehungsdynamik durch Fremd- oder Selbstattribuierung

Gezielte Empathie-Haltung kann Beziehungen stabilisieren

IN DIESEM KAPITEL LESEN SIE:

1. Unterscheidung Resonanzbeziehung oder verstrickte Beziehung
2. Darstellung der verstrickten Beziehung mit dem Bergmodell
3. Täter-Opfer-Spiel in Beziehungen
4. Abwendung des Täter-Opfer-Spiels
5. Stolpersteine zu Trittsteinen machen
6. Verstrickungsmuster bei Beziehungen, die von Täter- oder Opferplatz aus gelebt werden
7. Weitere Modelle für Resonanzbeziehungen
8. Gestaltung einer Resonanzbeziehung

Siehe auch:

Kapitel 6 »Die Pyramide steht Kopf«
Kapitel 8 »Das Scheibenmodell: Unbewusste Spiele der Erwachsenen«
Kapitel 9 »Das Halfpipe-Modell: Erwachsene Liebe statt kindlicher Abhängigkeit«

Unterscheidung verstrickte Beziehung oder Resonanzbeziehung

Verstrickte Beziehung: Gegenseitige unbewusste Forderungen auf nachträgliche Erfüllung von (meist schon in der Kindheit) nicht erfüllter oder nicht gesehener Bedürfnisse. Dadurch gegenseitige Abhängigkeit (»Ohne dich ist alles nichts!«), führt fast immer zur Frustration.

Resonanzbeziehung: Emotionale Autarkie (»Ohne dich nicht Nichts!«), Fähigkeit zur Selbstempathie, Empathie für den Partner: Beziehung ohne Vorwürfe.

Darstellung der Resonanzbeziehung und der verstrickten Beziehung mit dem Bergmodell

Jeder der Partner hat ein Bergmodell als schwimmende Badeinsel (→ Abb. 2-22, Kap. 2.11.2). Die beiden Inseln sind durch eine »Verbindung« gekoppelt, und zwar an der Stelle, an der sich die Partner bevorzugt aufhalten.

Resonanzbeziehung als schwimmende Badeinseln: Standortkugeln sind in den Rinnen der Bedürfnisse; die beiden Inseln werden dort (= höchste Stelle der Inseln) verbunden.
Folge: stabile Verbindung.

Verstrickte Beziehung als schwimmende Badeinseln: Standortkugeln sind auf Täter- oder Opferplatz; die beiden Inseln werden dort (= niedrigste Stelle der Inseln) verbunden.

Folge: hohe Täter-Opfer-Dynamik.

Täter-Opfer-Spiel in Beziehungen: Die Opfer-Olympiade

Ein Bedürfnis von A ist nicht erfüllt. Die Kugel von A rollt in der Rinne auf der Hälfte der unerfüllten Bedürfnisse (→ Abb. 2-23, Kap. 2.11.2). Wenn Schmerz, Angst, Trauer und Wut nicht »begastgebert« werden können, rollt die Standortkugel auf den Opferplatz (→ Abb. 2-24, linkes Bild). Dadurch bekommt die Insel von A Schlagseite. Folge: Die Insel von B bekommt gegensinnige Schlagseite, die Kugel von B rollt auf den Täterplatz (→ Abb. 2-24, rechtes Bild). Als Gegenreaktion macht B nun ebenfalls Vorwürfe (→ Abb. 2-25, rechtes Bild) seine Kugel rollt durch den Tunnel auf seinen Opferplatz). Die Insel von B neigt sich auf die andere Seite. Das zwingt die Insel von A zum Umkippen. A rollt durch den Tunnel auf den Täterplatz (→ Abb. 2-25, linkes Bild).

Fazit: Es geht um den Wettstreit, wer das »opferichste aller Opfer« ist.

Fallbeispiel siehe Seite 120, Die verstrickte Paarbeziehung als »Opfer-Olympiade«.

Abwendung des Täter-Opfer-Spiels

B kann die Kugel in seiner Rinne der Bedürfnisse halten und hat damit Zugang zu seinen Gefühlen und Bedürfnissen (Selbstempathie). Er verwendet seine eigenen Gefühle und Bedürfnisse als Zielkoordinate für ein (laut ausgesprochenes oder stilles) Fremdempathie-Andockmanöver (→ Abb. 2-26, Kap. 2.11.2).

Stolpersteine zu Trittsteinen machen

Immer wieder enttäuschte Erwartungen auf Erfüllung von Bedürfnissen (»Stolpersteine«) durch den Partner deuten häufig auf Bedürfnisse, die schon in der Kindheit nicht erfüllt/gesehen wurden. Der Stolperstein kann zum »Trittstein« auf dem Weg der Selbsterkenntnis werden (»Das hätte ich damals anders gebraucht und ich »begastgebere« mein früheres Ich«).

Verstrickungsmuster bei Beziehungen, die mit Fremd- oder Selbstattribuierung gelebt werden

Beziehungen mit Verstrickungen haben spezifische Muster, die – obwohl sie frustrierende und schmerzvolle Erfahrungen mit sich bringen – leider sehr stabil sind. Der Grund dafür liegt darin, dass wir das »bequeme Elend des Opfer- oder Täterplatzes« aufgeben müssten (→ Kap. 2.9.1). In Tabelle 2-9 sind die Auswirkungen eines Lebens auf einem Täter- oder Opferplatz auf Beziehungen zusammengestellt.

	Beziehungsqualität zu mir selbst	Beziehungsqualität zu anderen	Folge für Beziehungen
Von Selbstattribuierung ausgehende Beziehungsgestaltung	Selbstvorwürfe, Selbstbeschuldigungen, wenig Selbstvertrauen und Selbstsicherheit, verminderter Selbstwert	Der andere darf/muss mich beschimpfen, herabwürdigen, bestrafen	Rückzug oder übermäßiger Einsatz für andere (Selbstwert durch erhoffte Dankbarkeit der anderen)
	Geschenke erzeugen schlechtes Gewissen	**Vorteile:** Innere Spaltung entfällt, denn der innere Ankläger wird in den Partner projiziert und dieser identifiziert sich damit	**Folge:** stabile Beziehung durch Unterwerfung
Von Fremdattribuierung ausgehende Beziehungsgestaltung	Selbstmitleid, Jammern Ansprüchlichkeit, Anspruchsdenken	Die anderen sind schuld und geben mir nicht, was mir zusteht (wo ich doch schon so viel für sie getan habe!)	Rückzug, Ersatzbefriedigung (Sucht)
	Geschenke sind Wiedergutmachungen und stoßen auf Unfähigkeit zur Freude	**Vorteil:** Ich darf mich »empören« über andere. Weniger innerer Konflikt zwischen Anspruchshaltung und Übernahme von Verantwortung	**Folge:** (stabile) Streitbeziehungen, süchtiges Sich-über-andere-aufregen

Tab. 2-9: Auswirkungen der von Selbst- oder Fremdattribuierung ausgehenden Beziehungsgestaltung auf die Beziehung zu mir selbst (Spalte 2), zu anderen (Spalte 3) und auf die Paarbeziehung (Spalte 4).

Weitere Modelle für Resonanzbeziehungen

Gewaltfreie Kommunikation nach Rosenberg (2001) und Konsensrad (Wheel of Consent) nach Betty Martin (2021).

Gestaltung einer Resonanzbeziehung

Selbstempathie: Meine Gefühle und Bedürfnisse wahrnehmen ohne Schuldzuweisungen.
Folge der Selbstempathie: »unerschütterliche Freundschaft« zu mir selbst mit Milde und Güte, aber auch Aufrichtigkeit und Kritik. Der tibetische Buddhismus hat hierfür das Wort »Maitri« geprägt.

Fremdempathie: Die Gefühle und Bedürfnisse des Gegenübers wahrnehmen ohne Überschwemmung oder Abschottung.
Folge der Fremdempathie: Elastische Grenzverhandlungen ohne Vorwürfe sind möglich.

2.11.2 Von der verstrickten Beziehungskiste zur Resonanzbeziehung

Wir alle suchen nach Verbindung oder einer Beziehung. Dating-Plattformen leben von diesem Impuls. Eine Beziehung einzugehen, ist nicht schwer im Vergleich dazu, eine Beziehung halten zu können. Dazu gehört, die eigene Identität auch in der Beziehung zu wahren, Grenzen elastisch zu verhandeln und der Versuchung zu widerstehen, eigene Wunden durch die Beziehung heilen zu wollen. Anstatt einer erhofften Beziehung mit Resonanz und Tiefgang finden wir uns nur zu schnell in einer verstrickten Beziehungskiste wieder.

Mehr zum Thema *Verstrickte Beziehungen* finden Sie in Kapitel 6, in Kapitel 8 und im Kapitel 9.

In diesem Kapitel nutzen wir das Bergmodell, um zu verstehen, wie ein häufiges Merkmal von verstrickten Beziehungen entsteht und wie wir in einer Beziehung anders und hilfreich agieren können.

IN DIESEM KAPITEL LESEN SIE:

1. Die Paarbeziehung als zwei verbundene »Bergmodell-Badeinseln«
2. Die verstrickte Paarbeziehung als »Opfer-Olympiade«
3. Abwendung des Täter-Opfer-Spiels
4. Die Stolpersteine einer Beziehung können zu Trittsteinen werden
5. Übersicht über verstrickte Beziehungen mithilfe des Bergmodells
6. Weiterführende Modelle für die Gestaltung von Resonanzbeziehungen
7. Wie gestalte ich eine Resonanzbeziehung?

Die Paarbeziehung als zwei verbundene »Bergmodell-Badeinseln«

Stellen wir uns das Bergmodell nicht als Modell aus Holz, sondern als kleine aufblasbare schwimmende Badeinsel vor. Je nachdem, wohin die Kugel rollt, neigt sich die Insel. Rollt die Kugel in der Rinne der Bedürfnisse oben auf dem Bergmodell hin und her, wird sich die Badeinsel wenig neigen, denn die Kugel hat immer viel »Inselmaterial« unter sich. Rollt sie aber auf den Täter- oder Opferplatz, dorthin, wo die Insel sehr flach ist, dann kippt sie viel stärker, taucht vielleicht sogar ein wenig ins Wasser und wir »bekommen nasse Füße«, denn die Kugel erfährt hier viel weniger »Unterstützung«.

Wenn nun zwei Menschen eine Partnerschaft eingehen, dann stellen wir uns zwei solcher Badeinseln vor. Durch die Paarbeziehung entsteht ein Bindungsband zwischen den Inseln. Das Bindungsband wird an den Stellen der Insel befestigt, an denen sich die Kugeln der beiden Beziehungspartner bevorzugt aufhalten.

Resonanzbeziehung: Wenn sich die Kugeln der beiden Partner häufig auf der Rinne der Bedürfnisse befinden, werden die Inseln an ihrer höchsten Stelle verbunden: Die beiden Rinnen der Bedürfnisse befinden sich auf einer Linie (Abb. 2-22, rechtes Bild). Damit ist die Verbindungsfläche breiter (höher) und die Verbindung ist stabiler, weniger wackelig. Wenn in diesem Fall die Kugel eines Partners in der Rinne der Bedürfnisse z. B. zum Gefühl der Angst oder des Schmerzes rollt, wird dessen Insel nur leicht in diese Richtung kippen und die Insel des Partners wird sich in dieselbe Richtung neigen. Damit befinden sie sich in einer gleichsinnigen Schwingung: »Wenn du traurig bist, kann ich das mitempfinden, ebenso auch deine anderen Gefühle.«

Verstrickte Beziehung: Bei Menschen, die ihre ungerichteten Gefühle schlecht »halten können« und deswegen ihre Standortkugel oft auf dem Täter- oder Opferplatz liegt, werden die beiden Inseln am Täter- und Opferplatz mit einer Leine verbunden (Abb. 2-22, linkes Bild): Die Täter-Opfer-Achsen und damit die beiden Tunnel sind in einer Linie. Der Verbindungspunkt ist die flachste Stelle des Berges. Damit ist die Verbindung recht wackelig, denn es gibt nur eine schmale Verbindungsfläche zwischen den Inseln.

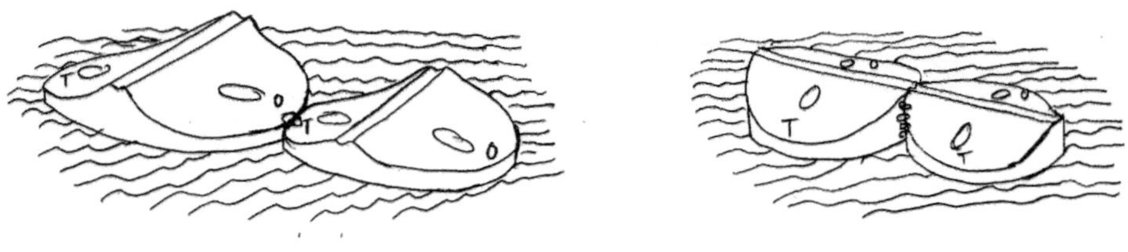

Abb. 2-22: Das Bergmodell einer Paarbeziehung. Die Bergmodelle der beiden Partner sind als schwimmende Inseln dargestellt. Täter- und Opferplatz sind mit T und O gekennzeichnet. Links eine Beziehung von Menschen, die sich oft auf dem Täter- oder Opferplatz aufhalten. Die Inseln sind an ihrem flachsten Punkt verbunden. Das bedeutet Instabilität. Rechts eine Beziehung von Menschen, die mit ihrer Standortkugel meistens auf der Rinne der Bedürfnisse sind. Die Inseln sind an der höchsten Stelle miteinander verbunden, das ergibt höhere Stabilität der Paardynamik.

Wie man erahnen kann, ergeben sich bei den unterschiedlichen Verbindungstypen sehr unterschiedliche Dynamiken.

Die verstrickte Paarbeziehung als »Opfer-Olympiade«

Nehmen wir für folgende Fallgeschichte ein Paar, bei dem beide ihre Standortkugeln nicht in der Rinne der Bedürfnisse halten können. Sie befinden sich mit ihren Standort-Kugeln oft auf dem Täter- oder Opferplatz. Die Bergmodell-Inseln der beiden werden an der Täter-Opfer-Achse miteinander verbunden, wobei der Opferplatz der einen Person direkt am Täterplatz der anderen Person anliegt (→ Abb. 2-22, linkes Bild). Die beiden Tunnel liegen in einer Linie.

FALLBEISPIEL

Unser Beispielpaar vereinbart ein schönes Candle-Light-Dinner. Die Frau geht am Nachmittag schon einkaufen und hat das Kochen übernommen. Der Mann hat zugesagt, um 18:00 Uhr zu Hause zu sein. Das Essen ist pünktlich fertig: Der Fisch ist auf den Punkt gegart, der Spinat noch knackig, das Nachtischsoufflee wölbt sich in der Form. Wer noch fehlt, ist der Mann. Um 18:05 Uhr versucht sie, ihn anzurufen – er geht nicht ans Telefon. Sie wird sauer.

Im Bergmodell würde die Standortkugel der Frau (•) zuerst in der Rinne der Bedürfnisse auf die Seite der unerfüllten Bedürfnisse rollen (Abb. 2-23). Die Insel kippt nur leicht, denn die Kugel ist ja noch in der Rinne der Bedürfnisse.

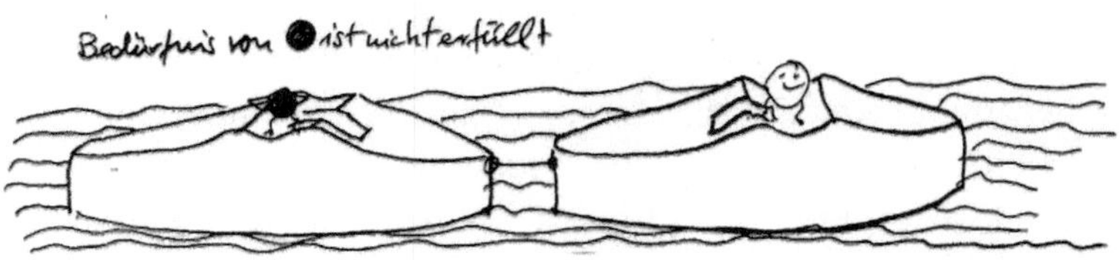

Abb. 2-23: Der Beginn einer Paar-Krise: Bei einem Partner sind Bedürfnisse nicht erfüllt. Seine Standortkugel (•) rollt **in** der Rinne der Bedürfnisse auf die Seite der unerfüllten Bedürfnisse.

Es könnten folgende Bedürfnisse nicht erfüllt sein: Bedürfnis nach … 1. Gemeinschaft (»Er ist nicht da!«: Signalgefühl Trauer), 2. Sicherheit (»Ist ihm was passiert?«: Signalgefühl Angst), 3. Selbstwirksamkeit (»Ich habe es genau auf den Punkt geschafft, aber das sieht keiner!«: Signalgefühl Schmerz), 4. Zuverlässigkeit (»Ich kann mich nicht auf andere verlassen!«: Signalgefühl Wut).

Die Frau kann aber die Kugel nicht in der Rinne halten und sie rollt hinab auf den Opferplatz. Ihre Insel kippt bedrohlich zur Seite (Abb. 2-24, linkes Bild) und zwingt die Insel des Partners ebenso in Schieflage (Abb. 2-24, rechtes Bild).

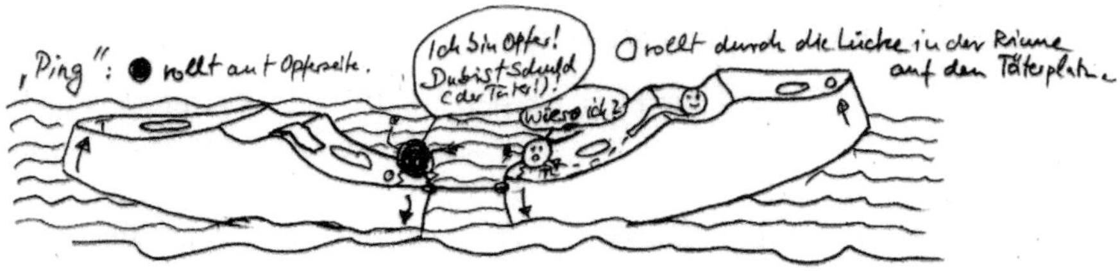
„Ping": ● rollt auf Opferseite.
Ich bin Opfer! Du bist schuld (der Täter)!
Wieso ich?
O rollt durch die Lücke in der Rinne auf den Täterplatz.

Abb. 2-24: Die Entwicklung der Paarkrise: Die Standortkugel des Partners, dessen Bedürfnisse nicht erfüllt sind, verlässt die Rinne und rollt auf den »Platz der berechtigten Vorwürfe« (=Opferplatz) (●). Dadurch kippt die eigene Insel und zieht die Insel des Partners ebenso in eine Schieflage. Dieser kann (wegen mangelhaft ausgebildeter Seitenwälle) die Standortkugel (O) nicht in der Rinne der Bedürfnisse halten. Sie rollt auf den Täterplatz (»Ich bin schuld!«/»Ich schäme mich!«).

FALLBEISPIEL (FORTSETZUNG)

Um 18:20 Uhr klingelt es an der Wohnungstüre. Es ist der Mann. »Kannst du nicht einmal pünktlich sein!« faucht sie ihn an. »Ich habe mir so eine Mühe gemacht, und wegen dir ist das Essen jetzt verdorben!« Sie beschuldigt ihn vehement vom Opferplatz aus.

Seine Bedürfnisse nach Harmonie, Anerkennung, Verbindung sind nicht erfüllt. Auch er hat Schmerz, Angst, Trauer und Wut. Seine Standortkugel rollt zunächst in der Rinne der Bedürfnisse auf die Seite der unerfüllten Bedürfnisse. Da die Insel des Mannes an der flachen Stelle mit der Insel der Frau verbunden ist, kippt seine Insel durch die Vorwürfe der Frau und bekommt starke Schlagseite zum Täterplatz. Er kann seine Kugel nun nicht mehr in der Rinne halten und sie rutscht hinunter auf den Täterplatz: »Ich habe es wieder mal vermasselt!« Er will aber nicht der Täter der ganzen Misere bleiben.

FALLBEISPIEL (FORTSETZUNG)

Er hält ihr trotzig eine Kiste mit Prosecco hin: »Da! Du hattest nicht bemerkt, dass dein Lieblingsprosecco leer war! Ich bin extra früher aus der Arbeit gegangen, habe mir einen Rüffel vom Chef eingefangen, bin quer durch die Stadt zu dem einzigen Getränkehandel gefahren, der deinen Prosecco hat, auf den du ja solchen Wert legst! Wenn sich hier jemand für die Partnerschaft aufreibt, dann bin das wohl ich!«

Mit diesem Satz kommt er wohl weg von der Täterposition, aber nicht etwa *auf* seinen Berg, sondern die Kugel findet ihren Weg *durch den Tunnel auf seine Opferposition*, schließlich ist er es ja, der hier ganz viel in die Beziehung investiert! Damit kippt seine Insel auf seine Opferseite (Abb. 2-25, rechtes Bild).

Wegen des Verbindungsstricks kippt nun aber auch die Insel der Frau (Abb. 2-25, linkes Bild), deren Kugel rollt durch den Tunnel, und schon ist aus dem eben noch anklagenden Opfer eine Täterin geworden, die nicht anerkennt, wie der Partner sich hier für die Beziehung aufreibt.

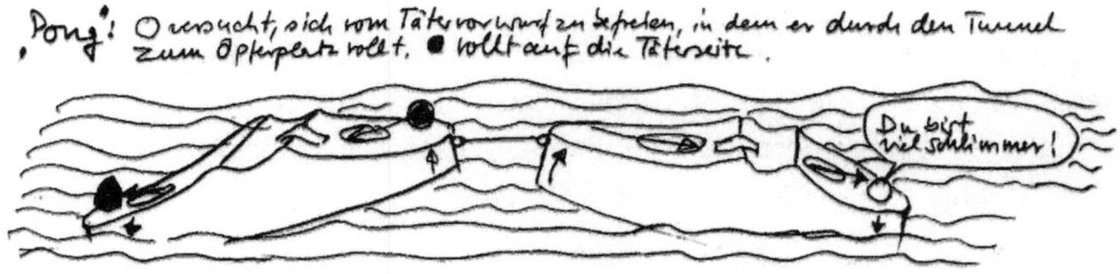

Abb. 2-25: Die Retourkutsche der Paarkrise: Der eben noch angeklagte Partner behauptet, dass er unter der Situation mehr leidet als der andere. Seine Standortkugel (○) rollt durch den Tunnel auf seine Opferseite. Dadurch kippt seine Insel und in der Folge auch die Insel seines Partners. Dessen Kugel (•) wird durch die Schlagseite gezwungen, durch den Tunnel auf den Täterplatz (»Ich bin schuld!«) zu rollen.

Täterin will aber die Frau auch nicht bleiben und versucht, ihrerseits wieder die Opferposition zu erkämpfen.

> **FALLBEISPIEL (FORTSETZUNG)**
> »Ich bin schon mittags zum Einkaufen gegangen und stehe seit zwei Stunden in der Küche und du bist nicht da!«

Ein langes Hin und Her ergibt sich. Und so streiten sie sich noch bis heute – wenn sie nicht gestorben sind.

Es geht hier um einen Wettlauf, wer am Ende des Tages das »opferichste aller Opfer« ist.

Eine Beziehung, die auf diese Art mit einem Strick zusammengehalten wird, erzeugt eine besondere Form von »Verstrickung«, die oft leider sehr stabil ist.

Abwendung des Täter-Opfer-Spiels

Die Vorbedingung für unser Fallbeispiel war, dass beide Personen ihre Kugel nicht in der Rinne der Bedürfnisse halten können (da sie in der Kindheit zu wenig Resonanzerfahrungen machen konnten).

> **FALLBEISPIEL (FORTSETZUNG)**
> Nehmen wir an, der Mann hat Therapie gemacht oder anderweitig vom Bergmodell gehört. Als er – mit ein wenig Bedauern über seine Verspätung, aber mit innerer Freude, seiner Frau mit dem Lieblingsprosecco eine Freude machen zu können – die Tür öffnet und ihm ein Schwall der Vorwürfe entgegenkommt, spürt er Schmerz, Angst, Trauer und Wut bei sich.

Übertragen auf das Bergmodell kann er sich vorstellen, wie seine Standortkugel auf die Hälfte der Rinne mit den unerfüllten Bedürfnissen rollt. Vielleicht spürt er, wie die Kugel schon die Rinne der Bedürfnisse über den Bergkamm verlässt, aber er kann sie schnell wieder zurückholen (→ Kap. 2.8).

MERKE

Er will den Gefühlen nicht ausweichen, sondern geht auf sie zu und öffnet sein Herz für *seine* Gefühle Schmerz, Angst, Trauer und Wut. Er lässt sich von den Gefühlen zu *seinen* unerfüllten Bedürfnissen nach Harmonie, Anerkennung, Verbindung leiten. Das nennt man *Selbstempathie.*

Er würde gerne wieder in einen Herz-zu-Herz-Kontakt mit seiner Liebsten kommen, aber sie ist – im Bergmodell gesprochen – auf der anderen Seite ihres Berges und damit nicht zu sehen. Vielleicht kann er seiner Partnerin ein Seil zuwerfen, an dem sie wieder in die Rinne der Bedürfnisse zurückklettern kann und beide einen harmonischen Abend erleben können. Aber sie ist hinter ihrem Berg verschwunden. Wohin könnte er sein Rettungsseil werfen?

Er nimmt nun *seine eigenen Gefühle und seine eigenen Bedürfnisse als Zielkoordinate* für einen Wurf mit einem Rettungsseil (Abb. 2-26).

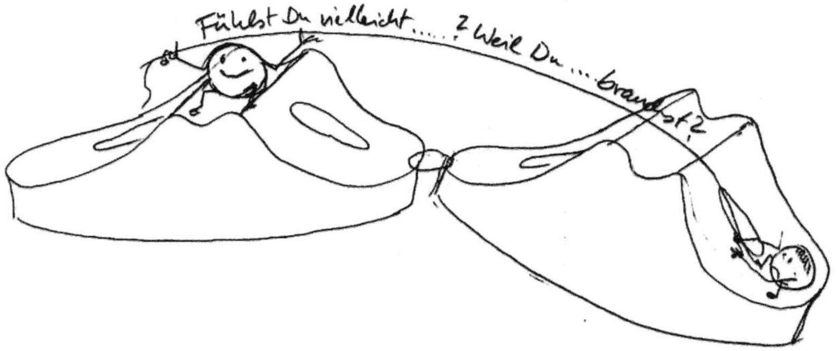

Abb. 2-26: Auflösung der Paarkrise durch Empathie: Ein Partner verbleibt in der Rinne der Bedürfnisse und kann dadurch seine *eigenen Gefühle und Bedürfnisse wahrnehmen.* Er verwendet seine eigenen Gefühle und Bedürfnisse als *Zielkoordinaten* für einen Wurf mit dem *Rettungsseil,* das dem zweiten Partner hilft, den Opferplatz zu verlassen und wieder hinauf in die Rinne der Bedürfnisse zu klettern.

Er fragt seine Frau, ob *sie* Schmerz, Angst, Trauer und Wut spürt, weil *ihre* Bedürfnisse nach Harmonie, Anerkennung, Verbindung nicht erfüllt sind. Sowohl Gefühle als auch Bedürfnisse versieht er mit einem großen Fragezeichen. Die Fragen sollen keine inquisitorische Feststellung, sondern eine Einladung zur Empathie sein.

Vielleicht antworte die Frau: »Ja, und ich hatte auch noch Angst, ob dir etwas passiert ist. Und Wut hatte ich auch, weil ich mich wieder mal auf niemanden verlassen kann!«

Der Mann kann sein Zuspätkommen bedauern (Rettungssatz 4 aus Kap. 2.8): »Wenn ich das gewusst hätte, hätte ich es so gerne anders gemacht. Und es schmerzt mich, zu hören, wie deine Bedürfnisse nicht erfüllt wurden.«

Leider funktioniert das nicht immer. Wenn die Frau allergisch auf solche Sätze reagiert oder die Situation zu aufgeladen ist, ist stille Empathie vielleicht wirksamer. Er bewegt die Empathie-Fragen »Fühlst du vielleicht ..., weil vielleicht dein Bedürfnis nach ... nicht erfüllt ist?« nur leise im eigenen Herzen. Seltsamerweise sind solche stillen Sätze fast ebenso wirksam wie laut ausgesprochene Empathie. Egal, ob diese stillen Empathie-Fragen unbewusst den anderen erreichen, die Beschäftigung damit verändert die *eigene* Stimmung und damit auch die Beziehung. Auf jeden Fall sind sie hilfreicher als der Einstieg in die »Opfer-Olympiade« mit dem Ziel, am Ende des Tages das »opferichste aller Opfer« zu sein.

Die Stolpersteine einer Beziehung können zu Trittsteinen werden

Eine wichtige Information kann man aus dem Streit zusätzlich entnehmen: Sehr häufig kommt es zum Streit, wenn der andere sich so verhält, dass Bedürfnisse nicht erfüllt werden, die eine lange, eine sehr lange Tradition der Nicht-Erfüllung haben. Eine Tradition, die meist bis tief in die Kindheit zurückgeht. Die Formulierungen der Vorwürfe der Frau: »Er (meine emotional wichtigste Bezugsperson) ist nicht da!«, »Ist (ihm) was passiert?«, »Ich habe es genau auf den Punkt geschafft, aber das sieht keiner!«, »Ich kann mich nicht auf andere verlassen!« könnten durchaus Gedanken und Einstellungen aus der Kindheit sein, die sich mit dem Partner immer wieder ereignen, obwohl die Frau gedacht hatte, mit dieser (anfänglich so glücklichen) Partnerschaft dem verletzten kleinen Kind von damals endgültig entkommen zu sein.

Mit diesem Wissen können wir diese Stolpersteine auf dem Beziehungsweg zu Trittsteinen machen, die uns einen Weg zu uns selbst, zu unserer Kindheit ermöglichen.

> Der Unterschied zwischen einem Stolperstein und einen Trittstein liegt nicht im Stein begründet. Es ist nur unsere Art und Weise, wie wir mit dem Stein Kontakt aufnehmen, welche einen Stolperstein zum Trittstein werden lässt.

Übersicht über verstrickte Beziehungen mithilfe des Bergmodells

Wir können mit dem Bergmodell betrachten, wie eine sich eine Beziehung gestaltet, die vom Täter- oder Opferplatz heraus gelebt wird. Die Tabelle 2-6 (Kap. 2.6.2, Abschn. »Folgen der emotionalen Mangelernährung für alle fünf Gefühle«) zeigt die Muster übersichtlich.

Beziehungsgestaltung vom Täterplatz ausgehend

Beziehung zu sich selbst vom Täterplatz ausgehend: Die Standortkugel der Person liegt am Täterplatz, d. h. die Person erlebt ihre Beziehung zu sich selbst mit Selbstvorwürfen, Selbstbeschuldigungen, mit wenig Selbstvertrauen und Selbstsicherheit, mit vermindertem Selbstwert. Wenn sie Geschenke bekommt, stellt sich sofort ein schlechtes Gewissen ein oder das Geschenk wird mit dem Hinweis, es nicht verdient zu haben, abgewehrt.

Beziehung zu anderen vom Täterplatz ausgehend: Die Person wird sich einen Beziehungspartner suchen, der sie in ihrem Täterplatz bestätigt: Der/die andere darf/muss mich beschimpfen, herabwürdigen, bestrafen, da er/sie sich am Opferplatz befindet. Als inneren Vorteil hat die Person, dass die eigene innere Täterplatz-Spaltung in Ankläger und Angeklagter entfällt, da der Ankläger jetzt ihr Gegenüber ist. Dadurch empfindet die Person weniger inneren Konflikt.

Folge für Beziehungen: Als Folge zeigt sich übermäßiger Einsatz für andere, mit dem die Person die zur Selbstdefinition gewordene Schuld abtragen will und durch erhoffte Dankbarkeit des Gegenübers Anerkennung, Selbstwert (als Ersatz für fehlende [Selbst-] Liebe) generieren möchte. Meist bleibt diese Dankbarkeit jedoch aus, sodass es zu einer Erschöpfung und zum Rückzug kommt. Gleichwohl kann die Person die Beziehung nicht verändern oder verlassen, da sie im erhofften Dank oder Lob des Gegenübers doch ihre einzige Möglichkeit der Selbstwertsteigerung sieht.

Beziehungsgestaltung vom Opferplatz ausgehend

Beziehung zu sich selbst vom Opferplatz ausgehend: Die Standortkugel der Person liegt am Opferplatz. Das heißt, die Person erlebt sich als unschuldiges Opfer, das zu lange auf Rechtfertigung und Genugtuung gewartet hat und ein Recht auf Selbstmitleid und Jammern hat. Wenn die Person Geschenke bekommt, werden sie als längst überfällige Selbstverständlichkeiten oder Wiedergutmachungen für erlittenes Unrecht aufgefasst.

Beziehung zu anderen vom Opferplatz ausgehend: Die Person wird sich einen Beziehungspartner suchen, der sie in ihrem Opferplatz bestätigt: Jemand, der sich seine Liebe (meist vom Täterplatz aus) erkaufen will. Als inneren Vorteil kann die Person nun endlich auf die bisher ausgebliebene Genugtuung hoffen. Da diese aber nie ausreicht, kann die Person auf der Opfer-Position bleiben und sich weiter empören.

Folge für Beziehungen: Da ihre Wünsche nach Genugtuung nicht erfüllt werden, wird sich die Person nach Ersatzbefriedigung umsehen: Außenbeziehungen, Konsum bis zur Suchtentwicklung. Diese Beziehungen sind von Streit geprägt, bleiben aber stabil. Sie zu lösen würde bedeuten, den Opferplatz verlassen zu müssen.

Der Tunnel ermöglicht einen blitzschnellen Wechsel zwischen Täter- und Opferplatz

Durch den Tunnel des Bergmodells kann man fast mühelos zwischen Täter- und Opferplatz wechseln. Das können wir auch in verstrickten Beziehungen sehen, wo sich beide Partner im raschen Wechsel beschimpfen oder zur Verurteilung einladen (Tab. 2-10).

	Beziehungsqualität zu mir selbst	**Beziehungsqualität zu anderen**	**Folge für Beziehungen**
Beziehungs-gestaltung vom Täterplatz aus-gehend (Selbst-beschuldigung)	Selbstvorwürfe, Selbstbeschuldigungen, wenig Selbstvertrauen und Selbstsicherheit, verminderter Selbstwert	Der andere darf/muss mich beschimpfen, herabwürdigen, bestrafen	Rückzug oder übermäßiger Einsatz für andere (Selbstwert durch erhoffte Dankbarkeit der anderen)
	Geschenke erzeugen schlechtes Gewissen	**Vorteil:** Innere Spaltung entfällt, denn der Partner übernimmt die Rolle des inneren Anklägers	**Folge:** stabile Beziehung durch Unterwerfung
Beziehungs-gestaltung vom Opferplatz ausgehend	Selbstmitleid, Jammern Ansprüchlichkeit, Anspruchsdenken	Die anderen sind schuld und geben mir nicht, was mir zusteht (wo ich doch schon so viel für sie getan habe!)	Rückzug, Ersatzbefriedigung (Sucht)
	Geschenke sind Wiedergutmachungen und stoßen auf Unfähigkeit zur Freude	**Vorteil:** Ich darf mich »empören« über andere. Ich habe keine Verantwortung für die Beziehung	**Folge:** (stabile) Streitbeziehungen, süchtiges Sich-über-andere-Aufregen

Tab. 2-10: Auswirkungen der von Täter- oder Opferplatz ausgehenden Beziehungsgestaltung auf die Beziehung zu mir selbst (Spalte 2), zu anderen (Spalte 3) und auf die Paarbeziehung (Spalte 4).

Weiterführende Modelle für die Gestaltung von Resonanzbeziehungen

Die »Gewaltfreie Kommunikation« nach Rosenberg (2001) ist eine praktikable und erprobte Anleitung für einen Weg zu einer Resonanzbeziehung zu mir selbst und in einer Beziehung.

Das Konsensrad (Abb. 2-27) nach Dr. Betty Martin (2021) beschreibt Geben und Nehmen in einem Konsensbereich innerhalb des Kreises. Darüber hinaus wird Geben und Nehmen zu (Selbst-)Versklavung, Übergriffigkeit, Opfer-Sein oder Schmarotzer-Sein.

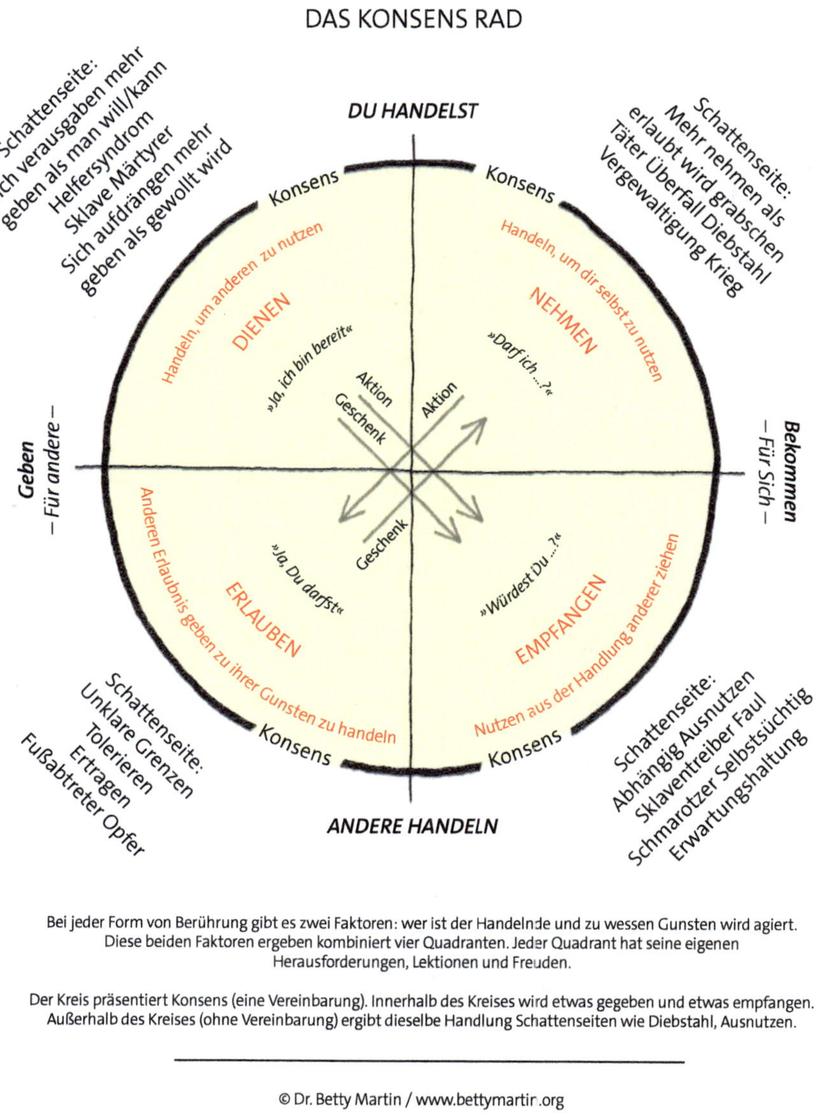

Abb. 2-27: Konsensrad nach Betty Martin (2021). Quelle: www.kuschelraum.de. Mit freundlicher Genehmigung der School of Consent, www.schoolofconsent.org/downloads

Wie gestalte ich eine Resonanzbeziehung?

Resonanzbeziehung zu mir selbst: Ich spüre Freude, Schmerz, Angst, Trauer oder Wut ohne Verurteilung. Ich bin in Kontakt mit meinen erfüllten und nicht erfüllten Bedürfnissen.

Folge der Resonanzbeziehung zu mir selbst: Ich entwickele eine »unerschütterliche Freundschaft« zu mir selbst mit Milde und Güte, aber auch Aufrichtigkeit und Kritik. Der tibetische Buddhismus hat hierfür das Wort »Maitri« geprägt.

Resonanzbeziehung zu anderen: Ich öffne einen inneren Raum für die Gefühle des anderen ohne Abschottung oder Überschwemmung: »Wenn du traurig bist, trauere ich ein wenig mit. Wenn du dich freust, freue ich mich mit. Ich erahne deine erfüllten und unerfüllten Bedürfnisse.« Mit einem Wort: Mitgefühl.

Folge der Resonanzbeziehung zu anderen: Durch Mitgefühl für mich und mein Gegenüber kann ich mit meinem Gegenüber elastische Grenzverhandlungen führen.

2.11.3 Online-Material

Videos

- »Beziehung oder Beziehungskiste?«
- »Resonanz oder Verstrickung«
- »Die 4 Fluchtsackgassen weg von der Beziehungswunde«
- »Kollusionen« (Willi 1975). Das Scheibenmodell – unbewusste Spielchen in Beziehungen

Downloadmaterial

- Tabellen 2-9 und 2-10
- Abbildungen 2-22 bis 2-26
- Abbildung 2-27 Konsensrad nach Betty Martin

3 Die Neurobiologie von Traumagedächtnis und Spiegelneuronen

Wenn wir von unserem Urlaub erzählen, können wir innerlich in die Erlebnisse eintauchen, bleiben aber »mit beiden Beinen fest im Hier und Jetzt« verankert. Wie kommt es eigentlich zu solchen »Erinnerungen«, die wir hervorholen können und die dabei aber eindeutig nach »Vergangenheit schmecken«?

Wer sind wir überhaupt? Wie sind wir zu der Person geworden, die wir heute sind? Dazu »schreiben« wir aus unseren Erinnerungen eine innere Autobiografie, die die verschiedenen Ichs unserer Vergangenheit in einen Zusammenhang bringt. Dabei wird manches betont und anderes fällt besser unter den Tisch.

Schließlich streben wir auch noch nach einem Sinn im Leben.

Alle diese Fragen werden wir im folgenden Kapitel 3.1 anhand einer komplexen Grafik, fast schon ein »Wimmelbild des Gedächtnisses«, behandeln.

Opfer von traumatischen Erfahrungen berichten immer wieder von sich aufdrängenden Bildern aus der Vergangenheit, die sie nicht oder nur schwer wieder abschütteln können. Manche von ihnen erleben vergangene Szenen immer wieder, wie in einem Albtraum, aus dem sie nicht aufwachen können. Vor hundert Jahren wurden die traumatisierten Soldaten, die »Kriegszitterer«, entweder mit grausamen Methoden behandelt oder als Simulanten abgetan.

Heute weiß man viel mehr über die Folgen schlimmer Erlebnisse. Dabei werden Teile der Erfahrungen nicht im regulären Gedächtnis abgelegt, sondern »geistern als undatierte Sinneseindrücke durch das Gehirn«, bis sie sich in einem Wiedererleben zeigen, das nicht von einem aktuellen Erleben zu unterscheiden ist, dem Flashback: Bin ich im Jetzt oder im Damals?

Die Entstehung von Traumaerinnerungen und Flashbacks lesen Sie im Kapitel 3.2 (Abb. 3-2), in einer Weiterführung der Abbildung 3-1 aus Kapitel 3.1.

Seit dem Ende des 20. Jahrhunderts wissen wir, dass es die sog. Spiegelneurone gibt. Das sind besondere Nervenzellen, die Bewegungen, wohl aber auch Gefühle und Intentionen unseres Gegenübers in unserem eigenen Gehirn nachbilden. Dies kann als Schutz vor Überraschungsangriffen dienen, aber auch zu Verwirrungen führen: Ist das noch mein Gefühl oder schon deines?

Im Kapitel 3.3 werden die Spiegelneurone als mögliche Verwirrungsquelle in die Grafik eingefügt (Abb. 3-3).

Im Kapitel 3.4 finden Sie die komplexe Grafik, welche die Grundlage für die Abbildungen 3-1 bis 3-3 bildet, als ganzes Bild mit und ohne Erläuterungen (→Abb. 3-4).

Die Inhalte dieses Kapitels 3 habe ich einer viele Stunden dauernden Vorlesung des Hirnforschers und Psychotherapeuten Daniel Siegel, einem der führenden Wissenschaftler auf dem Gebiet der Neurobiologie, entnommen und die Abbildungen 3-1 bis 3-5 dazu entworfen (Quelle: Daniel Siegel 2011).

3.1 Gesunde Erlebnisse dürfen ins Archiv und Erinnerungen aus dem Archiv »schmecken« nach Vergangenheit

In diesem Kapitel schauen wir uns an, wie die »gesunde« Verarbeitung von »gesunden« äußeren Eindrücken zu »gesunden« Gedächtnisinhalten abläuft und wir lernen etwas darüber, wie aus den vielen Eindrücken, die wir im Laufe des Lebens ansammeln, so etwas wie ein konstantes Ich mit einer Geschichte und (hoffentlich) einem Lebenssinn werden kann.

3.1.1 Theorie: Informationsfluss von Sinnesorganen bis ins Gedächtnis

Explizites Gedächtnis, Funktion des Hippocampus, Autobiografie mit Gewichtung, kohärentes Narrativ als salutogenetischer Faktor

IN DIESEM KAPITEL LESEN SIE:

1. Informationsfluss von Sinnesorganen bis ins Gedächtnis
   a. Äußere Sinneseindrücke: Sehen, Riechen, Schmecken, Tastsinn, Hören
   b. Innere Sinneseindrücke: Bauchgefühl, Lungenspannung, Herzgefühl, Körperstellung im Raum, Gedanken darüber, wie es weitergeht
2. Hippocampus: Integrationsfunktion und »Zeit- und Ich-Stempel«
3. Das Leben ohne Hippocampus bis zum 18. Lebensmonat: Ausbildung des »prähippocampalen« impliziten Gedächtnisses
4. Explizites Gedächtnis »schmeckt« nach Vergangenheit
5. Zeitlich organisiertes Archiv
6. Integration des zeitlichen Gedächtnisses
   a. Autobiografie mit unterschiedlicher Ex-post-Gewichtung der Erinnerungen
   b. Erzeugung eines kohärenten Narrativs (in sich schlüssiges Selbstkonzept mit Sinnempfindung)

Informationsfluss von Sinnesorganen bis ins Gedächtnis

Bis aus einem Erlebnis ein Gedächtnisinhalt wird, sind viele Schritte notwendig, die wir hier verständlich machen.

Äußere Sinneseindrücke
Unser Eindruck von der Welt wird durch unsere fünf nach außen gerichteten Sinne Sehen, Riechen, Hören, Schmecken und Tastsinn vermittelt (→Kap. 3.1.2, Abb. 3-1, Nr. 1).

Innere Sinneseindrücke
Den Eindrücken von außen stehen die inneren Sinnempfindungen gleichwertig gegenüber: Signale aus dem Magen-Darm-Trakt, dem Herzen, der Lunge, Informationen über die Lage des Körpers im Raum und seine Bewegungen und(!) die Gedanken darüber, wie es in den nächsten Momenten wohl weitergeht (→Abb. 3-1, Nr. 2).

Hippocampus: Integrationsfunktion

Im Hippocampus werden die Sinneseindrücke zusammengeführt und verbunden (→Abb. 3-1, Nr. 3; die Wellenlinien bekommen ein Kästchen außen herum als Symbol für die feste Verbindung zwischen den einzelnen Sinneswahrnehmungen). Zusätzlich werden sie mit einem »Zeit- und Ich-Stempel« versehen. Dann gelangen sie ins Archiv (→Abb. 3-1, Nr. 4).

Das Leben ohne Hippocampus bis zum 18. Lebensmonat

Vor der Ausreifung des Hippocampus ungefähr im 18. Lebensmonat werden häufige und intensive Erfahrungen im impliziten »prähippocampalen« Gedächtnis gespeichert, das nicht bewusst erinnerbar ist.

Explizites Gedächtnis »schmeckt« nach Vergangenheit

Gedächtnisinhalte aus dem Archiv können gezielt aktiviert »erinnert« werden. Dabei entsteht ein Eindruck von Vergangenheit der Erinnerungen. Erinnerungen verblassen und werden bei Reaktivierung verändert abgespeichert(!).

Zeitlich organisiertes Archiv

Das Archiv ist zeitlich organisiert. Erinnerungen können in zeitliche Reihenfolge gebracht werden.

Integration des zeitlichen Gedächtnisses

Die Menge der Erinnerungen wird in zwei Schritten verdichtet:

- Wir erzeugen eine uns selbst erklärende innere Autobiografie (→Abb. 3-1, Nr. 5), wobei Erlebnisse unterschiedlich stark gewichtet werden (Beispiel →Kap. 3.1.2).
- Wir erzeugen idealerweise ein »in sich stimmiges Selbstkonzept mit Sinnempfindung«, das »kohärente Narrativ« (→Abb. 3-1, Nr. 6): »Da komme ich her! Deshalb bin ich genau hier! Dorthin will ich noch gehen und meine Vergangenheit gibt mir die Kraft dazu!«
  Das Vorhandensein eines kohärenten Narrativs hat hochprotektive Wirksamkeit gegen seelische Erkrankungen. Der Mensch ist nicht mehr auf der Flucht vor seiner Vergangenheit, die hinter sich zu lassen ist, sondern sieht sie als Fundament für seine Zukunft.
  Beispiel: Der KZ-Überlebende Dr. Victor Frankl, der auf dem Boden dieser Erfahrung und Einstellung die Logotherapie entwickelt hat, die sich mit dem menschlichen Bedürfnis nach einem Sinn auseinandersetzt.

3.1.2 Der Weg der Sinneseindrücke ins Archiv, die Bildung einer inneren Autobiografie und die Entwicklung einer »Mission« unserer Person

P

Nur weil wir uns daran erinnern, dass wir schon einmal an einem Ort gewesen sind, und wie es da »zugeht«, kommen wir in der Welt zurecht: »Hier war ich schon mal, ich kenne den Ort und die Menschen hier. Ich kenne die Regeln und kann mich sicher bewegen.«

Nur weil wir uns daran erinnern, kann es ein »Zuhause« geben. Das, was ich jetzt sehe, höre, rieche etc., ist »bekannt«, es »schmeckt nach Vergangenheit«.

Wir sind aber auch »neu-gierig« und wollen neue Erfahrungen machen, neue Eindrücke erleben, bereichert nach Hause zurückkehren, ins Bekannte, Gewohnte. Dazu muss jedoch das Fremde als »neu« erkannt werden. Später können wir uns daran erinnern, was für uns im Urlaub »neu« war. Wir können in geselliger Runde von den schönen Momenten im Urlaub erzählen und wissen, dass das Schöne »damals«, in der Vergangenheit, war.

Aber auch die (kleinen) Katastrophen des Urlaubs können wir berichten und fühlen uns doch sicher im Hier und Jetzt verankert. Dabei bleibt das Erzählte in der Vergangenheit: »Damals war schlimm, aber jetzt ist alles wieder gut, sicher und normal.«

Viel, sehr viel von dem, was wir erlebt haben, vergessen wir. Und das ist auch gut so. Für die wichtigen Momente machen wir Fotos, schreiben Tagebücher. So haben wir eine Erinnerungsstütze für das, was wir erfahren haben.

Was wir erlebten, prägt uns. Wir sammeln Material für unsere Autobiografie, das wir dann auswählen und gewichten.

Im Laufe unserer Lebensjahre verändern wir uns sehr und sagen trotzdem immer »Ich« zu uns, egal, ob wir jetzt von uns reden oder eine Geschichte von vor fünf, dreißig oder achtzig Jahren erzählen. So wie ein Fluss in seinem Flussbett immer neues Wasser führt und trotzdem derselbe Fluss von der Quelle bis zur Mündung bleibt, brauchen wir eine integrierende Erzählung über uns selbst, die uns von der Wiege bis zur Bahre begleitet: das »kohärente Narrativ«.

Steigen wir ein!

IN DIESEM KAPITEL LESEN SIE:

1. Mit unseren fünf Sinnen die Welt erleben: Sehen, Hören, Riechen, Berührung, Schmecken
2. Unsere Antwort auf die Welt: Bauchgefühl, Herzgefühl, Lungenspannung, Körperstellung/-bewegung, Gedanken, wie es weitergeht
3. Zusammenfassung aller Sinneskanäle durch Hippocampus; zusätzlich bekommen die Erlebnisse einen Zeit- und Ich-Stempel
4. Der Hippocampus steht uns nicht von Geburt an zur Verfügung: die Bildung des Urvertrauens als implizites Wissen
5. Das zeitlich organisierte Archiv (explizites Gedächtnis)
6. Integration der Erinnerungen zu einer inneren Autobiografie
7. Integration der Autobiografie zu einem kohärentes Narrativ

Mit unseren fünf Sinnen die Welt erleben

Sehen, Hören, Riechen, Berührung, Schmecken

Wir nehmen die Welt durch Sinneseindrücke von außen war. Wir hören, sehen, spüren Berührung auf der Haut, riechen und schmecken (Abb. 3-1, Nr. 1).

Unsere Antwort auf die Welt

Bauchgefühl, Herzgefühl, Lungenspannung, Körperstellung/-bewegung, Gedanken, wie es weitergeht

Dazu kommen Sinneseindrücke von innen (→Abb. 3-1, Nr. 2), die gleichwertig zu den äußeren Sinneseindrücken die momentane Erfahrung prägen: Unser Bauch meldet sich (»Mir liegt etwas wie ein Stein im Magen«, »Da dreht es mir den Magen um!«). Das Herz schlägt in bestimmter Art und Weise (»Mein Herz schlägt mir bis zum Halse!«, »Da wird mir das Herz ganz weit!«). Die Lunge meldet ihren Zustand (»Mir stockt der Atem!«, »Hier kann ich frei durchatmen!«). Die Lage des Körpers im Raum und seine Bewegung fließt mit ein (»Ich habe ganz weiche Knie!«, »Ich bin wie gelähmt!«, »Ich liege ruhig da.«, »Ich fühle mich stark und kräftig!«). Dazu kommen noch die Gedanken, die ich mir über mich, meine Lage und wie es wohl jetzt mit mir weitergeht mache (»Ich bin auf einem guten Kurs!«, Ich bin in Gefahr!«, »Die Anstrengung lohnt sich!«). Auch diese Gedanken sind innere Sinnesreize, die die Wahrnehmung einer Situation prägen.

Gesunde Gedächtnisbildung mit Autobiografie und kohärentem Narrativ

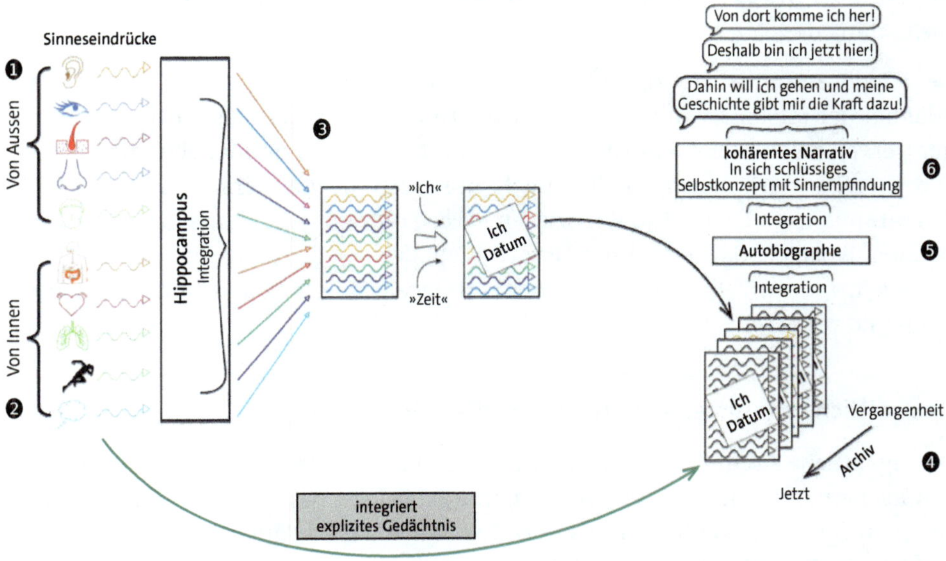

Abb. 3-1: Gesunde Gedächtnisbildung mit Autobiografie und kohärentem Narrativ. Sinneseindrücke von außen (1) und innen (2) werden vom Hippocampus (3) zusammengefasst und mit einem »Zeit- und Ich-Stempel« versehen. Somit werden sie zu expliziten Gedächtnisinhalten (4), die bei Reaktivierung nach »Vergangenheit schmecken«. Aus diesen werden Inhalte gewichtet zu einer Autobiografie geformt (5) und zu einem in sich schlüssigen Selbstkonzept mir Sinnempfindung (»kohärentes Narrativ«) (6) integriert.

Bis zu diesem Zeitpunkt sind alle Sinneseindrücke eines konkreten Erlebnisses noch vereinzelt und unabhängig voneinander im Gehirn durch neuronale Erregungsmuster repräsentiert.

Zusammenfassung aller Sinneskanäle durch Hippocampus; zusätzlich bekommen die Erlebnisse einen Zeit- und Ich-Stempel

Alle Informationen gelangen nun in einen Teil des Gehirns, das in seiner geringelten und genarbten Oberfläche an einen Seepferdchenschwanz erinnert (und deswegen, wie das Seepferdchen, den Namen Hippocampus trägt). Der Hippocampus hat die Funktion, die verschiedenen und vereinzelt wahrgenommenen Sinnesreize zusammenzufassen und »zu einem Dokument« zu verschweißen. In der Grafik ist das mit einem Kästchen um die vielen Wellenlinien dargestellt (→ Abb. 3-1, Nr. 3).

Gleichzeitig werden die Sinnesreizdokumente – die zukünftigen Erinnerungen – mit einem »Datumsstempel« versehen und mit einem »Ich-Stempel« als eigene Erfahrung oder als eigenes Erlebnis personalisiert.

Dann wird dieses Dokument – bildlich gesprochen – in das Gedächtnis geschickt, mit allen betroffenen Sinnesqualitäten.

Der Hippocampus steht uns nicht von Geburt an zur Verfügung

Die Bildung des Urvertrauens als implizites Wissen

Der Hippocampus ist erst ab ungefähr dem 18. Lebensmonat funktionsfähig. Intensive oder häufige Erlebnisse führen in dieser Zeit trotzdem schon zu festen Verschaltungen der Nervenzellen. Diese Eindrücke sind dadurch »gelernt«, sie sind aber nicht willentlich abrufbare Erinnerungen. Diese gelernten, vereinzelten Sinneseindrücke bilden das »implizite Gedächtnis«. Wir wissen etwas, ohne dass wir uns gezielt erinnern können. Beispiele dafür sind das Urvertrauen, das aus unzählig vielen Erfahrungen erwächst, »gut aufgehoben zu sein«, oder im Gegensatz dazu die Grundannahme, verloren und verlassen zu sein.

Das zeitlich organisierte Archiv (explizites Gedächtnis)

Die eigentliche Archivierung erfolgt in der Großhirnrinde. Die Sinneseindrücke werden nacheinander im Archiv (→ Abb. 3-1, Nr. 4) abgelegt. Das Archiv ist zeitlich organisiert von der Vergangenheit bis ins Jetzt. So können wir erkennen, dass die Erinnerung an unseren 18. Geburtstag vor der Erinnerung an unseren 30. Geburtstag, aber nach der Erinnerung an unseren zehnten Geburtstag »liegt«.

Integration der Erinnerungen zu einer inneren Autobiografie

Die Unmengen an Erinnerungen werden im Laufe der Zeit bearbeitet, manche verschwinden, manche tauchen wieder auf (und werden beim Wiederabspeichern verändert!). Aus diesen vielen Inhalten bilden wir eine Autobiografie (→ Abb. 3-1, Nr. 5). Dabei werden unserer Erlebnisse gewichtet, manche werden hervorgehoben, andere unterdrückt.

> **FALLBEISPIEL**
>
> Nehmen wir als Beispiel einen Jungen, der gerne mit seinem Vater angeln geht. Er lernt, die Fische zu unterscheiden, die gefangenen auszunehmen. Zu Hause hilft er gerne der Mutter beim Kochen. Auch die geangelten Fische kann er bald zubereiten. Wenn dieser Junge nun ein Koch wird, dann wird er in seiner inneren Autobiografie betonen, dass er schon immer gerne gekocht hat. Das Angeln und seine Fischkunde werden weniger stark einfließen. Wird er aber Meeresbiologe, wird er innerlich betonen, dass er sich schon immer für Fische interessiert hat, und das Kochen mit Mutter wird unterdrückt.

Integration der Autobiografie zu einem kohärenten Narrativ

Schon die Bildung einer inneren Autobiografie zeigt das Bestreben des Menschen, sich als kontinuierlich und zusammenhängend zu erleben. Das, was ich vor fünf Jahren gemacht habe, soll in einem Zusammenhang stehen mit dem, was ich jetzt tue und mit dem, womit ich mich in zehn Jahren beschäftigen werde. Nur so können wir zu einem Foto aus der Kindheit sagen: »Das zeigt mich!« Dieser innere Zusammenhang wird Kohärenz (lat. *cohaerere* = zusammenhängen) genannt.

Zusätzlich gibt es aber auch den Drang, sein eigenes Leben als sinnhaft zusammenhängend zu erleben.

Die nächste Integrationsstufe nach der Autobiografie umfasst die Bildung eines »kohärenten Narrativs«: ein »in sich schlüssiges Selbstkonzept mit Sinnempfindung« (→ Abb. 3-1, Nr. 6).

Diesen sperrigen Begriff kann man in drei Sätzen beschreiben:

- »Da komme ich her!«
- »Deswegen bin ich jetzt genau hier!«
- »Dorthin will ich noch gehen und meine Vergangenheit gibt mir die Kraft dazu!«

Ein Vorbild für mich für die Bildung eines kohärenten Narrativs sind KZ-Überlebende, die ihr Leben nach der Befreiung in den Dienst der Aufklärung über die Gräueltaten des NS-Regimes gestellt haben. Diese Menschen litten NICHT – wie andere Überlebende – an der Überlebensschuld (»Warum durfte ich überleben und meine Verwandten nicht?«). Diese KZ-Überlebenden haben dem Erleben des sinnlosen Leidens und des Todes einen Sinn abgerungen: Aufklärung und Versöhnung.

Der KZ-Überlebende Viktor Frankl, jüdischer Arzt und Psychoanalytiker, hat die heilsame Wirkung eines Sinnerlebens zum Ausgangspunkt einer ganzen Psychotherapie-Schule gemacht: Die *Logotherapie* (nicht: Logopädie) sieht die Ursache vieler seelischer Krankheiten in einem Mangel an Sinnempfinden.

Wenn es uns gelingt, ein kohärentes Narrativ zu erreichen und es gegen Schicksalsschläge zu verteidigen oder daran anzupassen, dann kann uns im Leben nicht mehr viel Schlimmes passieren.

3.2 Traumatisches Erleben: Die Vergangenheit kapert das Jetzt

So weit, so gut. In diesem Prozess des Erlebens – Verankerns – Erinnerns gibt es aber auch Fallstricke und Irrwege:

- Wenn wir nicht mehr auf die Erinnerung zugreifen können, kommen wir nicht mehr zurecht. Alles ist neu und unbekannt. Ich habe kein Zuhause mehr, egal, wo ich bin. Das Krankheitsbild der Demenz führt uns das vor Augen.
- Das Phänomen des Déjà-vu-Erlebnisses (franz. schon mal gesehen) lässt uns das Neue als »bekannt« erscheinen. Ich bin z. B. das erste Mal in meinem Leben in Tokio und doch kommt mir diese Straßenszene sehr bekannt vor. Ein garantiert »neuer« Sinneseindruck wird als »bekannt« erlebt. Bei einem chronischen Déjà-vu-Syndrom können wir nichts Neues mehr erleben: Täglich grüßt das Murmeltier.

- Es gibt aber auch das Gegenteil: Wir erleben (meist schreckliche) Erfahrungen aus der Vergangenheit wieder, als ob sie jetzt passieren würden. Im Flashback kapert unsere Vergangenheit die Gegenwart. Man könnte beim Flashback im Gegensatz zum Déjà-vu von einem Jamais-vu-Erlebnis (franz. noch nie gesehen) sprechen: Ich erlebe innerlich etwas Altes, Wohlbekanntes, kann es aber nicht von der Jetzt-Zeit unterscheiden.

Das Phänomen des Flashbacks wollen wir anhand der Abbildung 3-2 verständlich machen.

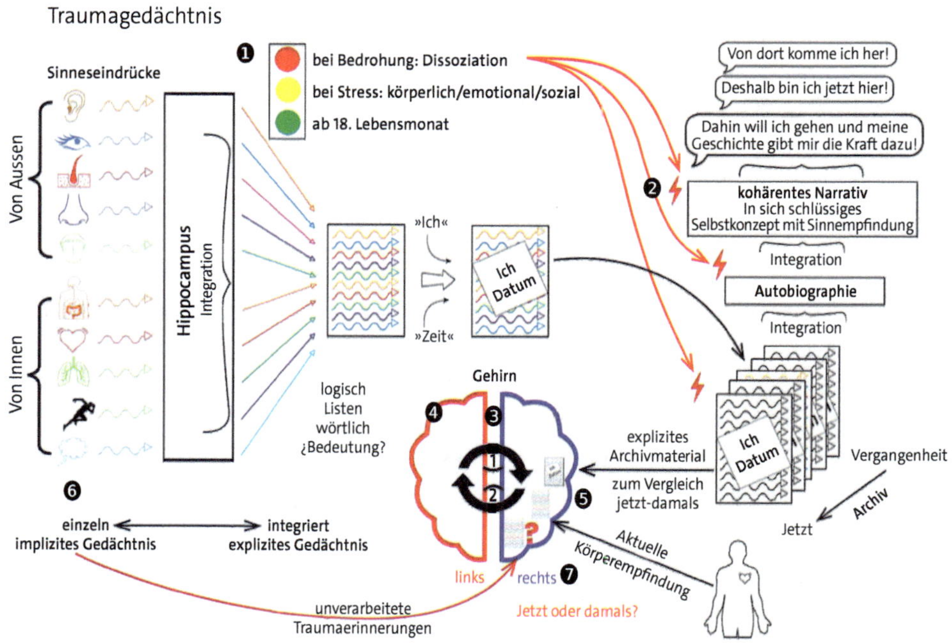

Abb. 3-2: Traumagedächtnis.
Der Hippocampus (1) kann bei zu starken oder zu intensiven Eindrücken einige oder alle Sinneskanäle »sperren«. Dadurch wird das Archiv zwar geschützt, aber es entstehen Lücken im Archiv, in der Autobiografie und im kohärenten Narrativ (2). Gleichzeitig bleiben die »gesperrten« Informationen im impliziten Gedächtnis (6) gespeichert. Das Gehirn (3) ist Mittler zwischen Innen und Außen. Die linke Hirnhälfte (4) ist nach außen gewandt, denkt logisch, liebt Listen und versteht Worte wörtlich. Sie kann keine Bedeutung zumessen. Sie steht im Austausch (Kreispfeil 1) mit der rechten Hirnhälfte (5), die Archivmaterial aus dem expliziten Gedächtnis und aktuelle Körperempfindungen für die Bedeutungszumessung eines Sinneseindrucks zur Verfügung stellt (Kreispfeil 2). Ähnelt die zu bewertende Situation einer früheren »gesperrten« Information aus dem impliziten Gedächtnis (6), dann wird diese Information ebenfalls aktiviert. Sie ist aber nicht mit einem »Datumsstempel« versehen (kein Kästchen, kein Etikett wie explizite Gedächtnisinhalte) (7) und kann deshalb nicht von einer aktuellen Sinnesinformation unterschieden werden: Die Vergangenheit kapert die Gegenwart.

3.2.1 Theorie: Unvollständige Gedächtnisbildung bei Trauma (implizites Gedächtnis), Flashbacks

T

IN DIESEM KAPITEL LESEN SIE:

1. Der Hippocampus: Wächter des Archivs
2. Die Folgen der Schutzfunktion des Hippocampus
3. Das Gehirn: Schnittstelle zwischen Außen und Innen
4. Die linke Hemisphäre
5. Die rechte Hemisphäre
6. Falsche Bedeutungszuschreibung/Flashback
7. Trauma-Erinnerungen sind nicht von Jetzt-Wahrnehmung zu unterscheiden
8. Traumatherapie: Implizite Gedächtnisinhalte ins Archiv integrieren

Der Hippocampus: Wächter des Archivs

Nach seiner Ausreifung ab dem 18. Lebensmonat hat der Hippocampus auch die Funktion, innere und äußere Sinnesreize, die zu intensiv oder bedrohlich sind, durch Dissoziation zu blockieren, »damit sie nicht das Archiv, die Autobiografie und das Narrativ beschädigen« (→Abb. 3-2, Nr. 1).

Die Folgen der Schutzfunktion des Hippocampus

Durch die Blockade entstehen ggf. später behindernde Lücken im Archiv, in der Autobiografie und im Narrativ (→Abb. 3-2, Nr. 2). Zugleich steigt die Menge der (bedrohlichen) impliziten Gedächtnisinhalte an (→Abb. 3-2, Nr. 6).

Das Gehirn: Schnittstelle zwischen Außen und Innen

Das Gehirn (→Abb. 3-2, Nr. 3) fungiert als Schnittstelle zwischen Außen- und Innenwelt. Rechte und linke Hemisphäre haben unterschiedliche Aufgaben und entwickeln sich abwechselnd.

Die linke Hemisphäre

Die linke Hemisphäre (→Abb. 3-2, Nr. 4) ist nach außen orientiert, denkt logisch, liebt Listen, versteht alles wörtlich und kann mit Bedeutungen wenig anfangen (engl. *4L: thinks logical, loves lists, takes words literally, lacks meaning*). Für die Bedeutungszuschreibung muss es das rechte Gehirn hinzuziehen (→Abb. 3-2, Kreispfeil 1).

Die rechte Hemisphäre

Das rechte Gehirn (→Abb. 3-2, Nr. 5) gibt Eindrücken eine Bedeutungszuweisung durch Archivmaterial (in der Abbildung mit Kästchen und Stempel) und aktuelle eigene Körperzustände (in der Abbildung ein Wellenpaket ohne Kästchen und Stempel) an das linke Gehirn zurück (→Abb. 3-2, Kreispfeil 2) (→auch Metapher im Kap. 3.2.2, Abschn. »Das rechte Gehirn ...«).

Falsche Bedeutungszuschreibung/Flashback

Bei (entfernter) Ähnlichkeit zwischen altem Trauma und Jetzt: Implizite Gedächtnisinhalte werden aktiviert (→Abb. 3-2, Nr. 6).

Trauma-Erinnerungen sind nicht von Jetzt-Wahrnehmung zu unterscheiden

Implizite Gedächtnisinhalte sind nicht zu einem Gesamteindruck verbunden und haben in der Abbildung kein Kästchen und keinen Datumsstempel (→Abb. 3-2, Nr. 7). Wir finden in der Abbildung in der rechten Gehirnhälfte zwei Wellenpakte ohne Kästchen und ohne Stempel. Diese Sinneseindrücke sind nicht voneinander unterscheidbar. Es entsteht ein »Flashback«.

Traumatherapie: Implizite Gedächtnisinhalte ins Archiv integrieren

Traumatherapie soll implizite Gedächtnisinhalte dadurch entschärfen, dass sie ins explizite Gedächtnis überführt werden. Dies muss unter gesicherten Bedingungen (gute therapeutische Beziehung, Offenheit für neue Entwicklungen, genügend Zeit etc.) erfolgen, sonst droht eine Retraumatisierung.

P 3.2.2 Wie kommt es zu »zeitlosen Erinnerungen«, die uns in die Vergangenheit entführen?

Erleben wir etwas, was zu groß oder zu bedrohlich für uns ist, dann wollen wir uns daran nicht erinnern. Im Kino können wir uns die Augen zuhalten, im richtigen Leben geht das aber nicht so einfach. Deshalb werden die überwältigenden Eindrücke anders verarbeitet.

Diese andere Verarbeitung, die prinzipiell eine nützliche Funktion zum Schutz unseres Gedächtnisses vor zu schlimmen Eindrücken ist, hat aber auch unerwünschte Nebeneffekte: Das Erlebnis ist zwar nicht im expliziten Gedächtnis verankert, geistert aber als Erinnerungsspur »prähippocampal« im Gehirn herum und verändert – unwillkürlich – unsere Wahrnehmung der Jetzt-Situation. Etwas, was garantiert neu und ungefährlich ist, wird als bedrohlich erlebt, weil es mit alten Erinnerungen »garniert«

wird, die wir nicht als alte Erinnerungen erkennen. Wir haben also eine verzerrende Brille auf, die wir nicht bemerken (können).

FALLBEISPIEL

Ein Feuerwehrmann kommt zu einem Unfall. Der Fahrer eines Lkw ist eingeklemmt. Dieselöl ist ausgelaufen. Der Feuerwehrmann soll den Fahrer beruhigen. Er ist so schwer verletzt, dass letztlich jede Rettung zu spät kommt. Der Fahrer stirbt schmerzvoll in Gegenwart des hilflosen Feuerwehrmannes. Auch noch nach Jahren kann der Mann keinen Heizungsraum betreten, da der Heizölgeruch ihn an die Unfallstelle zurückversetzt. Er erlebt innerlich den Unfall als Jetzt-Zeit, als ob er gerade jetzt zum Unfall kommen würde und die Szene noch nie gesehen hätte: ein schreckliches Jamais-vu-Erlebnis, ein Flashback. Der Heizungsraum ist eigentlich sicher – und doch nicht unterscheidbar von dem Unfall von damals. Da hilft auch kein »Das ist doch schon so lange her, das musst du vergessen können!«.

IN DIESEM KAPITEL LESEN SIE:

1. Der Hippocampus als Wächter des Archivs
2. Die Folgen der Schutzfunktion des Hippocampus
3. Das Gehirn: Die Schnittstelle zwischen Außen und Innen
4. Das linke Gehirn: Nach außen orientiert, denkt logisch, liebt Listen, versteht alles wörtlich, hat aber von Bedeutungen keine Ahnung
5. Das rechte Gehirn: Gibt Eindrücken eine Bedeutung durch Archivmaterial und aktuelle eigene Körperzustände
6. Falsche Bedeutungszuschreibung bei (entfernter) Ähnlichkeit zwischen altem Trauma und Jetzt: Alte Inhalte ohne Datumsstempel (implizites Gedächtnis) werden eingespielt, erscheinen wie Jetzt
7. Trauma-Erinnerungen sind nicht von Jetzt-Wahrnehmungen zu unterscheiden: Der Flashback
8. Traumatherapie: Implizite Gedächtnisinhalte ins Archiv integrieren

Der Hippocampus als Wächter des Archivs

Der Hippocampus, der für die Archivierung der Sinneseindrücke ins explizite Gedächtnis zuständig ist, kann bei großem körperlichem, emotionalem oder sozialem Stress einige Sinnesreize für die Weiterverarbeitung »sperren« (→Abb. 3-2, Nr. 1). Damit soll das explizite Gedächtnis vor der »Verschmutzung« durch schlimme Erfahrungen (z. B. Unfälle, seelische Schmerzen, aber auch Demütigungen) geschützt werden. Bei sehr starker Bedrohung kann der Hippocampus die Weiterverarbeitung total sperren: Wir »treten weg«, sind »nicht mehr dabei, wenn andere sich an uns vergehen«. Das nennt man Dissoziation.

MERKE
Was als »schlimm« oder »überwältigend« gilt, ist nicht nach einer fixen Skala festgelegt, sondern bezieht sich auf die dem Individuum zur Verfügung stehenden Verarbeitungskapazitäten. Diese können durch vorherige traumatische Erfahrungen geschwächt sein, sodass ein geringerer Reiz ausreicht, um als traumatisch verarbeitet zu werden.

Die Folgen der Schutzfunktion des Hippocampus

Diese Sperrung der Informationen erfolgt sicher in der »besten Absicht«, das Archiv vor schlimmen Erfahrungen schützen, nach dem Motto: »Was ich nicht weiß, macht mich nicht heiß/ängstlich/traurig ...!« Sie hat aber auch negative Folgen.

Im zeitlich organisierten Archiv, in der Autobiografie und im kohärenten Narrativ entstehen durch die Schutzaktion des Hippocampus Lücken (→ Abb. 3-2, Nr. 2). So, wie bei einer Bewerbung viele Lücken im Lebenslauf den beruflichen Erfolg schmälern, können uns die Lücken im expliziten Gedächtnis und seinen Folgeprodukten (Autobiografie und Narrativ) den Umgang mit uns selbst, mit anderen und unsere Orientierung im Leben erschweren.

Zusätzlich bleiben diese Sinneserfahrungen im impliziten Gedächtnis »liegen« (→ Abb. 3-2, Nr. 6), was schwerwiegende Folgen hat.

Das Gehirn: die Schnittstelle zwischen Außen und Innen

Die Aufgabe des Gehirns (→ Abb. 3-2, Nr. 3) ist es, uns die Navigation in der physischen, emotionalen und sozialen Welt zu ermöglichen. Dazu hat es als Schnittstelle zwischen der Außenwelt und der Innenwelt eine wichtige Aufgabe. Das Gehirn ist in zwei Hälften (Hemisphären) aufgeteilt, die zum Teil gleiche Funktionen haben, zum Teil sich aber in der Funktionsweise ergänzen. Sie entwickeln ihre Funktionalität in der Kindheit abwechselnd rechts und links, nach und nach.

Das linke Gehirn

Nach außen orientiert, denkt logisch, liebt Listen, versteht alles wörtlich, hat aber von Bedeutungen keine Ahnung

Die linke Gehirnhälfte ist der Außenwelt zugewandt (→ Abb. 3-2, Nr. 4). Es will alles logisch verstehen, es liebt Listen und hat gerne klare, eindeutige Worte. Wenn ein Kind in seiner »Warum-Fragephase« ist, dann ist die linke Hemisphäre gerade sehr aktiv. Ein Problem hat das linke Gehirn aber trotz allen Wissens immer noch: Es kann den gehörten oder gelesenen Worten nicht die Zwischentöne entnehmen, es kann nicht »zwischen den Zeilen lesen«. Betriebsanleitungen kann das linke Gehirn verstehen, aber keine Gedichte erfassen. Um diese Informationen zu erschließen, muss es Rücksprache mit der rechten Gehirnhälfte nehmen (→ Abb. 3-2, Kreispfeil 1).

Das rechte Gehirn

Gibt Eindrücken eine Bedeutung durch Archivmaterial und aktuelle eigene Körperzustände

Die rechte Hemisphäre (→Abb. 3-2, Nr. 5) ist stark mit dem Archiv des expliziten Gedächtnisses verbunden. Gleichzeitig werden aktuelle äußere und innere Sinnesreize überwiegend in der rechten Hirnhälfte repräsentiert.

Das rechte Gehirn gibt auf Anfrage des linken Gehirns nun Archivmaterial zurück (→Abb. 3-2, Kreispfeil 2), das eindeutig aus der Vergangenheit kommt (in der Grafik mit Kästchen und Stempel), und aktuelle sowie damit unarchivierte Jetzt-Zeit-Informationen über innere und äußere Sinnesreize (in der Grafik ein Wellenpaket ohne Kästchen und Stempel). Aus der Zusammenschau von linken und rechten Inhalten kann die Situation, in der wir uns befinden, gut eingeschätzt werden.

Wenn ich dieses Schema jemandem erkläre, füge ich an der Stelle eine kleine witzige Verdeutlichung ein. Sie lebt vom gesprochenen Wort, von den Zwischentönen, denn »der Ton macht die Musik«. Ich versuche es trotzdem und erzähle hier die Geschichte.

METAPHER Der Ton macht die Musik

Ich habe einen kleinen Test vorbereitet, mit dem Sie prüfen können, ob sie ein linkes und rechtes Gehirn haben und ob die beiden gut zusammenarbeiten.

Der Test ist eine Scherzfrage: »Was ist Unterschied zwischen konsequent und inkonsequent?« (Ganz linkshirnige Menschen finden den Unterschied in der Vorsilbe »in-«. Das ist aber nicht gemeint.) Ich fahre fort: »Konsequent ist: Heute so, morgen so!« Das spreche ich streng und gleichförmig aus. »Inkonsequent ist: Heute so, morgen so!« Das spreche ich melodisch wechselnd aus. Nun hat das linke Gehirn ein Problem und wendet sich an das rechte Gehirn (ich halte die linke Hand vor dem Mund spreche dadurch nach rechts): »Hallo rechtes Gehirn, wir haben hier einen Witz erzählt bekommen, den ich nicht verstehe. Kannst Du mir weiterhelfen?« Das rechte Gehirn antwortet (ich wechsle die vorgehaltene Hand, sie ist jetzt nach links geöffnet): »Gerne, linkes Gehirn, können wir noch mal die Tonspur hören?« Ich wiederhole meine beiden »Heute so, morgen so!«-Aussagen in unterschiedlichem Tonfall. »Alles okay, ich gehe ins Archiv und vergleiche die Sprachmelodie«, antwortet das rechte Gehirn. Dann meldet es sich wieder: »Das ist doch klar. Die erste Art, ›Heute so, morgen so!‹ auszusprechen, meint preußischen Kadavergehorsam, die zweite Art eher so ein südländisches ›Komm´ ich heut´ nicht, komm´ ich morgen!‹«. Das linke Gehirn antwortet: »Das ist ja hochinteressant: zweimal dieselben Worte, komplett unterschiedliche Bedeutung! Jetzt kann ich auch mitlachen!«

Falsche Bedeutungszuschreibung bei (entfernter) Ähnlichkeit zwischen altem Trauma und Jetzt

Wenn eine zu bewertende Jetzt-Situation in irgendeiner Sinnesqualität (Hören, Sehen, Bauchgefühl, Körperlage oder Gedanken, darüber, wie es weitergeht etc.) (entfernte) Ähnlichkeiten mit einer früheren Situation aufweist, deren Verarbeitung vom Hippocampus gesperrt wurde und deswegen vereinzelt im impliziten Gedächtnis abgelegt ist (→Abb. 3-2, Nr. 6), kann das rechte Gehirn diese Informationen aktivieren und »einspielen«. Das Gleiche gilt auch für Sinnesreize, die vor dem 18. Lebensmonat erlebt und (weil der Hippocampus noch nicht funktionsfähig war) zu impliziten Gedächtnisinhalten wurden.

Trauma-Erinnerungen sind nicht von Jetzt-Wahrnehmungen zu unterscheiden: Der Flashback

Die eingespielten Inhalte aus dem »prähippocampalen« impliziten Gedächtnis sind nicht vom Hippocampus verarbeitet, sind deshalb nicht zu einem Gesamteindruck verbunden und haben kein Kästchen und keinen Datumsstempel. Wir finden in der Grafik in der rechten Gehirnhälfte zwei Wellenpakte ohne Kästchen und ohne Stempel (→Abb. 3-2, Nr. 7). Diese Sinneseindrücke aus der Jetzt-Zeit und der Vergangenheit sind nicht voneinander unterscheidbar. Dieses Erleben nennt man »Flashback«. Das Wort »Flashback« wurde von Menschen mit LSD-Erfahrung geprägt. LSD hat die Eigenschaft, unvorhersehbar einen »Gratisrausch« ohne LSD-Einnahme zu erzeugen.

FALLBEISPIEL

Der Feuerwehrmann im Eingangsbeispiel riecht in einem Heizungsraum Heizöl und wird von unverarbeiteten impliziten Gedächtnisinhalten überflutet. Er ist »mit einem Bein« im Heizungskeller seines Hauses und »mit dem anderen Bein« steht er an der Unfallstelle und erlebt erneut hilflos den Tod des Lkw-Fahrers: Er findet sich in der jetzigen Realität nicht mehr zurecht.

Traumatherapie: Implizite Gedächtnisinhalte ins Archiv integrieren

Traumatherapie hat das Ziel, die vereinzelt im impliziten Gedächtnis gespeicherten Inhalte ins explizite Gedächtnis zu überführen. Dazu muss der Hippocampus unter sicheren Bedingungen so weit »heruntergekühlt« werden, dass er während der Therapie nicht wieder »zumachen muss«, was zu einer Retraumatisierung führen würde. Sichere Bedingungen sind z. B. eine belastbare Beziehung zur Therapeutin oder zum Therapeuten, Offenheit des Therapeuten für unvorhergesehene Entwicklungen in der Therapie, sichere räumliche Bedingungen und genügend Zeit.

3.3 Ich fühle das, was du nicht sagst: Die Kommunikation der Spiegelneuronen

Wir haben in den beiden vorangegangenen Kapiteln viel über eine gesunde Gedächtnisbildung gelernt. Wir haben verstanden, wie Inhalte aus dem impliziten Traumagedächtnis unsere Einschätzung der Situation, in der wir uns gerade befinden, einfärben und verzerren können.

Nun wollen wir noch eine weitere Gehirnfunktion kennenlernen, die uns einerseits hilft, uns mit anderen zu verständigen, andererseits aber auch Verwirrung stiften kann: die Tätigkeit der Spiegelneurone (Abb. 3-3).

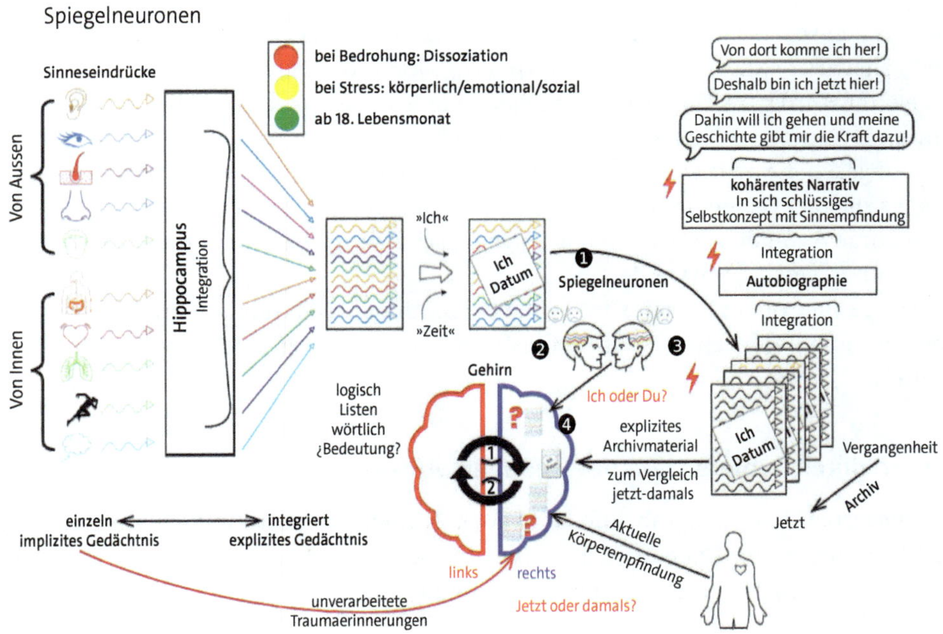

Abb. 3-3: Spiegelneuronen.
Durch die Spiegelneuronen (1) können wir Bewegungen unseres Gegenübers innerlich nachbilden und eine Reaktion darauf vorbereiten. Vermutlich bilden wir auch Gefühle und Gedanken unseres Gegenübers (2) mehr oder weniger per Spiegelneuronenaktivität in uns (3) nach. Diese Jetzt-Zeit-Sinneseindrücke haben aber keinen »Ich-Stempel«. Dadurch ergibt sich die Frage: »Fühle ich oder ist es dein Gefühl in mir?« (4).

3.3.1 Theorie: Spiegelneurone, Nachahmung, Empathie, Hyperempathie, projektive Identifizierung

IN DIESEM KAPITEL LESEN SIE:

1. Spiegelneurone
2. Lernen durch Kopieren von Bewegungen, Ausdrücken, Gefühlen
3. Gefühlsansteckung
4. Problem der Meinhaftigkeit der Gefühle
5. Spiegelneurone: Anatomischer Pathway für die projektive Identifikation?

Spiegelneurone

Spiegelneurone (→Abb. 3-3, Nr. 1) wurden erstmals von Giacomo Rizzolatti 1992 an Makaken beschrieben (di Pellegrino et al. 1992). Eine Entdeckung, die von der großen Fachzeitschrift »Nature« mit der Begründung »nicht von allgemeinem Interesse« erst abgelehnt wurde. Die Unterteilung in planende Neurone (»Asterix-Neurone«) und ausführende Neurone (»Obelix-Neurone«) ist seit Langem bekannt. Spiegelneurone reagieren auf gesehene oder vermutete Bewegungen anderer Menschen mit Aktivität, ohne dass es zu einer realen motorischen Aktivierung kommt. Dies kann als Simulation der Bewegungen anderer zur besseren Folgenabschätzung (freundliche oder feindliche Bewegung?) verstanden werden.

Spiegelneuronentätigkeit wird auch bei Emotionen und Intentionen vermutet. Die Forschung am Menschen ist allerdings nach wie vor wegen ethischer Fragen eingeschränkt.

Lernen durch Kopieren von Bewegungen, Ausdrücken, Gefühlen

Kinder lernen Bewegungsabläufe, aber auch Mimik, Sprechen und Gefühlsausdruck durch Nachahmung. Dabei wird der durch Spiegelneurone induzierte Planungsimpuls meist ungebremst in reale Bewegung umgesetzt.

Gefühlsansteckung

Vermutlich bilden Spiegelneurone die neuronale Grundlage für Mitgefühl und Empathie. Das bekannte Phänomen der »ansteckenden Heiterkeit« beispielsweise oder der Übernahme einer aggressiven Stimmung lässt sich mit Spiegelneuronenaktivität gut erklären (→Abb. 3-3, Nr. 2 und Nr. 3).

Beispiel: YouTube-Video, Suchworte: »Bündnerfleisch« und »Merz« (www.youtube.com/watch?v=cErlcvfjyZU; letzter Zugriff: 10. 12. 2025).

Problem der Meinhaftigkeit der Gefühle

Gefühle und wertende Gedanken können im Allgemeinen als genuin meinhaft gewertet werden. Deshalb kann es zu einem Problem werden, wenn durch Spiegelneurone induzierte Gefühle »für die eigenen gehalten« werden (→Abb. 3-3, Nr. 4): Ist das noch mein Gefühl oder deines? Hier könnte auch eine Erklärung für die Hyper- oder Hypoempathie bei bestimmten Krankheitsbildern, beispielsweise Autismus-Spektrum-Störungen, liegen.

Spiegelneurone: Anatomischer Pathway für die projektive Identifikation?

Die projektive Identifikation ist ein psychoanalytischer Begriff, der sich in seiner Bedeutung gewandelt hat. Der Patient induziert im Therapeuten Gefühle, die zu einer ungewöhnlich starken Gegenübertragung führen. Idealerweise wird dies vom Therapeuten erkannt und therapeutisch verwendet (»Ich spüre da sehr viel Wut in mir. Kann es sein, dass es in Ihnen einen wütenden Anteil gibt, der nicht gezeigt werden darf?«). Im ungünstigen Fall identifiziert sich der Therapeut mit dem angebotenen Gefühl (»Ich bin sehr wütend auf Sie!«, »Ich beende die Behandlung!«) und brütet es wie ein Kuckucksei aus (→Kap. 10).

3.3.2 Sind das noch meine Gefühle oder fühle ich dich?

P

Ob unser Gegenüber zur Tasse greift, weil er nur einen Schluck trinken möchte oder weil er sie uns an den Kopf werfen will, sollten wir besser früher als zu spät verstehen. Dabei helfen uns die Spiegelneurone. Was diese Annahmen über die Spiegelneuronen für uns bedeuten, sehen wir im letzten Abschnitt unserer Abbildung 3-3.

IN DIESEM KAPITEL LESEN SIE:

1. Eine Entdeckung, die erst wegen »mangelnden Interesses« von der großen Fachzeitschrift »Nature« abgelehnt wurde
2. Lernen durch Nachahmung
3. Ansteckende Heiterkeit
4. Ist das noch mein Gefühl oder deines?
5. Spiegelneurone: Eine Erklärung für Kuckucksei-Gefühle?

Eine Entdeckung, die erst wegen »mangelnden Interesses« von der großen Fachzeitschrift »Nature« abgelehnt wurde

In den 1990er-Jahren wurde in Italien an den neurologischen Abläufen bei Bewegungen geforscht. Man konnte den Neuronen bei der Arbeit zusehen: Wird eine gewollte Bewegung initiiert, dann wird die Bewegung von »Planungsneuronen« zuerst geplant und abgestimmt, bevor sie dann von »Motoneuronen« ausgeführt wird. Diese Unterteilung in planende »Asterix-Neurone« und ausführende »Obelix-Neurone« war schon lange zuvor bekannt. Per Zufall entdeckten die Forscher, dass bei einem Individuum (in diesem Fall einem Makaken, einer Affenart) die Planungsneurone aktiv wurden, wenn es die Bewegung des Gegenübers (in diesem Fall den Griff des Forschers nach der Schale mit den Erdnüssen) sah oder auch die (verdeckte) Bewegung sich nur erschließen konnte.

Diese Entdeckung war eine Sensation! In der Folge wurde die Spiegelneuronentätigkeit nicht nur für Bewegungen nachgewiesen, sondern auch für Gefühle und Gedanken vermutet.

Beim Menschen gestaltet sich die Forschung aus ethischen Gründen sehr schwierig. Es gibt aber Nachweise, dass auch wir über Spiegelneurone verfügen (→ Abb. 3-3, Nr. 1). Wir bilden also die Bewegung des Gegenübers in unserem Gehirn nach, als ob wir sie selbst ausführen wollten. Die Weitergabe an die »Obelix-Neurone« wird aber bei Erwachsenen meist unterbunden.

Lernen durch Nachahmung

Bei Kindern ist die Blockade der »Obelix-Neurone« nicht ausgeprägt: Deshalb machen sie unsere Bewegungen nach, deshalb öffnen die Eltern den Mund, wenn sie ihr Kind füttern, in der Hoffnung, die Spiegelneurone des Kindes öffnen auch dessen Mündchen. So lernen Kinder, sich zu bewegen, zu sprechen und vermutlich auch zu fühlen.

Ansteckende Heiterkeit

Die Formulierung »ansteckende Heiterkeit« beschreibt sehr schön die Erfahrung, dass eine Emotion von einer Person auf eine andere Person übertragen wird (→ Abb. 3-3, Nr. 2 und Nr. 3).

Meinen Patienten empfehle als »Heiterkeitsansteckung« ein YouTube-Video (Stichworte Merz und Bündnerfleisch: www.youtube.com/watch?v=cErlcvfjyZU; letzter Zugriff: 10.12.2025), in dem der schweizerische Finanzminister (von Berufs wegen sicherlich keine Spaßkanone) eine Parlamentsanfrage vor dem schweizerischen Parlament beantworten muss. Es dreht sich um Besteuerung von Fleischimporten. Der Minister Merz hat die Antwort nicht selbst verfasst, sondern liest die eines Mitarbeiters vor. Er versteht von dem Juristendeutsch kein Wort. Im Laufe seiner Rede wird er unwillkürlich immer lustiger und kann zum Schluss das Wort »Bünderfleisch« nicht mehr aussprechen, ohne vor Lachen zusammenzubrechen. Diese Heiterkeit ist sehr ansteckend.

Ist das noch mein Gefühl oder deines?

Wir nutzen diese Gefühlsansteckung im Alltag ständig: Wir schauen eine Komödie an, wenn wir lachen wollen, wir tauchen in einen traurigen Film ein oder hören uns traurige Musik an, wenn wir selbst an unsere Trauer nicht so recht herankommen oder wir durch die Personen im Film oder durch die Musik einen emotionalen Resonanzraum brauchen.

In direktem Kontakt mit anderen kann so Mitgefühl entstehen, die Tränen eines anderen rühren uns an.

Wir können aber auch von den Gefühlen oder Gedanken unseres Gegenübers gekapert werden (→Abb. 3-3, Nr. 4): Woher kommt meine rasende Wut so plötzlich? Oder ist es deine Wut, die auf mich »abfärbt«?

BEISPIEL Emotionale Pannenhilfe

Stellen wir uns vor, wir fahren mit unserem Auto und plötzlich leuchtet die Öldruck-Warnlampe auf. Wir fahren sofort an den Fahrbahnrand und rufen den Pannendienst. Wenn dieser eintrifft, wird er sein Auto hinter unserem parken, unsere Kühlerhaube öffnen, den Peilstab herausziehen und sagen: »Sie haben zu wenig Öl, ich schütte etwas nach, damit kommen Sie zur nächsten Werkstatt oder ich schleppe Sie gleich ab.«

Übertragen wir das auf eine menschliche Beziehung: Nehmen wir an, dass ein Kind Fieber hat und die Mutter auch ein bisschen angeschlagen ist. Sie legt die Hand auf die Stirn des Kindes. Sie kann aber nicht unterscheiden, ob sie selbst eine warme Hand oder das Kind einen heißen Kopf hat. Die Mutter wird nun dem Kind ein Fieberthermometer in den Po stecken und die Temperatur messen und bei Fieber die entsprechenden Maßnahmen ergreifen. Sie kann sich selbst auch ein Thermometer unter die Achsel stecken und sich überzeugen, dass sie kein Fieber hat. Das wäre eine rein körperliche Pannenhilfe, beruhend auf klar getrennten Messergebnissen für Mutter und Kind. Emotionale Pannenhilfe läuft anders ab:

Stellen wir uns eine Mutter oder einen Vater mit einem Kind vor. Das Kind hat ein Problem (Hunger, Durst, zu warm ...), kann das aber nicht verbal äußern. Nur der Gefühlsausdruck steht ihm zur Verfügung. Über die Spiegelneurone wird das Gefühl des Kindes in die Pflegeperson übertragen. Die Pflegeperson muss nun das in ihr hervorgerufene kindliche Gefühl vom eigenen unterscheiden können. Die Pflegeperson muss z. B. den Hunger des Kindes irgendwie spüren, obwohl sie selbst gerade erst gut gegessen hat. Bildlich gesprochen: Bei »emotionalem Fieber« des Kindes steckt sich die Pflegeperson ein Thermometer unter die rechte Achsel, um die eigene »emotionale Temperatur« zu messen, und ein zweites Thermometer unter die linke Achsel, um die »emotionale Temperatur« des Kindes zu messen. Und sie muss beide Messungen unterscheiden und zuordnen können. Das ist nicht trivial.

Übertragen auf das Autobeispiel würde das bedeuten: Der Pannendienst kommt, stellt sein Auto in »Tuchfühlung« neben unser Auto. Dann öffnet er die eigene Kühlerhaube, zieht seinen eigenen Peilstab aus dem Motor und liest »zu wenig Öl« ab. Da er aber weiß, dass er heute früh Öl geprüft hat und bei ihm alles in Ordnung ist, kann er zu uns sagen, dass *wir* zu wenig Öl haben mit den oben beschriebenen Folgen.

Spiegelneurone: Eine Erklärung für Kuckucksei-Gefühle?

Ich sehe in der Tätigkeit der Spiegelneurone eine neuronale Erklärung des psychologischen Phänomens der »projektiven Identifikation«: Mein Gegenüber »verführt« mich zu einer von ihm selbst abgelehnten Haltung oder Stimmung, ich akzeptiere sie wie ein Kuckucksei und bin fortan davon besetzt. Im Kapitel 10 »Das Kuckucksmodell ...« wird dieser Mechanismus ausführlich besprochen.

3.4 Traumagedächtnis und Spiegelneurone auf einem Blick

In den folgenden Abbildungen 3-4 und 3-5 werden abschließend noch einmal das gesunde Gedächtnis, das Traumagedächtnis und die Spiegelneurone übersichtlich dargestellt.

3.5 Online-Material

Video

- Lange her, doch heute wirksam: die Neurobiologie des Traumas

Downloadmaterial

- Abbildung 3-1 bis Abbildung 3-3 mit Erklärung

Gedächtnisbildung, Traumagedächtnis und Spiegelneurone

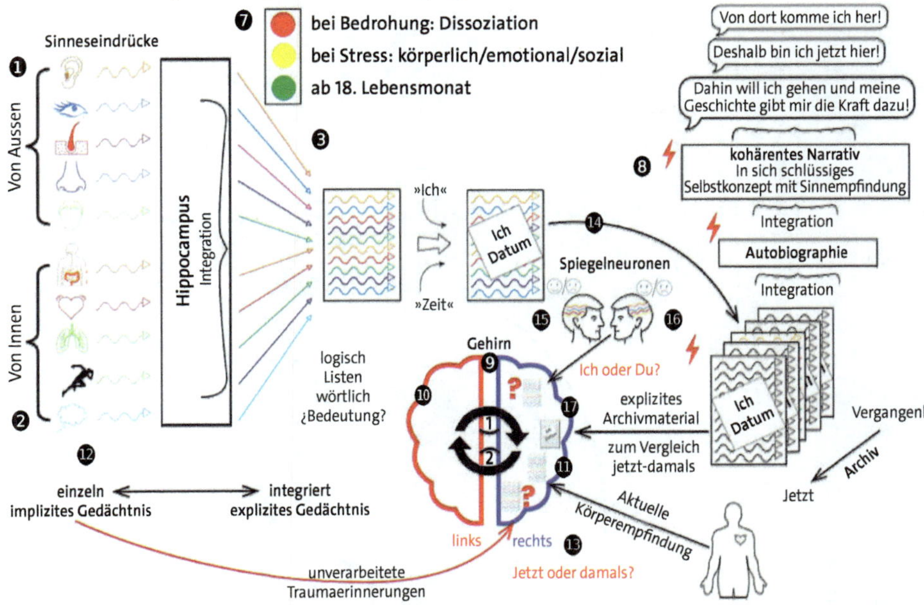

Abb. 3-4: Gesundes Gedächtnis, Traumagedächtnis und Spiegelneurone auf einen Blick.

Gesundes Gedächtnis:

Sinneseindrücke von außen (1) und innen (2) werden vom Hippocampus (3) zusammengefasst und mit einem »Zeit- und Ich-Stempel« versehen. Somit werden sie zu expliziten Gedächtnisinhalten (4), die bei Reaktivierung nach »Vergangenheit schmecken«. Aus diesen werden Inhalte gewichtet zu einer Autobiografie geformt (5) und zu einem in sich schlüssigen Selbstkonzept mir Sinnempfindung (»kohärentes Narrativ«) (6) integriert.

Traumagedächtnis:

Der Hippocampus (7) kann bei zu starken oder zu intensiven Eindrücken einige oder alle Sinneskanäle »sperren«. Dadurch wird das Archiv zwar geschützt, aber es entstehen Lücken im Archiv, in der Autobiografie und im kohärenten Narrativ (8). Gleichzeitig bleiben die »gesperrten« Informationen im impliziten Gedächtnis (12) gespeichert. Das Gehirn (9) ist Mittler zwischen Innen und Außen. Die linke Hirnhälfte (10) ist nach außen gewandt, denkt logisch, liebt Listen und versteht Worte wörtlich. Sie kann keine Bedeutung zumessen. Sie steht im Austausch (Kreispfeil 1) mit der rechten Hirnhälfte (11), die Archivmaterial aus dem expliziten Gedächtnis und aktuelle Körperempfindungen für die Bedeutungszumessung eines Sinneseindrucks zur Verfügung stellt (Kreispfeil 2). Ähnelt die zu bewertende Situation einer früheren »gesperrten« Information aus dem impliziten Gedächtnis (12), dann wird diese Information ebenfalls aktiviert. Sie ist aber nicht mit einem »Datumsstempel« versehen (kein Kästchen, kein Etikett wie explizite Gedächtnisinhalte) (13) und kann deshalb nicht von einer aktuellen Sinnesinformation unterschieden werden: Die Vergangenheit kapert die Gegenwart.

Spiegelneurone:

Durch die Spiegelneuronen (14) können wir Bewegungen unseres Gegenübers innerlich nachbilden und eine Reaktion darauf vorbereiten. Vermutlich bilden wir auch Gefühle und Gedanken unseres Gegenübers (15) mehr oder weniger per Spiegelneuronenaktivität in uns (16) nach. Diese Jetzt-Zeit-Sinneseindrücke haben aber keinen »Ich-Stempel«. Dadurch ergibt sich die Frage: »Fühle ich oder ist es dein Gefühl in mir?« (17).

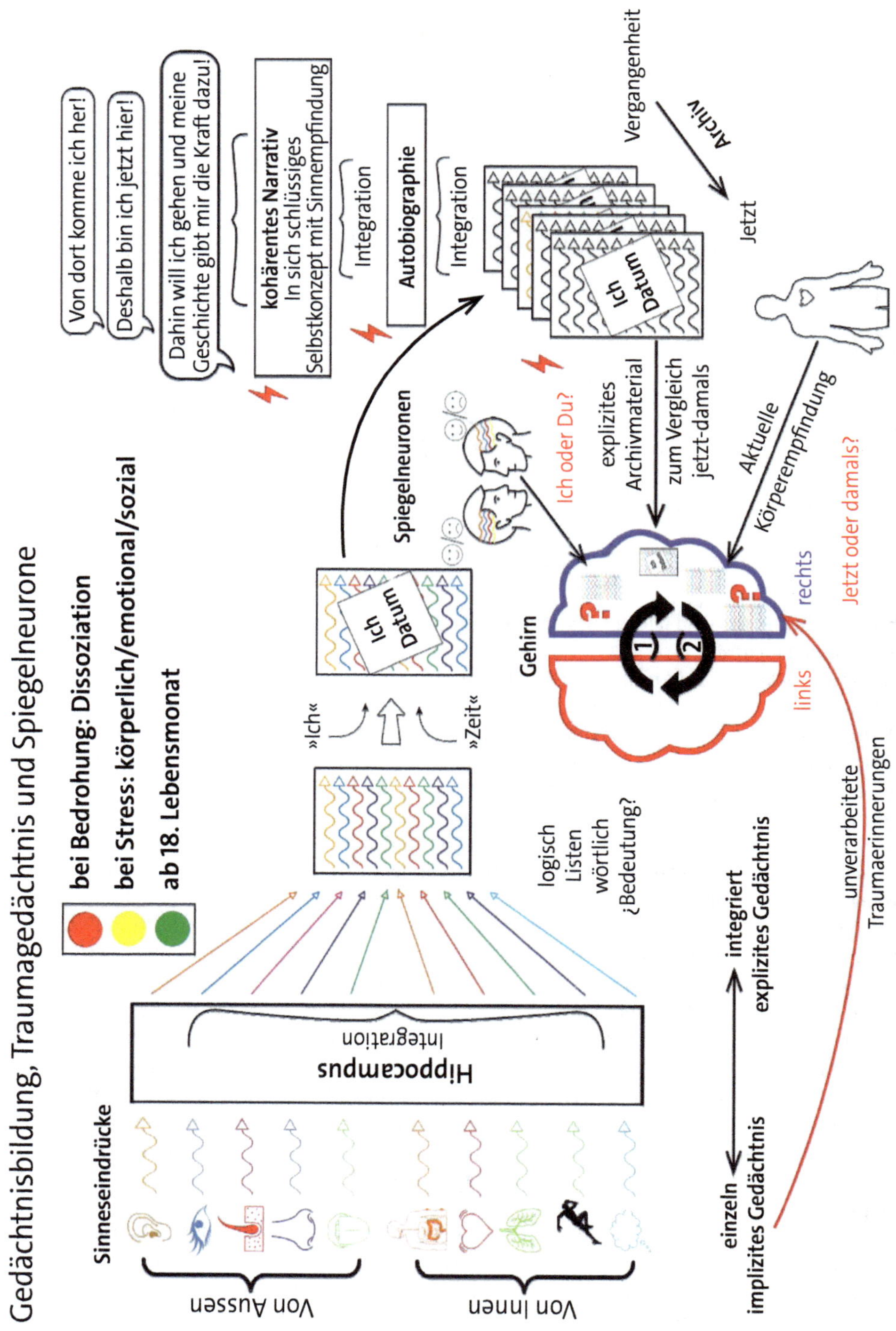

Abb. 3-5: Gedächtnisbildung, Traumagedächtnis und Spiegelneurone. Gesamtdarstellung ohne Verweisziffern. Erläuterungen siehe Text.

4 »Wir sind Viele!« Das Handmodell erklärt uns die Ego-States

Eine der kühnsten Erfindungen der Menschheit ist das Wörtchen »Ich«. Es ist schon fast unverfroren und frech, dass wir zu uns »Ich« sagen, wo wir doch unterschiedlicher nicht sein können. Schon im Laufe eines Tages ändere ich meinen Zustand mehrfach: Beim Aufstehen aus dem Bett bin ich jemand anderer als beim Frühstück, bei der Fahrt zur Arbeit, während der Therapiesitzungen oder am Abend. Ganz deutlich wird das beim Wechsel zwischen Fahrradfahren und Autofahren. Dasselbe Verhalten, das mich gerade noch als Autofahrer an den Radlern geärgert hat, ist mir nach dem Umstieg auf das Fahrrad nur wenige Minuten später ganz naheliegend und ich kann die ärgerliche Reaktion der Autofahrer auf meinen Fahrtstil nicht verstehen, obwohl ich mich genau darüber vor zehn Minuten aufgeregt habe.

FALLBEISPIEL

Ich war in Norwegen auf einer Radtour mit Zeltübernachtung unterwegs. Wir waren mit einem Wohnmobil bis nach Dänemark gefahren und hatten es dort für unsere Radreise stehen lassen. In Norwegen war es zwar sonnig, aber kalt und windig. Trotzdem fühlte es sich großartig an, abends das Zelt aufzubauen und sich in den Schlafsack zu kuscheln, während draußen der Wind am Zelt ruckelte. Am Zielort der Radreise angelangt hatten wir noch ein paar Tage Zeit.

Wir entschlossen uns, mit der Fähre nach Dänemark zurückzukehren und dort noch zu campen. Als Radtourer mit Zeltübernachtung war es abwegig, ja fast schon abstoßend, sich in Dänemark in die Blase des wartenden Wohnmobils zurückzuziehen, wo ich doch gerade Natur, Wind, Luft, Zeltplätze gewohnt war. Eine Übernachtung im Wohnmobil? Pah! Nicht mit mir! Wir hatten auch schon Übernachtungsplätze ausgesucht, die wir von der Fähre aus ansteuern wollten. Am Fährhafen in Norwegen gab es keine Möglichkeit zu zelten, wir mussten schon für eine Nacht ein Zimmer mieten. Es war weiterhin windig, sehr windig. Das machte uns nichts aus, das waren wir ja gewohnt. Zelten in Dänemark? Na klar! Tags drauf brachte uns die Fähre zurück nach Dänemark. Im gemütliche Schiffsrestaurant sitzen, sich etwas zu essen holen ... unmerklich verschwand die Radtourer-Identität. Als wir dann in Dänemark von der Fähre fuhren und der Wind uns den Sand der Dünen ins Gesicht blies, verblasste der Wunsch nach »Freiheit und Abenteuer« zusehends. Wenige Minuten später waren wir im wartenden Wohnmobil und freuten uns über unsere sichere Höhle, die ich Stunden vorher noch als »muffiges Gefängnis« bewertet hatte. Es dauerte nicht lange, da hatte ich schon Mitleid mit den armen Radlern, deren Leben mit Zelt, Wind und Wetter ich keine 24 Stunden vorher für das einzig Richtige gehalten hatte.

In diesem Teil des Buchs über das »Handmodell« werden wir uns mit unseren verschiedenen inneren Ich-Zuständen befassen. Wir werden sehen, dass die Art und Weise, wie wir in der Kindheit Beziehung erlebt haben, einen starken Einfluss auf unseren »inneren Zusammenhalt« hat. Wir werden nachvollziehen, warum wir manchmal in einem dieser Zustände hängen bleiben. Und wir werden herausfinden, welche hilfreichen Strategien es gibt, aus unseren Ich-Zuständen ein stimmiges und anpassungsfähiges »Ich-Orchester« zu formen, mit dem ich die Melodie meines Lebens spielen kann.

4.1 Gesundes Wachstum: Ein ganzes Spektrum der Ich-Zustände »steht uns zu Diensten«

Beginnen wir mit der Annahme eines gesunden seelischen Wachstums. Im Kapitel 2.4.2 »Gute Beziehungen – gutes Wachstum ...« haben wir schon darüber gelesen.

Das aufwachsende Kind erfährt Resonanz auf seine Gefühle und seine Bedürfnisse werden gesehen, auch wenn nicht alle erfüllt werden.

4.1.1 Theorie: Gesunde Entwicklung führt zu einem Kontinuum an Ego-States

- Ich-Zustände (Ego-States) sind normale Varianten der Interaktion mit Umwelt und Innenwelt.
- Normal: Fünf bis zehn Ego-States.
- Bei guter Entwicklung stehen diese Ego-States zu Verfügung und können unbewusst oder gezielt zur Situation passend gewählt werden.
- Die Ego-States »hängen gut zusammen«, sind daher willentlich wechselbar (→ Abb. 4-1: Ich laufe mit zwei Fingern meiner rechten Hand auf den Fingerrücken der linken Hand auf und ab).

4.1.2 Mein Ich: Ein gut eingespieltes Orchester

P

Selbst bei einer »optimalen Kindheit« werden wir verschiedene Ich-Zustände erleben, denn wir sind nicht aus einem Guss, wir sind nicht monolithisch, gleichförmig, unveränderbar.

Wir kennen alle viele Ichs: Arbeits-Ich, Spiel-Ich, Kinder-versorgen-Ich, Liebhaber-Ich, Autofahrer-Ich, Radfahrer-Ich, Wütendes Ich, Verlorenes Ich etc. Je nach Situation reagieren wir anders, fühlen wir anders, reden wir anders ... Diese Ich-Zustände werden auch Ego-States genannt.

Eine gesunde Entwicklung mit klaren, hilfreichen Beziehungen, mit Zuwendung und Grenzen führt zu Folgendem:

- Meine Ich-Zustände sind wie ein gut eingespieltes Orchester, das die Melodie meines Lebens zum Klingen bringt.
- Wenn ich in einen anderen Ich-Zustand wechsele – sei es gewollt oder durch äußere Einwirkungen erzwungen –, kann ich mich noch an die anderen möglichen Ich-Zustände erinnern ...
- ... und leicht zu einem gewünschten Zustand zurückkehren.

Unsere Hand ist dafür ein gutes Lehrobjekt (Abb. 4-1), ihre fünf Finger sollen die verschiedenen Ich-Zustände symbolisieren.

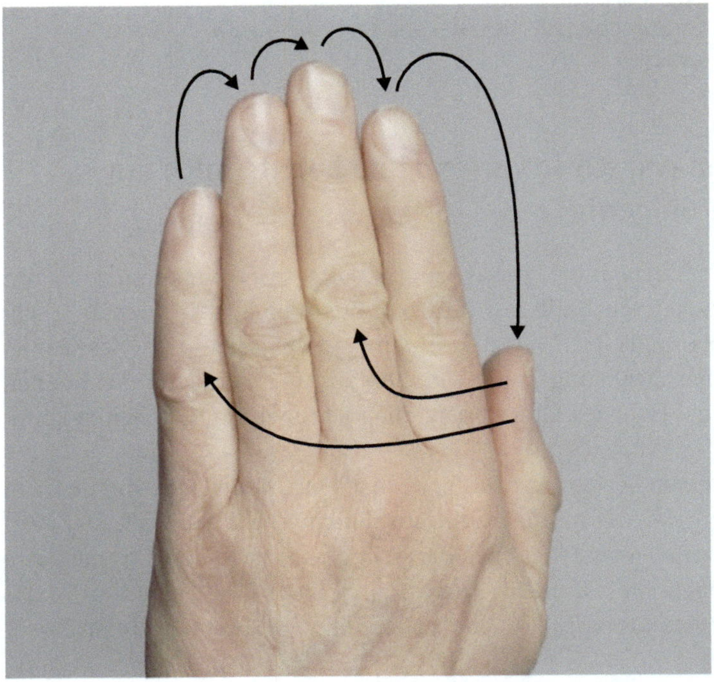

Abb. 4-1: Bei gesunden Beziehungserfahrungen in der Kindheit liegen die Ich-Zustände (Finger) nahe beieinander.

Im Idealfall einer gesunden Kindheit liegen alle Ich-Zustände (Finger) gut nebeneinander. Die Bandbreite der verschiedenen Ich-Zustände steht uns voll zur Verfügung. Wir können ohne Anstrengung von einem Zustand in den anderen wechseln.

4.2 Wachstum unter Stress: »Es fällt mir schwer, mich umzustellen«

4.2.1 Theorie: Deutlich unterschiedliche Ego-States, die zwar erinnert, aber nicht leicht gewechselt werden können

- Bei Entwicklung unter emotionalem Stress bilden sich Ego-States heraus, die sehr unterschiedlich sein können (Opfer-Ich, Täter-Ich, Flucht-Ich, Freeze-Ich ...).
- Die anderen, derzeit nicht aktiven Ego-States können erinnert werden.
- Äußere Störungen versetzen uns von einem Ego-State zu einem anderen Ego-State (→Abb. 4-2, Nr. 1): Bei der Demonstration für einen Patienten »puste« ich meinen deutenden rechten Zeigefinger z. B. vom kleinen Finger auf den Zeigefinder der linken Hand.
- Die Rückkehr zum Ausgangs-Ego-State ist »mühsam«, aber möglich (→Abb. 4-2, Nr. 2, gestrichelte schwarze Linie).
- Hilfe zur Regulierung: Sprechen, verbale Resonanz.

4.2.2 »... und dann war ich so wütend und konnte mich nur schwer wieder beruhigen!«

Wer kennt das nicht: Irgendetwas bringt uns »auf die Palme« und wir können uns nur langsam wieder beruhigen. Ich finde nur mühsam aus meinem eingerasteten Ich-Zustand heraus. Unsere Fähigkeit zur Selbstberuhigung ist eingeschränkt. Diese Fähigkeit hat auch mit meiner Erfahrung in der Kindheit zu tun: Wurde ich mit meinen Gefühlen ausge-»halten«? Habe ich Eltern erlebt, die nicht mehr an sich halten konnten?

Wenn ich unter unsteten Beziehungen aufgewachsen bin, wenn Liebe von meinem Wohlverhalten abhängig war, dann habe ich mir wohl oft meine Wut oder Trauer »verkniffen«, um meine überlebensnotwendigen Beziehungen zu schützen. Das hat dann aber später ungute Folgen. Mein wütender oder trauriger Anteil ist nicht gut in das Orchester meiner Ich-Zustände eingebunden und »sprengt die Show«. In einem Satz:

> »Menschen, die als Kinder nicht genug gehalten wurden, reagieren schnell ungehalten.«

Die Fähigkeit zur Selbstberuhigung ist auch stark situationsabhängig: Wenn ich hungrig, ärgerlich, einsam oder müde bin, dann ist es mit meiner Contenance nicht weit her (Merke: **H**ungry, **A**ngry, **L**onely, **T**ired = HALT!).

Auch hier kann uns unsere Hand einiges erklären (Abb. 4-2).

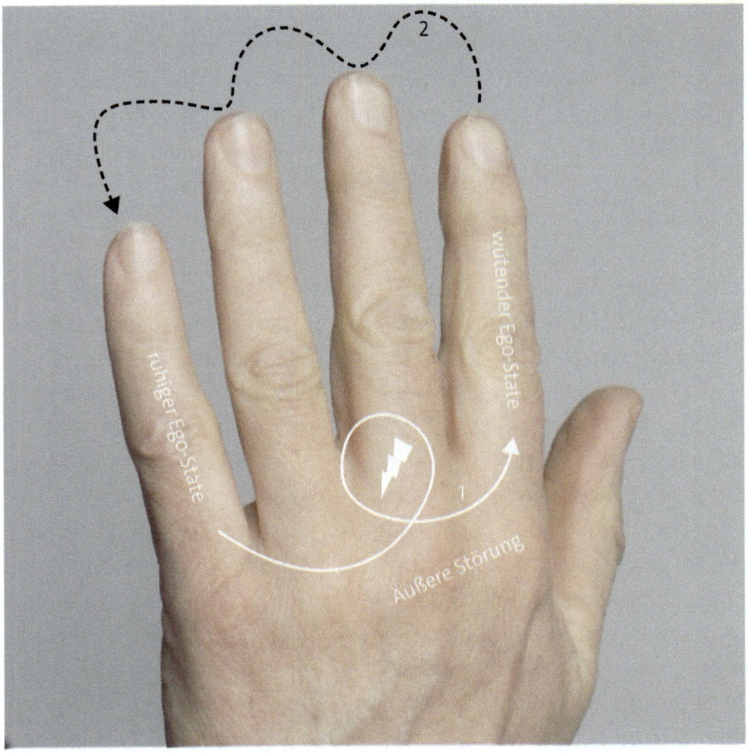

Abb. 4-2: Bei gestresster Kindheit liegen die Ego-States etwas auseinander, sind aber »mit einem großen Schritt« wieder erreichbar. Durch eine äußere Störung (1) werden wir in einen anderen Zustand versetzt, können aber »mit etwas Mühe« wieder in den Ausgangszustand zurückkehren (2).

Bei gestresster Kindheit liegen die Ich-Zustände etwas voneinander entfernt. Durch einen äußeren Störungseinfluss verschlägt es uns z.B. auf den wütenden Ego-State und der Rückweg zum ruhigen Ich-Zustand ist mühsam.

Jetzt wäre es hilfreich, mit jemandem reden zu können, der unseren Zustand nicht nur »versteht«, sondern auch *»ver-fühlt«*: »Ja, da kann ich mir vorstellen, dass du wütend geworden bist. Danke, dass du es mir erzählst!« Mein Gegenüber hilft mir, mich zu regulieren. Das nennt man Ko-Regulation. Wir alle kennen Koregulation aus dem Umgang mit Kindern, die naturgemäß sich so gut selbst regulieren können.

4.3 Wachstum mit Trauma: »Wenn die Seele Hochwasser hat, bin ich gefangen«

FALLBEISPIEL Das Grauen der Kindheit

Eine Frau erzählt mir in der Therapie, dass sie ganz nahe an der deutsch-deutschen Grenze aufgewachsen ist, auf der ostdeutschen Seite. Im Winter sei sie mit dem Schlitten den Weg hinuntergerodelt – bis zum Grenzposten im Tal. Das Leben sei nicht einfach gewesen, für sie hätte es emotional keinen rechten Platz bei ihren Eltern gegeben. Ach ja, der Vater sei auch nicht immer nett gewesen zu ihr. Ich bin neugierig und schaue den Ort ihrer Kindheit auf Google Maps nach. Ich sehe eine friedliche Mittelgebirgslandschaft mit etwas verstreuten Häusern, Straßen, Wiesen und Wäldern.

Bei der nächsten Sitzung lade ich die Frau ein, ihre alte Heimat auf Google Maps zu besuchen. Sie freut sich, die vertraute Landschaft zu sehen, und erzählt von den Schlittenfahrten im Winter. Ich klicke auf ein Icon und es erscheint eines der Häuser. »Da ... da ... das ist es ... das Fenster da ... da war es!« Die Frau biegt sich in ihrem Sessel, wird steif, verdreht die Augen, bekommt Schnappatmung. Sofort schließe ich den Laptop und wende mich ihr zu: »Bleiben sie hier! Sie sind in Sicherheit! Es war schlimm, aber es ist vorbei!«, versuche ich, sie zu beruhigen. Langsam entspannt sie sich im Sessel, langsam kommt ihr Blick wieder, langsam kann sie sich mir zuwenden, ihr Atem beruhigt sich. Wir warten. Dann erzählt sie mir: »In dem Moment, als ich das Fenster gesehen habe, war ich wieder in meinem Kinderzimmer und mein Vater kroch zu mir ins Bett und zwang mich ...« Sie wird wieder steifer und spannt sich an. Ich unterbreche. Keine zweite unfreiwillige Zeitreise ins Grauen der Kindheit! »Langsam, langsam ...«, sage ich. Sie beruhigt sich wieder.

In den folgenden Sitzungen erzählt sie mir Stück für Stück ein wenig mehr von damals. Sicherlich erzählt sie nicht alles, was sie mit dem Vater erlebt hatte. Weil vieles im impliziten Gedächtnis (→ Kap. 3) abgelegt ist, kann sie sie sich willentlich nicht oder nur unscharf erinnern.

Für die Frau war es überraschend gekommen: Mitten im fröhlichen Betrachten der alten Heimat wird sie in das Grauen der Kindheit hineingezogen und findet nur mit Hilfe wieder heraus. Anhand dieses Erlebnisses wird ihr klar, dass sie das durchaus kennt. Ein bestimmter Geruch, eine bestimmte Berührung wecken den Ich-Zustand von damals.

4.3.1 Theorie: Unter Stress werden gut eingeübte Stress-Ego-States aktiviert, die nicht verlassen werden können

- Die unter Stresserfahrungen entstandenen Ego-States sind weit voneinander entfernt (Finger sind maximal gespreizt) (→Abb. 4-3, Nr. 1).
- Äußere Störungen versetzen uns von einem Ego-State in einen anderen (Ich »puste« meinen deutenden Zeigefinger der rechten Hand vom kleinen Finger der linken Hand auf den Zeigefinger).
- Ein Wechsel aus diesen Ego-States ist nicht direkt möglich (→Abb. 4-3, Nr. 2). Es erfordert Rückzug, sichere halt gebende Beziehung, um den Ego-State zu wechseln (→Abb. 4-3, Nr. 3).
- Bei verbleibender äußerer Störung (»Seelisches Hochwasser«) (→Abb. 4-4, Nr. 1) und keiner Möglichkeit zur Koregulation (→Abb. 4-4, Nr. 3) werden Stress-Ego-States aktiviert, die nicht verlassen werden können (»Festsitzen auf einer Insel«) (→Abb. 4-4, Nr. 2).
- Hilfe: Skills zu Reorientierung, App Body2 Brain, Koregulation und Traumatherapie.
- Fallbeispiel oben (»Das Grauen der Kindheit«).

4.3.2 »Ich bin dann mal weg ... im Dort und Damals!«

Diese für mich sehr eindrückliche Fallgeschichte können wir auch am Handmodell nachvollziehen (Abb. 4-3).

Wenn ein Mensch seine Entwicklung unter sehr stressigen Bedingungen erlebt, also in Beziehungen, die auch gefährlich (übergriffig) oder verlassend erlebt werden, dann liegen die verschiedenen Ego-States sehr weit auseinander (→Abb. 4-3, Nr. 1). Ein direkter (willentlicher) Wechsel von dem einen zum anderen Ego-State ist nicht möglich (→Abb. 4-3, Nr. 2). Auch ein Versuch mit »Gefühlsansteckung« (→Kap. 3.3.1) (»Wir schauen mal zusammen einen lustigen Film, damit du auf andere Gedanken kommst!«) wird nicht fruchten. Die Person muss »runterfahren«, aus der Situation gehen, einmal darüber schlafen, einen sicheren anderen Kontakt erleben (Koregulation erfahren) (→Abb. 4-3, Nr. 3).

Was passiert aber, wenn eine Koregulation nicht zur Verfügung steht, wenn es keinen sicheren Ort gibt? Im Bild gesprochen: wenn wir seelisches Hochwasser haben?

Wenn die äußere Störung nicht beseitigt werden kann (abdeckende Hand) (Abb. 4-4, Nr. 1) und damit kein Rückzug oder keine Möglichkeit der Koregulation gegeben ist (→Abb. 4-4, Nr. 3), dann wird der verletzte Ego-State zu einer Insel, die nicht verlassen werden kann (→Abb. 4-4, Nr. 2). Wir können uns auch nicht willentlich mal »rausziehen«, um wieder in einen anderen Ich-Zustand zu gelangen. Wir müssen abwarten, bis das Hochwasser irgendwann abfließt. Erst wenn das Hochwasser abgeflossen ist (die abdeckende Hand nach unten geschoben wurde), kann der Ich-Zustand gewechselt werden.

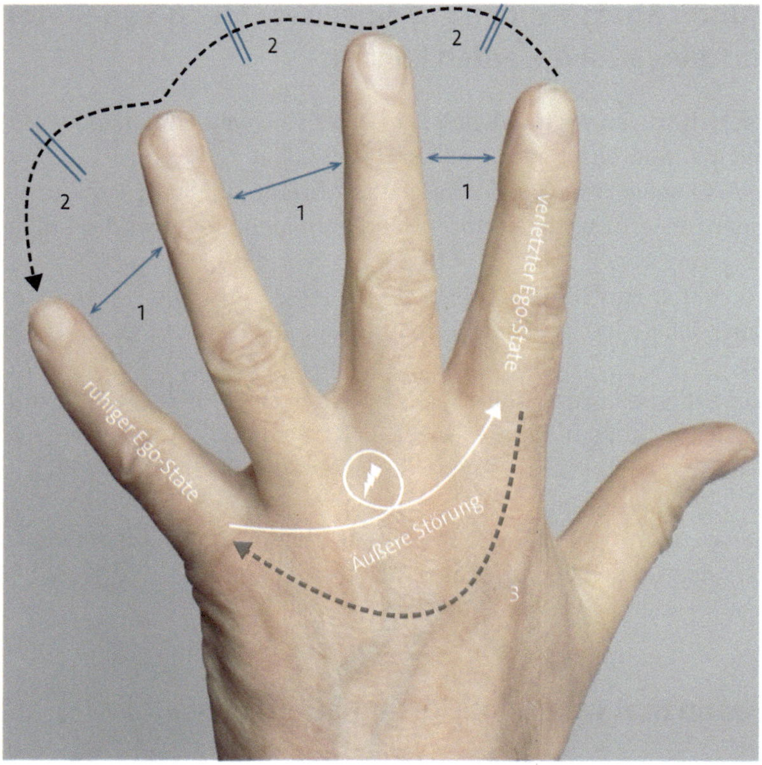

Abb. 4-3: Ich-Zustände bei traumatischem Stress in der Kindheit: Die Ego-States sind weit auseinander (Finger sind weit gespreizt) (1). Durch einen äußeren Reiz wird der verletzte Ego-State reaktiviert. Da der Abstand zwischen den Ich-Zuständen zu groß ist für einen direkten Übergang (2), muss sich das Ich erst zurückziehen (3), um langsam wieder in den beruhigten Ego-State zu gelangen.

Hilfreich sind hier Reorientierungsstrategien, die mich wieder in der Jetzt-Welt verankern: auf einem Bein stehen, fünf runde Gegenstände suchen, vier blaue Gegenstände, drei Geräusche, zwei viereckige Gegenstände ... und viele andere Strategien (»Skills«). Die App *Body2Brain* bietet viele erprobte Strategien für die Hosentasche.

Als Begleiter ist hier ein sehr einfühlsames, ernstnehmendes, vorsichtiges Vorgehen, das Sicherheit und unbedingte Akzeptanz vermittelt, wichtig. Häufig erleben Menschen ein Festsitzen auf einer Insel des verletzten Ego-States als schamhaft. (Die Scham ist ein Merkmal des verletzen Ich-Zustandes, der nicht abgelegt werden kann, solange der Mensch auf seiner Insel gefangen ist.) Das kann man ansprechen und versichern, dass er oder sie immer willkommen ist, trotz dieses Zustandes.

Damit diese Situationen sich nicht immer wiederholen, wäre eine Traumatherapie angeraten.

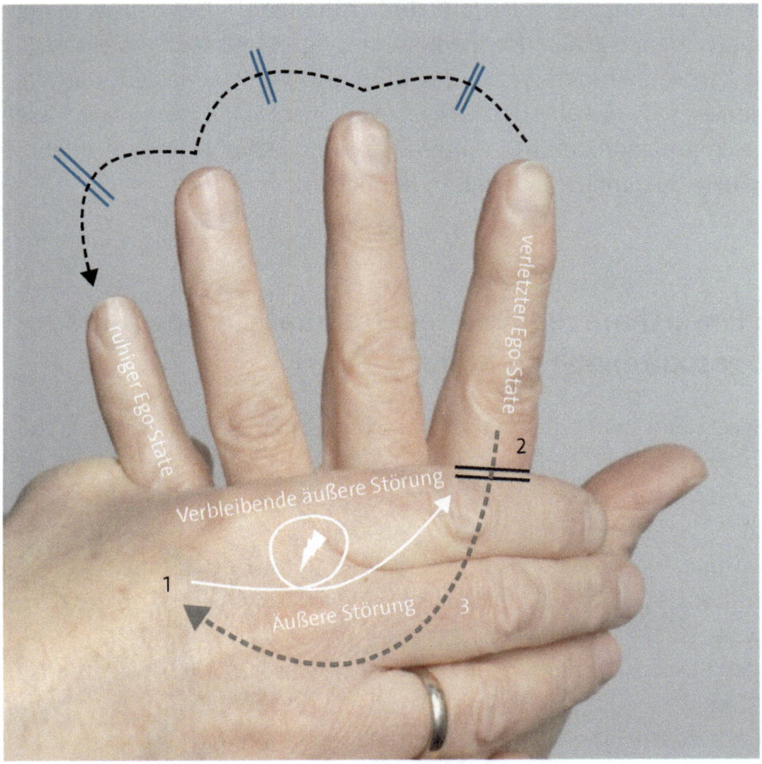

Abb. 4-4: Ich-Zustände bei verbleibender äußerer Störung (1): Wenn keine Möglichkeit des Rückzugs und/oder der Koregulation (3) gegeben ist, dann kann »die Insel des verletzten Ego-States« nicht verlassen werden (2).

4.4 »Trauma nach Stundenplan«: Dissoziative Identitätsstörung als letzter Ausweg

»Wo kommt denn das Hamburg-Ticket von letzter Woche, das auf meinen Namen lautet und abgestempelt ist, in meinem Blazer her?«, »Wer hat denn hier Fisch eingekauft und in meinen Kühlschrank gelegt?«: Diese anekdotischen Erzählungen aus dem Leben von Menschen mit »multipler Persönlichkeit« (= Dissoziative Identitätsstörung, DIS) muteten nicht nur für mich schillernd und exotisch an.

Die DIS hat sich in der Psychiatrie und der Psychotherapie etabliert, obwohl sie manche Psychiater und Therapeuten als nicht existent ablehnten.

Menschen mit einer DIS berichten von sich unwillkürlich abwechselnden Identitäten, die zum Teil eine eigene Stimme, eigene Mimik, ja sogar wechselnde Augenfarbe oder gar Laborwerte aufweisen. Sie »switchen« von einem Zustand in einen anderen und sind erstaunt, was sie in der Zwischenzeit gemacht oder gesagt haben. Die Zustände können sehr strikt voneinander getrennt sein oder doch umeinander wissen.

Eine Hypothese zur Entstehung einer DIS sind frühe (häufig sexualisierte oder gewalttätige) traumatisierende Erfahrungen, die sehr tiefgreifend *sind und erwartbar regelmäßig* auf das Kind einwirkten. Wenn das Kind also »weiß«, was auf das Kind zukommt, dann kann es sich »in Sicherheit bringen«, indem es seine Identität wechselt und ein unverletzter Teil »davonkommt«, während der andere die Verletzung erlebt.

Nun wollen wir diese Zustände mit dem Handmodell erklären.

4.4.1 Theorie: Erwartbare regelmäßige Traumatisierung führt zur Bildung von abgespaltenen Ego-States

- Abgespaltene Ego-States sollen die restliche Person vor der zu erwartenden Traumatisierung schützen.
- Es besteht keine oder nur eine schwache Verbindung zwischen den Ego-States (→ Abb. 4-5, Nr. 2).
- Die Ego-States können eigene Namen, Stimmen, Identitäten entwickeln.
- Die Welt wird immer als potenziell gefährlich erlebt (»ständiges emotionales Hochwasser«) (→ Abb. 4-5, Nr. 1).
- Äußere Störungen erzeugen einen unwillkürlichen Wechsel in einen anderen Ego-State (→ Abb. 4-5, Nr. 3).
- Ein Wechsel zwischen den Ego-States ist willentlich nicht möglich (→ Abb. 4-5, Nr. 2).
- Unterdrückte Ego-States (ich beuge drei Finger der linken Hand, sodass sie nicht mehr sichtbar sind) drängen sich unkontrolliert nach vorne (→ Abb. 4-6) (ich strecke diese Finger wieder, sie sind wieder sichtbar).
- Hilfe: In der Therapie eine »Wohngemeinschaft« der Ego-States mit klarer Führungsfigur installieren.

4.4.2 »Mit wem spreche ich denn heute?« – Das Leben mit unterschiedlichen Identitäten

FALLBEISPIEL Mit wem spreche ich denn heute?

Einen jungen Patienten mit einer Dissoziativen Identitätsstörung frage ich manchmal, wer heute »vorne ist«, mit wem ich also spreche. Dieser Patient hat viele psychiatrische Kliniken durchlaufen, die ihn zum Teil als »hier nicht behandelbar« abwiesen. Er hatte sich oft selbst schwer verletzt und musste wochenlang fixiert werden. In der letzten Klinik wurde dann doch eine ausführliche Untersuchung auf DIS durchgeführt und bestätigt. Für diesen Patienten waren die Diagnose DIS und besonders das Handmodell eine große Erleichterung, da er nun seine wechselhaften Zustände besser einordnen, benennen und langsam integrieren konnte. Er wurde mehr und mehr zum »Chef in seiner inneren Wohngemeinschaft«.

Schauen wir gleich mal auf unser Handmodell (Abb. 4-5 und 4-6).

Die regelmäßig erwartete äußere Störung ist fest verinnerlicht, obwohl sie real nicht mehr vorhanden ist (→Abb. 4-5, Nr. 1). Die Ego-States sind vereinzelt wie Inseln. Ein direktes, gar willentliches Wechseln ist nicht möglich (→Abb. 4-5, Nr. 2). Das Wechseln der Identität (switchen) geschieht häufig durch zunächst unbekannte, aber spezifische Reize.

Hilfreich ist es in diesem Fall, durch akzeptierende Begegnungen »hochwasserfreie Bedingungen zu schaffen«, die den einzelnen Identitäten ihren Raum lassen und gleichzeitig die Hauptidentität darin bestärken, integrierende Funktionen wahrzunehmen. Ziel ist es, »eine innere Wohngemeinschaft unter der Führung der Hauptmieterin (Hauptidentität)« zu erreichen.

Ungünstig ist es, wenn einzelne Persönlichkeiten »weggesperrt werden« (→Abb. 4-6). Die verbannten Identitäten kommen dann unvermittelt zurück (weil sie in ihrer Verbannung nicht bekannt sind und somit nicht erkannt werden können).

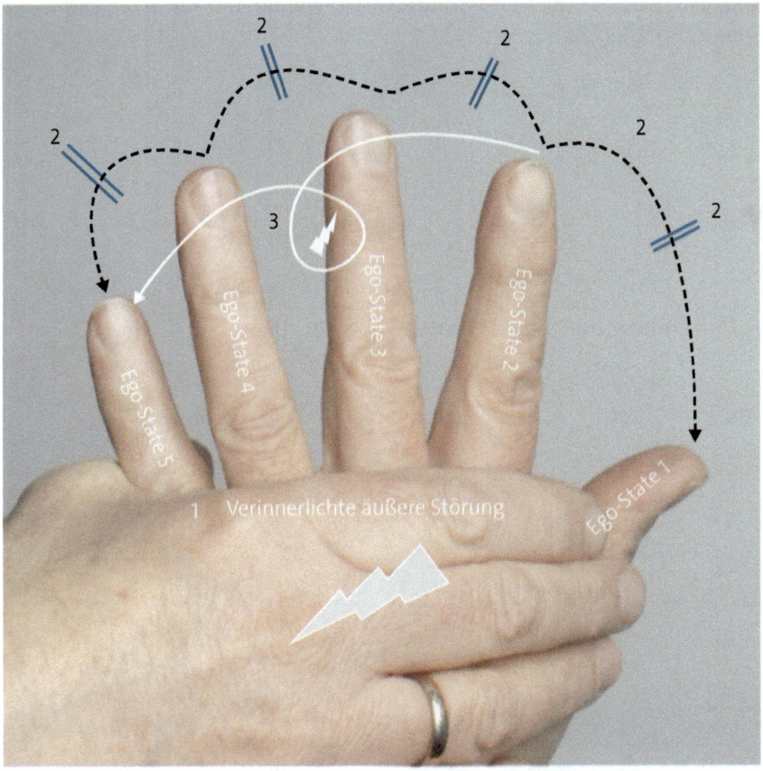

Abb. 4-5: Vereinzelte Ego-States bei einer verinnerlichten erwartbaren äußeren Störung (1). Die verschiedenen Ego-States sind wie Inseln voneinander getrennt (2) und können nur durch zufällige äußere Reize wechseln (3).

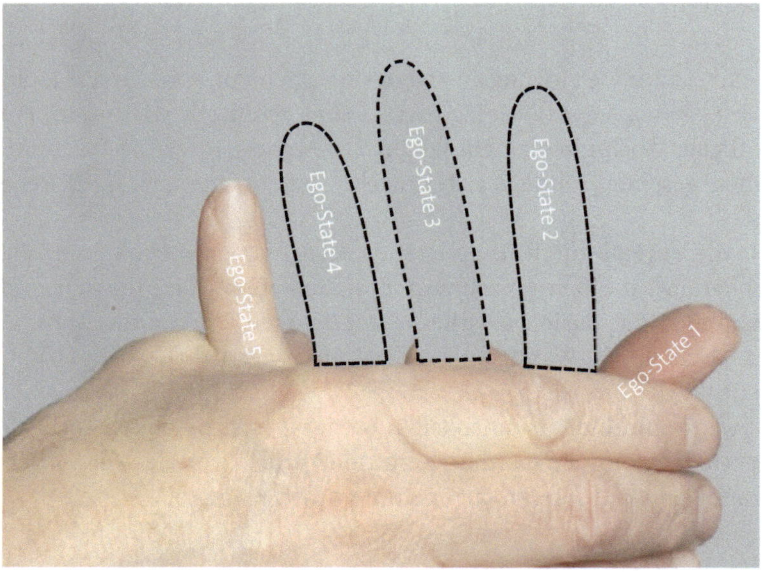

Abb. 4-6: Abgespaltene Ich-Zustände (hier: Ego-States 2 bis 4) werden unterdrückt, bis sie an unerwarteter Stelle wieder auftauchen.

4.5 Online-Material

Video

- »Wir sind viele«. Das Handmodell erklärt uns die Ego-States

Downloadmaterial

- Abbildungen 4-1 bis 4-6

5 Die Seelenwaage

Strukturniveau verstehen: Ambivalenztoleranz und Traumarendite

VIER KURZE FRAGEN ZUM EINSTIEG

1. Bin ich »die Ruhe selbst« und kann ich auch in stressigen Momenten noch gelassen bleiben?
2. Kann ich die Fehler meines Partners sehen und ihn trotzdem lieben?
3. Kann ich meine Fehler erkennen und mich deswegen nicht verdammen, sondern mich auch mit meinen Fehlern willkommen heißen?
4. Kann ich mich, so wie ich jetzt bin, annehmen oder sehe ich mich als rückständiges Entwicklungsprojekt, das noch viel besser werden muss?

Wie schön wäre es, wenn wir diese Fragen mit einem Ja, sogar mit einem uneingeschränkten Ja beantworten könnten!

Die Fähigkeit zur emotionalen Selbstberuhigung, zum Aushalten von unterschiedlichen Aspekten unseres Gegenübers oder von uns selbst (wir nennen das »Ambivalenz-Toleranz«) hat viel mit unseren Beziehungserfahrungen in den ersten Lebensmonaten und -jahren zu tun.

Emotionale Vernachlässigung oder gar traumatische Erfahrungen stören diese Entwicklung empfindlich.

Die gute Nachricht ist: Wir können an unseren Verletzungen arbeiten, sogar an ihnen wachsen. Das nenne ich eine »Traumarendite«. Nicht umsonst sind diejenigen Psychotherapeuten die besten, die eigene schwierige Erfahrungen gemacht und sie bearbeitet und »verdaut« (d. h. für sich als Nahrungsquelle erschlossen und die Reste entsorgt) haben.

Um das anschaulich zu machen, habe ich die »Seelenwaage« entwickelt. Aus einer alten Briefwaage habe ich mit Teilen aus einem Metallbaukasten und unterschiedlichen Schlüsselringen ein Modell gebaut, mit dem sich gesunde Entwicklung, mangelnde Resonanzerfahrung oder sogar Entwicklungstraumata und deren Überwindung darstellen lassen.

Der Begriff Strukturniveau wird häufig auf einer Skala zwischen »Gesund = ohne Mängel« im Gegensatz zu »Krank = mangelhaft« verstanden, was ich als problematische Bewertung sehe. Menschen mit den unterschiedlichen Strukturniveaus haben unterschiedliche Herausforderungen zu bestehen, bringen aber auch unterschiedliche Fähigkeiten ein, z. B. in einen Gruppenprozess, sei er privat, therapeutisch oder beruflich.

5.1 Gute Beziehungserfahrungen führen zu einer gesunden Seele

Wenn ich als Baby und Kind mit allen meinen Gefühlen willkommen geheißen, »geherzt« werde, wächst in mir Gelassenheit, die Fähigkeit zu »fehlertoleranter Beziehungsstabilität« und zu »elastischer Grenzverhandlung« in meinen Beziehungen (→ auch Kap. 9).

5.1.1 Theorie: Gute/böse Mutterbrust, Spaltungsabwehr, Integration, gut integriertes/reifes Strukturniveau

IN DIESEM KAPITEL LESEN SIE:

1. Die Seelenwaage wird eingeführt.
2. Ein Baby wechselt zwischen Lachen ☺ und Weinen ☹, jeder Zustand wird dichotom und total erlebt.
3. Ebenso wird auch die Umwelt dichotom als gut ☺ oder gefährlich/böse erlebt ☹.
4. Aversion, aber auch Zuneigung sind Stressoren.
5. Natürliche altersgemäße Spaltungsabwehr des Babys: Zwischen den beiden dichotomen Zuständen besteht keine Verbindung (»Mama ist nur gut oder nur böse«) (Melanie Klein [2019]: Gute und böse Mutterbrust).
6. Definition »Kontingente Reaktion«: Eine Reaktion der Pflegepersonen, die *beide* Gefühlsausdrücke/Zustände – Lachen ☺ (Freude) und Weinen ☹ (aus Schmerz, Angst, Trauer oder Wut) – »herzt« (*hostet, containt*), versteht (eigentlich: in sich selbst »ver-fühlt«), damit Zugang zu den Bedürfnissen des Kindes bekommt und so die Gefühle als Äußerung über die Bedürfnislage des Kindes lesen kann, wird »kontingente (mich beinhaltende) Reaktion« genannt (Grawe 2004).
7. Eine kontingente Reaktion der Pflegepersonen begünstigt als Reifungsentwicklung
   a. eine Verbindung (Erinnerungsbrücke) zwischen den Zuständen, die selbst bei Belastung (Aversion oder Zuneigung) erhalten bleibt.
   b. Zugleich werden die Gefühlsamplituden (Ausagieren) gedämpft.
8. Folge ausreichender kontingenter Reaktionserfahrung: Gut integriertes Strukturniveau
   a. Große Fähigkeit zur emotionalen Selbststabilisierung
   b. Ambivalenzfähigkeit gegenüber Anderen/Situationen: »Es gefällt mir nicht, was du gemacht hast, aber ich bleibe dein Freund«
   (Gute Objekte bleiben trotz aversiven Kontakts geschützt)

c. Ambivalenzfähigkeit gegenüber mir selbst: »Es gefällt mir nicht, was ich gemacht habe, aber ich bleibe mein Freund«.
d. (Stabile gute Selbstrepräsentanz)

5.1.2 »Menschen, die als Kinder nicht genug gehalten wurden, reagieren als Erwachsene leicht ungehalten«

Wir lernen die Seelenwaage kennen

Die umgebaute Briefwaage (Abb. 5-1) zeigt den Seelenzustand eines Säuglings: Mal lacht er (☺), mal weint er (☹). Ebenso wird auch die Umwelt entweder als gut (☺) oder gefährlich/böse (☹) erlebt. Ein Dazwischen oder ein »Sowohl-als-Auch« gibt es nicht.

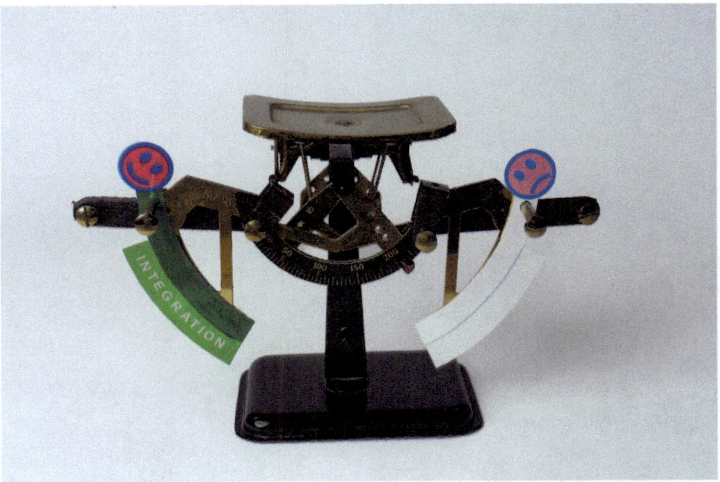

Abb. 5-1: Der Säugling nimmt die Umwelt entweder als gut (☺) oder gefährlich/böse (☹) war. Ein »Sowohl-als-Auch« gibt es nicht.

Zwischen den beiden runden Skalen (☺ und ☹) gibt es eine Lücke: Die Lücke symbolisiert, dass der Säugling sich nicht an die gute Zeit mit der Mutter (☺) erinnern kann, wenn er gerade allein ist, Hunger hat oder frische Windeln braucht (☹). Ebenso ist das Schlimme »vergessen«, wenn die Mutter ihn auf den Arm nimmt.

Eine Psychotherapie-Richtung (nach Melanie Klein) spricht sogar von der »guten und der bösen Mutterbrust«, die das Kind abwechselnd und voneinander getrennt erlebt (Klein 2019).

»Du sollst mein Sonnenschein sein, den ich so dringend brauche!«

Nur die »Sonnenseite« des Kindes wird beantwortet

Das Baby braucht eine Halt gebende Beziehungsperson, die seine Gefühlsäußerung lesen und adäquat darauf antworten kann. Man nennt dies eine *»kontingente« (»mich beinhaltende«) Reaktion.*

Natürlich wird der lachende Säugling eher geherzt als der schreiende. Wenn das Lachen und Strahlen des Kindes beantwortet werden, das Kind mit seinen ☺-Gefühlen also »geherzt« wird, dann bekommt die Seelenwaage auf der ☺-Seite ein Herz (einen Schlüsselanhänger in Herzform) angehängt (Abb. 5-2). Geschieht das oft genug (im Modell fünfmal), dann verändert sich die Stellung der beiden Skalen: Sie wandern mehr und mehr zusammen, soweit, dass eine Verbindung zwischen ☺- und ☹-Skala entsteht (Abb. 5-3). Diese »Landbrücke« symbolisiert, dass sich der Säugling im ☹-Zustand mehr und mehr an den ☺-Zustand »erinnern« und in der Erinnerung Trost finden kann.

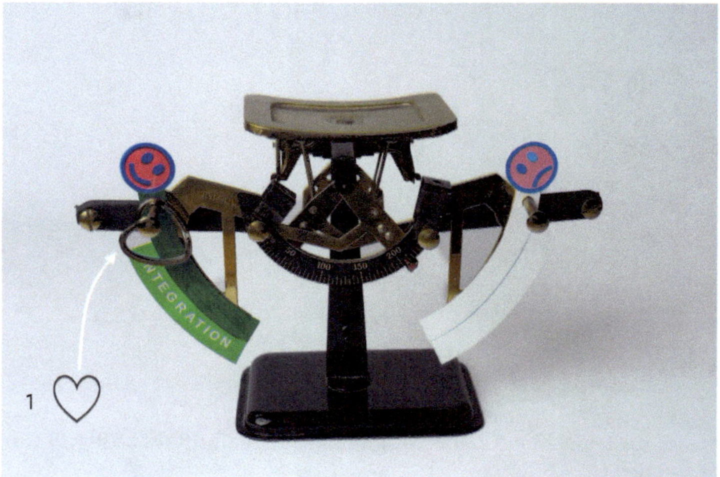

Abb. 5-2: Die ☺-Seite des Säuglings wird geherzt, ein Herz-Ring wird angehängt.

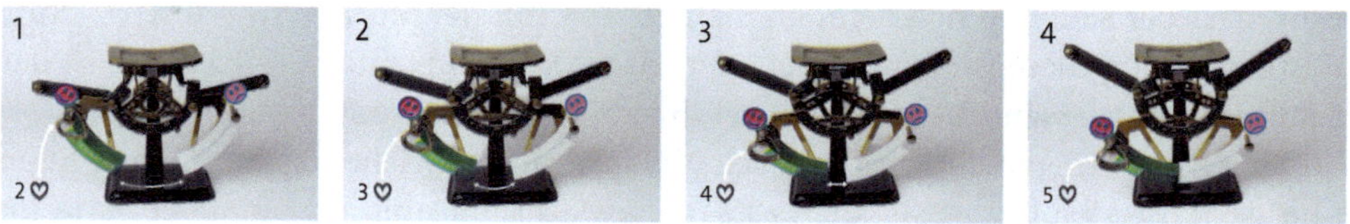

Abb. 5-3 (Serie): Die ☺-Seite des Säuglings wird geherzt. Symbolisch werden weitere Herz-Ringe angehängt. Bild 1: 2 Herz-Ringe. Bild 2: 3 Herz-Ringe. Bild 3: 4 Herz-Ringe. Bild 4: 5 Herz-Ringe. Die beiden Skalen wachsen zusammen, es bildet sich eine »Landbrücke« zwischen beiden Zuständen.

Setzen wir dieses Kind, dessen Lachen (☺) beantwortet wurde, *aber nicht dessen Weinen* (☹), einem Stresstest aus (Abb. 5-4): Die dicke Metallscheibe steht für Stress (Bild 1). Die Scheibe legen wir auf die Waagschale. Unter dieser Stressbelastung drehen sich die beiden Skalen wieder auseinander und es klafft eine Lücke. Wenn sich das Kind also auf der ☹-Seite befindet, kommt es aus seinem Kummer nicht heraus, es ist »untröstlich« (Bild 2). Die Erfahrung von Liebe symbolisieren wir mit einem Glasherz (Bild 3). Liebe kann uns sehr beglücken, aber auch Stress auslösen (»Mama könnte ja auch wieder gehen oder hat mein Geschwisterchen lieber als mich!«): wir legen das Herz auf die Waagschale. Auch hier reißt die Landbrücke zwischen ☺- und ☹ -Skala auseinander und wir bleiben auf der einen oder anderen Seite gefangen (Bild 4). Im schlimmsten Fall, bei Liebeskummer, legen wir Metallscheibe und Herz gleichzeitig auf die Waage (Bild 5): Der Graben zwischen den zwei Skalen ist unüberwindbar groß geworden. Wir bleiben entweder hoffnungslos (unerfüllt) verliebt oder versinken in Gram.

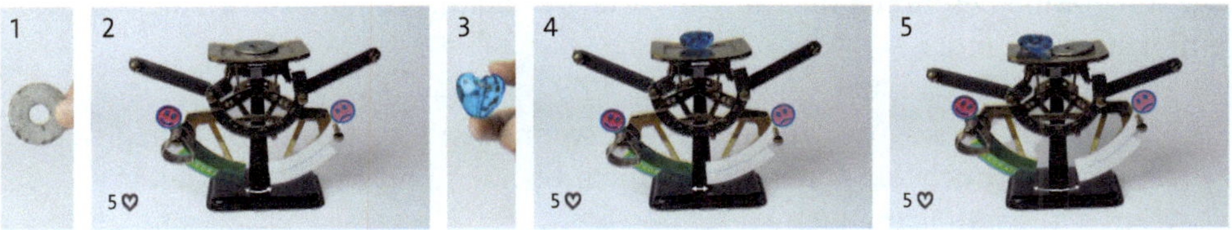

Abb. 5-4 (Serie): Stresstest, wenn nur die ☺-Seite geherzt wurde. Bild 1: Stress-Symbol (Metallscheibe). Bild 2: Bei Stressbelastung entsteht eine Lücke zwischen den Skalen (d. h., ein willentlicher Wechsel zwischen ☺ und ☹ ist nicht möglich). Bild 3: Das Glasherz als Symbol für die Liebe. Bild 4: Bei Liebeserfahrung (denn Liebe ist auch zerbrechlich) ebenfalls mit einer Lücke zwischen den Skalen. Bild 5: Bei Liebeskummer (Scheibe und Herz) entsteht eine große Lücke zwischen Skalen.

»Komm zu mir, auch wenn du weinst oder wütend bist!«

Alle Gefühle des Kindes werden beantwortet

Es ist also für die seelische Stabilität »not«-wendig, dass auch die ☹-Gefühle des Kindes beantwortet, angenommen und sogar geherzt werden.

Hängen wir also auch Herzen für die Gefühle Schmerz, Angst, Trauer und Wut auf die ☹-Seite der Waage (Abb. 5-5).

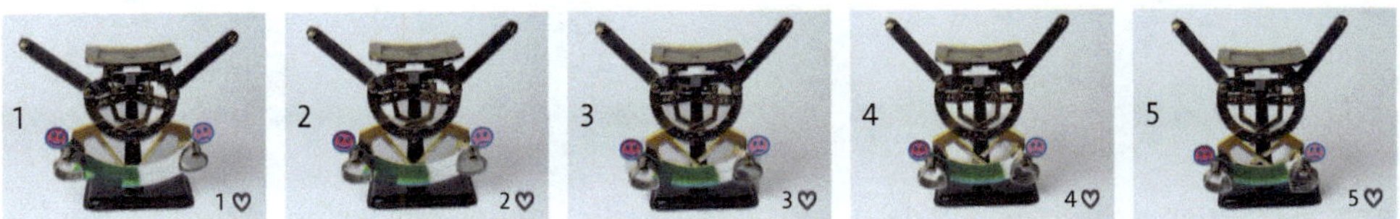

Abb. 5-5 (Serie): Auch das unglückliche Kind bekommt emotionale Resonanz. Bild 1: Auf die ☹-Skala wird 1 Herz gehängt. Bilder 2 bis 5: Für die Gefühle Schmerz, Angst, Trauer und Wut werden zusätzlich 4 Herzen auf die ☹-Skala gehängt.

Nun wachsen die beiden runden Skalen immer weiter zusammen und bilden eine breite, stabile Landbrücke: Auf der Seelenwaage erscheint auf der Skala das Wort »Integration« (Abb. 5-6).

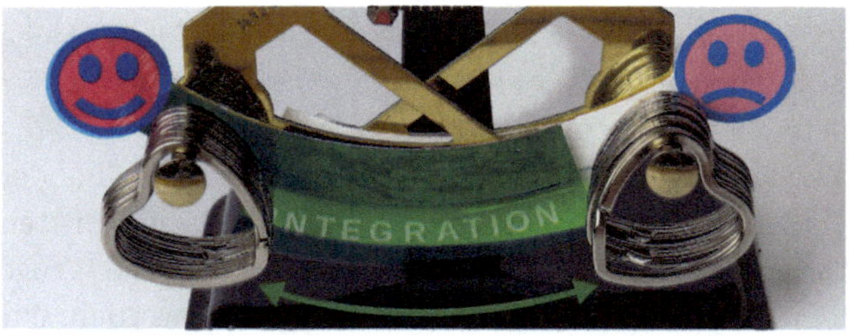

Abb. 5-6: Integration als positive Folge von Resonanz auf alle Gefühle

Die Integration beschreibt die Fähigkeit, die ☹- und die ☺-Seite zu vereinen und vereint halten zu können.

Hier einige Beispielsätze:

- »Ich kann mich an gute Zeiten erinnern, wenn es mir jetzt schlecht geht, gleichzeitig lasse ich mich vor lauter Freude nicht blenden und habe auch Gefahren oder widrige Umstände im Blick.«
- »Ich kann von anderen Personen die guten Seiten und gleichzeitig die schlechten Seiten wahrnehmen und gewichten.«
- »Ich kann lernen, Ambivalenzen auszuhalten, ich bekomme Ambivalenztoleranz« (→ auch Kap. 9.3).
- Auch zu mir selbst kann ich eine ambivalente Beziehung einnehmen: »Manche Sachen mache ich richtig gut und gleichzeitig mag ich andere Eigenschaften von mir nicht so.«

Machen wir den Stresstest von vorhin noch einmal (→ Abb. 5-7), nur mit Stress (Bild 2), nur mit Liebe (Bild 4) und mit Liebeskummer (Bild 5). Die beiden Skalen bleiben in allen Fällen stabil verbunden.

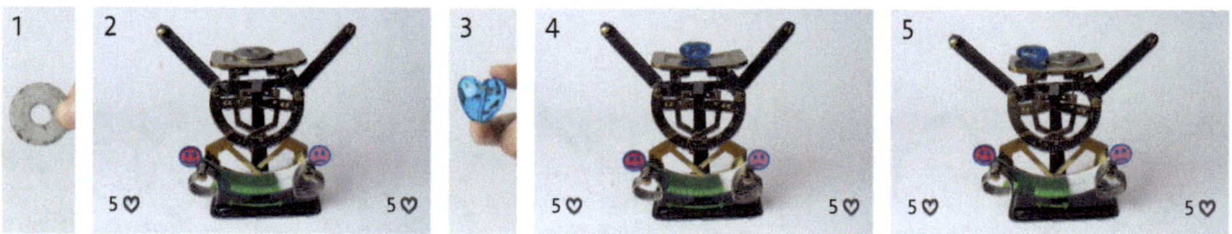

Abb. 5-7 (Serie): Auswirkungen des Stresstests: Das Kind wurde mit seinen ☺- und seinen ☹-Gefühlen beantwortet und geherzt. Bild 1: Stresssymbol Metallscheibe. Bild 2: Reine Stressbelastung (Metallscheibe). Bild 3: Das Glasherz als Symbol für die Liebe. Bild 4: Liebeserfahrung (Glasherz). Bild 5: Liebeskummer (beides). In allen Fällen bleibt die Verbindung zwischen den beiden Skalen erhalten (Stabile Integration).

ZUSAMMENFASSUNG Folgen einer guten Resonanz zwischen Eltern und Kind

Verlässliche, resonanzgebende Beziehungen für alle Gefühle des Kindes haben also positive Folgen:

- seelische, gefühlsmäßige Stabilität ohne tiefe Abgründe und schwindelerregende Höhen
- große Fähigkeit zur emotionalen Selbststabilisierung, ohne dass ich auf Hilfsmittel (z. B. Alkohol, Medikamente, Drogen) oder Hilfsstrategien (Streit anfangen, Selbstschädigendes Verhalten) angewiesen bin
- Ambivalenzfähigkeit gegenüber Anderen/Situationen: »Es gefällt mir nicht, was du gemacht hast, aber ich bleibe dein Freund.«
- Ambivalenzfähigkeit gegenüber mir selbst: »Es gefällt mir nicht, was ich gemacht habe, aber ich bleibe mein Freund.«

5.2 Werden meine Gefühle nicht mitgefühlt und meine Bedürfnisse nicht gesehen, wird die Welt Schwarz-Weiß und es gibt nur noch Freund oder Feind

Bis jetzt haben wir ideale Entwicklungen gesehen: Sowohl das lachende als auch das weinende Baby werden gesehen, werden »verfühlt« (emotional verstanden) und bekommen eine adäquate Antwort.

Was passiert aber, wenn das Umfeld die Signale des Kindes nicht sieht oder nicht sehen will? Wir formulieren die folgenden drei Stufen der emotionalen Mangelernährung:

1. Nur die »Sonnenseite« des Babys, sein Lachen, wird beantwortet. Seine »nicht-sonnigen« Gefühle wie Schmerz, Angst, Trauer oder Wut werden nicht beantwortet. Das hatten wir im Kapitel 5.1.2 (Abschn. »Du sollst mein Sonnenschein sein …«) schon beschrieben.
2. Alle Gefühle des Kindes, das Lachen des Babys, aber auch sein Weinen (Schmerz, Angst, Trauer und Wut), werden abgelehnt oder sogar offensiv bestraft.
3. In der dritten Stufe werden zusätzlich auch die Bedürfnisse des Kindes noch nicht einmal erkannt: Das Meta-Bedürfnis nach Gesehen-Werden ist nicht erfüllt (→Kap. 2.5 und Kap. 2.7). Das Kind hört oder erfährt: »Ich weiß nicht, wovon du redest!« oder »Hau ab, lass mich in Ruhe.«

STRUKTURNIVEAU

Eine stufenweise »Verschlimmerung« führt zu einem stufenweise instabileren Gefühlsleben des heranwachsenden Kindes und späteren Erwachsenen. In der Fachsprache wird das »Strukturniveau« genannt.

Es existieren folgenden vier Abstufungen des Strukturniveaus:

- Stufe 0: gut integriertes Strukturniveau (Idealfall; keine emotionale Mangelernährung)
- Stufe 1: mäßig integriertes Strukturniveau
- Stufe 2: gering integriertes Strukturniveau
- Stufe 3: desorganisiertes Strukturniveau

In diesem Kapitel werden wir den Idealzustand (Stufe 0) und die Stufen 1 bis 3 des Strukturniveaus näher anschauen und im Seelenwaage-Modell nachvollziehen.

5.2.1 Theorie: Drei Stufen mangelnder kontingenter Reaktion erzeugen mäßig, gering oder desintegriertes Strukturniveau

Das Seelenwaage-Modell eignet sich sehr gut, um einem Patienten die Idee von verschiedenen Strukturniveaus näherzubringen, ohne auf schwierige psychotherapeutische Ausdrücke angewiesen zu sein.

Die folgenden Ausführungen bilden sicher nur einen Teil der Eigenschaften der vier verschiedenen Strukturniveaus ab (→Abb. 5-8). Hier sollen lediglich die am Seelenwaage-Modell besonders auffälligen Merkmale herausgearbeitet werden.

IN DIESEM KAPITEL LESEN SIE: Die elf Merkmale des Strukturniveaus (Abb. 5-8)

1. Spaltungstendenz
2. Gefühlsamplitude
3. Ausagieren
4. Spaltungsabwehr
5. Selbstwert
6. Fähigkeit zur Selbstberuhigung
7. Angewiesensein auf äußere Beruhiger
8. Ambivalenzfähigkeit gegenüber Anderen/Situationen
9. Ambivalenzfähigkeit gegenüber der eigenen Person
10. Neigung zu Derealisation
11. Neigung zu Depersonalisation

Stufe 0 (Idealfall): Gut integriertes Strukturniveau

Alle Gefühle des Kindes werden beantwortet, die Bedürfnisse werden natürlicherweise nicht alle erfüllt, aber sie werden erkannt.

- **Ohne Stress:** Stabile Integration
  - keine Spaltungstendenz wegen stabiler Integrationsfähigkeit
  - geringe Gefühlsamplitude

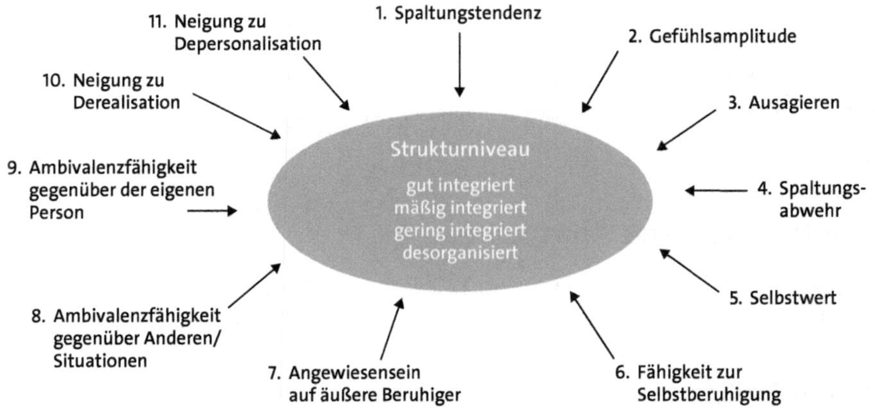

Abb. 5-8: Die Einflussfaktoren bzw. Kennzeichen des Strukturniveaus.

  - kein Ausagieren
  - keine Spaltungsabwehr
  - stabiler Selbstwert
  - dauerhaft gute emotionale Selbstberuhigung
  - kein Angewiesensein auf äußere Beruhiger
  - hohe Ambivalenzfähigkeit gegenüber Anderen/Situationen
  - hohe Ambivalenzfähigkeit gegenüber mir selbst
  - keine Neigung zu Derealisation
  - keine Neigung zu Depersonalisation
- **Mit Stressbelastung:** Wenn Aversion, aber auch Zuneigung zu groß wird, findet eine Regression des Strukturniveaus auf ein mäßig integriertes Strukturniveau (Stufe 1) statt.

Stufe 1: Mäßig integriertes Strukturniveau

Nur der Ausdruck von Freude und Zuneigung des Kindes wird positiv beantwortet, der Ausdruck von Schmerz, Angst, Trauer und Wut wird sanktioniert. Die Bedürfnisse werden zwar nicht alle erfüllt, aber sie werden erkannt.

- **Ohne Stress:** »Schönwetterintegration«
  - keine dauerhafte Spaltungstendenz wegen noch stabiler Integrationsfähigkeit
  - erhöhte Gefühlsamplitude
  - verstärktes Ausagieren
  - die Spaltungsabwehr ist nur zeitweise vorhanden
  - instabiler Selbstwert
  - Selbstberuhigung ist möglich
  - meist kein Angewiesensein auf äußere Beruhiger
  - meist vorhandene Ambivalenzfähigkeit gegenüber Anderen/Situationen
  - meist gute Ambivalenzfähigkeit gegenüber mir selbst

  - meist keine Neigung zu Derealisation
  - meist keine Neigung zu Depersonalisation
- **Mit Stressbelastung:** Wenn Aversion, aber auch Zuneigung zu groß wird, findet eine Regression des Strukturniveaus auf das gering integrierte Strukturniveau (Stufe 2) statt.

Stufe 2: Gering integriertes Strukturniveau

Nicht nur der Ausdruck von Schmerz, Angst, Trauer oder Wut wird sanktioniert, sondern auch der Ausdruck von Freude und Zuneigung. Die Bedürfnisse werden zwar nicht alle erfüllt, aber sie werden erkannt.

- **Ohne Stress:** Mäßig gestörte Integration
  - dauerhaft leichte Spaltungstendenz
  - dauerhaft erhöhte Gefühlsamplitude
  - häufiges Ausagieren
  - stark vorhandene Spaltungsabwehr
  - fragiler Selbstwert
  - erschwerte Selbstberuhigung
  - häufiges Angewiesensein auf äußere Beruhiger
  - eingeschränkte Ambivalenzfähigkeit gegenüber Anderen/Situationen
  - eingeschränkte Ambivalenzfähigkeit gegenüber mir selbst
  - Neigung zu Derealisation
  - Neigung zu Depersonalisation

- **Mit Stressbelastung:** Wenn Aversion, aber auch Zuneigung zu groß wird, findet eine Regression des Strukturniveaus auf ein desorganisiertes Strukturniveau (Stufe 3) statt.

Stufe 3: Desorganisiertes Strukturniveau

Sowohl der Ausdruck von Freude und Zuneigung als auch der Ausdruck von Schmerz, Angst, Trauer oder Wut werden sanktioniert und Bedürfnisse werden nicht gesehen (Meta-Bedürfnis nach Gesehen-Werden ist nicht erfüllt).

- **Ohne Stress:** Stark gestörte Integration
  - dauerhaft starke Spaltungstendenz
  - dauerhaft sehr hohe Gefühlsamplitude
  - sehr häufiges Ausagieren
  - sehr stark vorhandene Spaltungsabwehr
  - sehr negativer/sehr positiver Selbstwert
  - schwer mögliche emotionale Selbstberuhigung
  - ständiges Angewiesensein auf äußere Beruhiger
  - stark eingeschränkte Ambivalenzfähigkeit gegenüber Anderen/Situationen
  - stark eingeschränkte Ambivalenzfähigkeit gegenüber mir selbst

  - häufige Neigung zu Derealisation
  - häufige Neigung zu Depersonalisation
- **Mit Stressbelastung:** Wenn Aversion, aber auch Zuneigung zu groß werden, findet eine Regression des Strukturniveaus auf stark desorganisiertes Strukturniveau statt.
  - extreme Spaltungstendenz
  - extrem erhöhte Gefühlsamplitude
  - extremes Ausagieren
  - dauerhaft extreme Spaltungsabwehr
  - extrem schwankender, meist negativer Selbstwert
  - nicht mögliche emotionale Selbstberuhigung
  - zwingendes Angewiesensein auf äußere Beruhiger
  - aufgehobene Ambivalenzfähigkeit gegenüber Anderen/Situationen
  - aufgehobene Ambivalenzfähigkeit gegenüber mir selbst
  - extreme Neigung zu Derealisation
  - extreme Neigung zu Depersonalisation

Tabelle 5-1 zeigt eine Übersicht über die Strukturniveaus und ihre Darstellung an der Seelenwaage. Tabelle 5-2 stellt die elf Merkmale unter Normal- und unter Stressbedingungen dar.

Entstehung des Strukturniveaus				
Gut integriert	**Mäßig integriert**	**Gering integriert**	**Desorganisiert**	**»Geheilt«**
1. Entstehung durch Resonanz auf Gefühle				
Freundliche und aversive Gefühle des Kindes werden beantwortet	Freundliche Gefühle des Kindes werden beantwortet, aversive Gefühle werden sanktioniert	Freundliche und aversive Gefühle des Kindes werden sanktioniert		Freundliche und aversive Gefühle des Patienten werden in der Therapie beantwortet und (aus-)gehalten
Darstellung der Resonanz auf **Gefühle** mit der Seelenwaage: ♥-Ringe: beantwortete (»geherzte«) Gefühle, ✰-Ringe: sanktionierte Gefühle				
Je 5 ♥-Ringe auf ☺- und ☹-Seite	5 ♥-Ringe nur auf ☺-Seite	☺-Seite: 1 ♥-Ring abnehmen, 1 ✰-Ring an obere Zapfen anhängen ☹-Seite: 4 ♥-Ringe abnehmen, 4 ✰-Ringe an obere Zapfen anhängen		✰-Ringe von obere auf untere Zapfen umhängen ☺-Seite: 1 ✰-Ring ☹-Seite: 4 ✰-Ringe

Entstehung des Strukturniveaus				
Gut integriert	**Mäßig integriert**	**Gering integriert**	**Desorganisiert**	**»Geheilt«**
2. Entstehung durch Resonanz auf Bedürfnisse				
Die Bedürfnisse werden erkannt, aber sie werden nicht alle erfüllt			Die Bedürfnisse werden nicht erkannt, und deshalb nicht erfüllt	Nicht gesehene Bedürfnisse werde ex post anerkannt
Darstellung der Resonanz auf **Bedürfnisse** mit der Seelenwaage: 0-Ringe: nicht (»0 = null«) gesehene Bedürfnisse				
			2 0-Ringe auf die Zapfen an den langen Auslegern	2 0-Ringe auf untere Zapfen umhängen
s. Kap. 5.1.2	s. Kap. 5.1.2	s. Kap. 5.2.2	s. Kap. 5.2.2	s. Kap. 5.3.2

Tab. 5-1: Die Entstehung der Strukturniveaus aus vorhandener oder fehlender Resonanz auf Gefühle und Bedürfnisse und deren Darstellung an der Seelenwaage.

Strukturniveau: Rot-Shift unter Stress					
Gefühlsdynamik ohne Stress					
gut integriert	mäßig integriert	gering integriert	desorganisiert		»geheilt«
Gefühlsdynamik mit Stress					
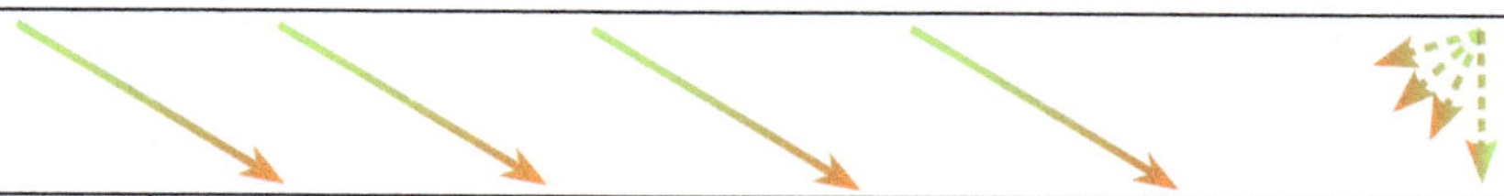					
	gut integriert unter Stress	mäßig integriert unter Stress	gering organisiert unter Stress	Desorganisiert unter Stress	»geheilt«
1. Spaltungstendenz					
keine	»Schönwetterintegration«	dauerhaft leichte	dauerhaft starke	extrem	keine bis wenig

gut integriert	mäßig integriert	gering integriert	desorganisiert		»geheilt«
	gut integriert unter Stress	mäßig integriert unter Stress	gering organisiert unter Stress	Desorganisiert unter Stress	»geheilt«
2. Gefühlsamplitude					
gering	erhöht	dauerhaft erhöht	immer sehr hoch	extrem	gering
3. Ausagieren der Gefühle gegen sich und andere					
kein	verstärkt	häufig	sehr häufig	extrem	kein bis gering
4. Intensität der Spaltungsabwehr					
keine	zeitweise	stark	zeitweise sehr stark	dauerhaft extrem	keine
5. Selbstwert					
stabil	instabil	fragil	sehr negativ/ sehr positiv	sehr schwankend, meist negativ	stabil
6. Fähigkeit zur Selbstberuhigung					
dauerhaft gut möglich	möglich	erschwert	schwer möglich	nicht möglich	sehr gut möglich
7. Angewiesenheit auf äußere Beruhiger zur Koregulation					
keine	keine	häufig	ständig	zwingend	keine
8. Ambivalenzfähigkeit gegenüber Anderen/Situationen					
gut	vorhanden	eingeschränkt	stark eingeschränkt	aufgehoben	sehr gut
9. Ambivalenzfähigkeit gegenüber der eigenen Person					
hoch	vorhanden	eingeschränkt	stark eingeschränkt	aufgehoben	sehr gut
10. Derealisation					
keine Neigung	meist keine Neigung	Neigung	häufige Neigung	extreme Neigung	keine Neigung
11. Depersonalisation					
keine Neigung	meist keine Neigung	Neigung	häufige Neigung	extreme Neigung	keine Neigung

Tab. 5-2: Elf Merkmale der verschiedenen Strukturniveaus unter Normalbedingungen.

5.2.2 Mangelnde Resonanz hinterlässt tiefe Spuren

Die Stufen des Strukturniveaus an der Seelenwaage

Manche Menschen gehen gleich an die Decke, andere bleiben gelassen wie ein Buddha. Manche Menschen leben oft in Streit oder Verliebtheit, andere kommen auch mit sich selbst gut klar.

Diese und weitere Unterscheidungsmerkmale kommen oft in bestimmten Gruppierungen vor. In der Fachsprache werden sie in Strukturniveaus zusammengefasst. Im Folgenden werden die Strukturniveaus beschrieben und wie sie durch die Beziehungen in der Kindheit beeinflusst werden.

IN DIESEM KAPITEL LESEN SIE:

1. Stufe 0: Idealfall – Gut Integriertes Strukturniveau
   Alle Gefühle des Kindes werden beantwortet, die Bedürfnisse werden nicht alle erfüllt, aber sie werden erkannt.
2. Stufe 1: Mäßig integriertes Strukturniveau
   Nur Freude und Zuneigung des Kindes werden positiv beantwortet; Schmerz, Angst, Trauer und Wut werden nicht beantwortet.
3. Stufe 2: Gering integriertes Strukturniveau
   Alle Gefühle des Kindes werden abgewiesen oder bestraft.
4. Stufe 3: Desorganisiertes Strukturniveau
   Alle Gefühle des Kindes werden abgewiesen oder bestraft und Bedürfnisse werden nicht gesehen.

Das Strukturniveau wird von verschiedenen Autoren unterschiedlich definiert oder beschrieben.

Ich möchte hier elf Merkmale aufzählen, die zur Einordnung der Strukturniveaus hilfreich sind (die Fachausdrücke dazu sind in Klammern gesetzt):

1. Kann ich die Welt nur Schwarz-Weiß sehen oder gibt es auch Grautöne oder gar Farbe? (Spaltungstendenz)
2. Überfluten mich meine Gefühle oder kann ich sie in Stärke und Ausdruck steuern? (Gefühlsamplitude)
3. Kann ich meine Gefühle in mir selbst »verhandeln« oder braucht es immer einen anderen Schuldigen? (Neigung zum Ausagieren)
4. Kann ich Widerstrebungen in mir selbst, sog. Ambivalenzen, mit mir selbst ausmachen oder schlage ich mich auf eine Seite der Ambivalenz und bekämpfe die andere Seite bei anderen? (Spaltungsabwehr)
5. Denke ich fast immer gut von mir oder kippt das schnell in ein Gefühl der Wertlosigkeit? (stabiler Selbstwert)
6. Kann ich mich schnell wieder beruhigen oder verbleibe ich lange in Aufregung, Ärger etc.? (Selbstberuhigungsfähigkeit)

7. Kann ich mich auch ohne äußere Beruhiger (Menschen, Essen, Alkohol, Drogen) wieder beruhigen oder benötige ich sie oft oder immer? (Angewiesensein auf äußere Beruhiger)
8. Kann ich das Gute und das Schlechte an einer Situation oder Person gleichzeitig wahrnehmen und abschätzen oder gibt es »nur gut« oder »nur schlecht«? (Ambivalenzfähigkeit gegenüber Situationen und Personen)
9. Kann ich an mir gute Seiten und Fehler gleichzeitig wahrnehmen oder bestehe ich nur aus einem von beiden? (Ambivalenzfähigkeit gegenüber der eigenen Person)
10. Bin ich sicher in der Realität verankert oder kommt mir die Welt manchmal fremd und seltsam entfernt vor? (Neigung zu Derealisation)
11. Fühle ich mich wie selbstverständlich immer als »Ich« oder fühle ich mich manchmal als fremd mir selbst gegenüber? (Neigung zu Depersonalisation)

Stufe 0: Gut Integriertes Strukturniveau (Idealfall)

Alle Gefühle des Kindes werden beantwortet, die Bedürfnisse werden nicht alle erfüllt, aber sie werden erkannt.

- »Wie wunderbar, dass du bist!«
- »Du bist ein Geschenk!«
- »Du bist willkommen, mit allem, was du brauchst!«

Wenn ein Baby diese Haltung von seinen Eltern erfährt, dann hat es gute Voraussetzungen für eine gesunde Entwicklung.

Springen wir noch einmal zum Kapitel 5.1.2, Abschnitt »Komm zu mir, auch wenn du weinst …«: Sowohl die ☺- als auch die ☹-Gefühle werden beantwortet. Es gibt eine gute Integration. Dies führt zu einem akzeptablen Ergebnis im »Stresstest«, alles noch einmal dargestellt in Abbildung 5-9.

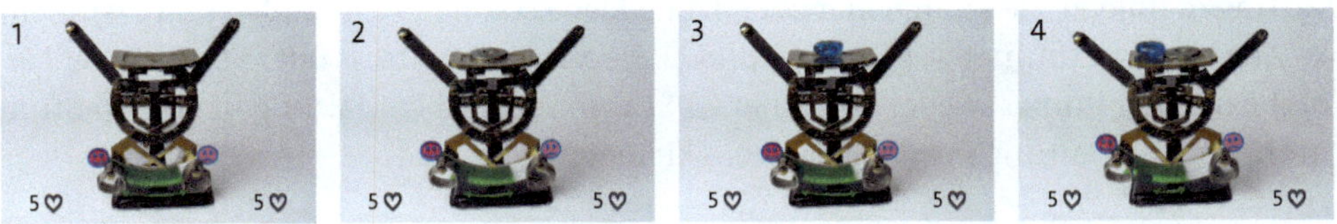

Abb. 5-9 (Serie): Das Kind wurde mit seinen ☺- und seinen ☹-Gefühlen beantwortet und geherzt. Bild 1: Ruhelage ohne Stressbelastung. Bild 2: Reine Stressbelastung (Metallscheibe). Bild 3: Liebeserfahrung (Glasherz). Bild 4: Liebeskummer (beides). In allen Fällen bleibt die Verbindung zwischen den beiden Skalen erhalten (stabile Integration).

Wie würde sich ein Mensch mit dieser idealen Vorgeschichte beschreiben (Merkmale des Strukturniveaus als Ziffern in Klammern entsprechend Tab. 5-2)?

GUT INTEGRIERTES STRUKTURNIVEAU

»Die Welt ist bunt (1), meine Gefühle kommen und gehen, sind nicht zu stürmisch (2), sie helfen mir, Situationen zu beurteilen und zu bewältigen. Ich suche keine Schuldigen (3), weder in mir noch in anderen. Ich kann auch immer das Gute im Schlechten erkennen (4). Ich halte mich für einen guten Menschen, der auch seine Fehler haben darf (5) (9). Ich kann mich auch gut beruhigen (7) und brauche keine Hilfe von außen oder Substanzen oder Handlungen dazu (9). Die Welt ist vielleicht aufregend, aber letztlich sicher (10). Ich bin stets gut mit mir verbunden (11).«

Stufe 1: Mäßig integriertes Strukturniveau

Nur Freude und Zuneigung des Kindes werden positiv beantwortet; Schmerz, Angst, Trauer und Wut werden nicht beantwortet.

- »Du bist mein Sonnenschein ... und musst es auch sein.«
- »Mit deinen anderen Gefühlen bin ich überfordert!«
- »Ich will dich nicht weinen sehen!«

Im Abschnitt »Du sollst mein Sonnenschein sein, den ich so dringend brauche« in Kapitel 5.1.2 haben wir gesehen, was passiert, wenn nur das lachende Baby willkommen ist. Schmerz, Angst, Trauer und vor allem die Wut finden keine Resonanz. Das Kind lernt schnell, »der Sonnenschein« zu sein. Seine traurigen, schmerzenden, ängstlichen oder gar wütenden Anteile verbirgt es.

Sehen wir uns das noch einmal in Abbildung 5-10 anhand der Bilder 1 bis 4 an: Es gibt eine »Schönwetterintegration« (Bild 1). Zwischen den beiden Zuständen (☺ und ☹) besteht eine Erinnerungsbrücke, solange »alles gut« ist. Eine Person mit diesem Strukturniveau kann sich unter ruhigen Bedingungen stabil halten, jedoch keinen Stress vertragen (Bild 2). Sie kann leider auch keine Liebe stabil halten (Bild 3) und erst recht keinen Liebenskummer wegstecken (Bild 4). Sie wird unter Stress oder bei unklarer Liebesbeziehung immer wieder von einer ☺-Stimmung und ☺-Haltung in eine ☹-Stimmung und ☹-Haltung kippen, wie es ein kleines Kind macht.

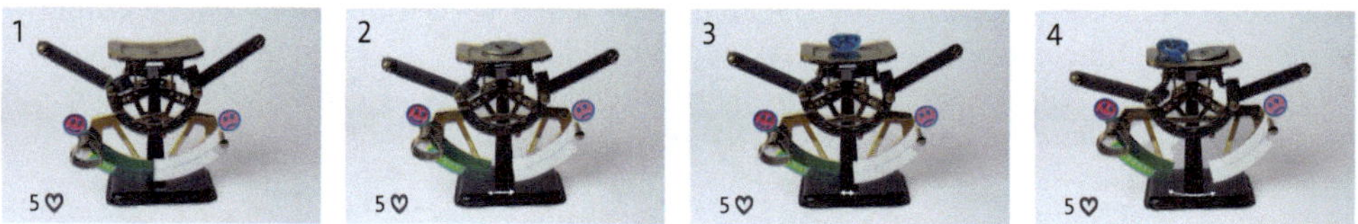

Abb. 5-10 (Serie): Nur die ☺-Seite des Babys bekommt Resonanz. Bild 1: Unter ruhigen Bedingungen gibt es eine Verbindung der zwei Skalen. Bild 2: Bei Stress (Metallscheibe) reißt die Verbindung ab. Bild 3: Bei Liebe (Glasherz) gibt es eine kleine Lücke zwischen den Skalen. Bild 4: Bei Liebeskummer (Metallscheibe und Glasherz) klafft eine große Lücke.

Diese Person bekommt ihre Mama (oder Partnerin) mit »guten« und »schlechten« Anteilen nur unter ruhigen Bedingungen »unter einen Hut« und kann somit die Beziehung stabil halten. Dies wird *eingeschränkte Ambivalenzfähigkeit* genannt. Die Ambivalenzspannung kann begrenzt (unter »Schönwetterbedingungen«) ausgehalten werden.

Wird der Stress aber zu hoch, reißt die Erinnerungsbrücke zwischen beiden Zuständen und Mama (oder Partnerin) ist plötzlich »nur noch gut« oder »nur noch schlecht«. Die Ambivalenzspannung wird zu hoch und die Person greift auf das Weltbild des Säuglings mit klar getrennten ☺- oder ☹-Zuständen zurück.

ZUSAMMENFASSUNG Merkmale eines mäßig integrierten Strukturniveaus

(Ziffern in Klammern → Kap. 5.2.1, Abb. 5-8)

1. **Gefühle sind bereits ohne Stress stark und unter Stress intensiv. (2)**
   Die Gefühle sind nur erschwert allein regulierbar (6). Ich brauche, wenn ich gestresst bin, andere (3) oder greife zu äußeren »Beruhigern« (7).
2. **Eingeschränkte Ambivalenzfähigkeit gegenüber Anderen/Situationen.**
   Eine unter Stress gerissene Erinnerungsbrücke zwischen den beiden ☺- und ☹-Zuständen muss mühsam aufgebaut werden (1). Wenn das nicht gelingt (4):
   a. Mein Gegenüber ist nur noch böse (seine gute Seite wird ausgeblendet) (8), ich grenze mich wütend ab und er muss sich meine Freundlichkeit erst verdienen: »Er muss um Gutwetter bitten.«
   b. Mein Gegenüber ist nur noch gut (seine böse Seite wird ausgeblendet), ich unterwerfe mich ihm/verschmelze mit ihm – auf eigene Kosten: »Ich vergebe dir – wie immer!«
3. **Eingeschränkte Ambivalenzfähigkeit gegenüber mir selbst.**
   »Es gefällt mir nicht, was ich gemacht habe, deshalb lehne ich mich ab: Wenn ich mich anstrenge, kann ich wieder mein eigener Freund werden.« (9)
4. **Unsicherer Selbstwert.**
   »Ich weiß nicht genau, ob ich ein ›guter, liebenswerter Mensch‹ oder ›schlechter Mensch‹ bin.« (5) (9)

Stufe 2: Gering integriertes Strukturniveau

Alle Gefühle des Kindes werden abgewiesen oder bestraft.

- »Lache nicht so laut!«
- »Freu dich nicht zu früh, das dicke Ende kommt noch!«
- »Stell dich nicht so an, das tut doch gar nicht weh!«
- »Ein Junge hat doch keine Angst!«
- »Hör auf zu weinen, es war doch nur ein blödes Kaninchen, das gestorben ist!«

- »Ein bockiges Kind will ich nicht haben, geh auf dein Zimmer und wenn du wieder normal bist, darfst du wiederkommen!«

Ein Kind, das diese Sprüche oft zu hören bekommt, erfährt, dass es für alle seine Gefühle gemaßregelt oder gar bestraft wird.

Im Seelenwaage-Modell verwenden wir dafür das Stern-Symbol (Abb. 5-11). Die fünf Zacken des Sterns stehen für die fünf Gefühle. Für jedes Gefühl wird ein Herzring-Symbol abgehängt und dafür ein Sternring an einen der Zapfen gehängt, die etwas oberhalb liegen. Sehen wir uns das genauer an.

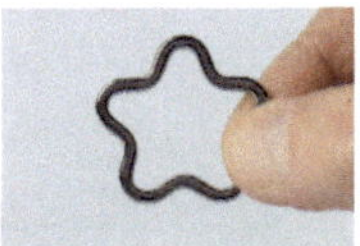

Abb. 5-11: Das Stern-Symbol im Seelenwaage-Modell. Der Stern mit seinen fünf Zacken symbolisiert, dass die fünf Grundgefühle nicht beantwortet werden.

Wir sehen in Abbildung 5-12, dass mit jedem weiteren »bestraften Gefühl« die beiden Skalen auseinanderlaufen, bis zwischen der ☺- und der ☹-Seite eine große Lücke klafft. Jetzt ist ein Wechsel bereits unter ruhigen Bedingungen zwischen den Seiten schier unmöglich.

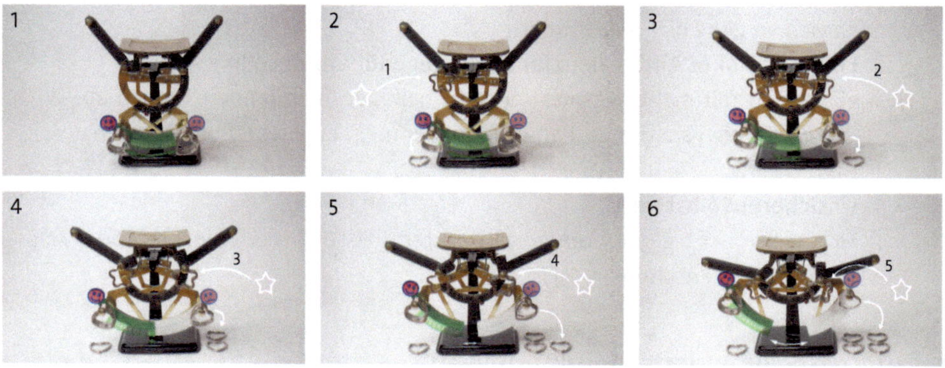

Abb. 5-12 (Serie): Gefühle des Kindes werden zurückgewiesen oder bestraft. Bild 1: Alle Gefühle wurden geherzt. Bilder 2–6: Für jedes Gefühl, also Freude (Bild 2), Schmerz (Bild 3), Angst (Bild 4), Trauer (Bild 5) und Wut (Bild 6), wird ein Herzring-Symbol abgehängt und dafür ein Sternring-Symbol an höher liegende Zapfen gehängt. Dadurch werden die ☺- und ☹-Pole weiter auseinander gedrängt.

Würden wir jetzt einen Stresstest durchführen, würde sich bei allen Belastungen (nur Stress, nur Liebe, Liebeskummer) die Schere zwischen der ☺- und der ☹-Seite weiter öffnen.

Beim Stresstest (→Abb. 5-13) sehen wir, dass sich die bereits im »entspannten Zustand« vorhandene Lücke noch weiter, fast »bis zum Anschlag«, öffnet.

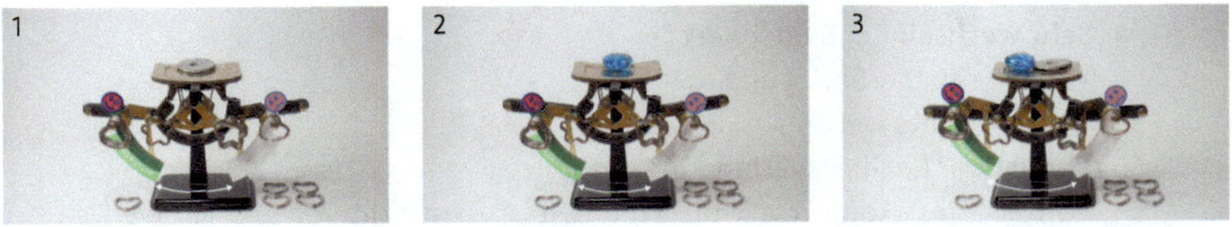

Abb. 5-13 (Serie): Stresstest mit ungeherzten Gefühlen. Die schon im Ruhezustand vorhandene Lücke zwischen der ☺- und der ☹-Seite (→Abb. 5-12, Bild 6) vergrößert sich bis zu einer fast maximalen Spreizung (Bilder 1–3).

Wie wirkt sich das im täglichen Leben, im Umgang mit anderen, in der Partnerschaft und mit mir selbst aus?

Ein Mensch mit einer solchen Struktur wird Gefühle noch intensiver erleben. Das betrifft sowohl schöne als auch unangenehme: Begeisterung, aber auch das Genervt-Sein sind deutlich stärker ausgeprägt als bei dem im vorherigen Kapitel beschriebenen Fall. Die Begeisterung und das Genervt-Sein können jemand anderem gelten (dann ist es ein sehr starkes Verliebt-Sein oder ein sehr starker Hass bzw. eine starke Entwertung), wird aber auch auf sich selbst »angewendet« (Selbstüberhöhung oder Selbstentwertung).

ZUSAMMENFASSUNG Merkmale eines gering integrierten Strukturniveaus

(Ziffern in Klammern →Kap. 5.2.1, Abb. 5-8)

1. **Die Gefühlsausschläge sind dauerhaft hoch und intensiv.** (6)
   Ich brauche oft äußere Beruhiger oder reagiere mich an anderen ab. (2) (3) (7)
2. **Stark eingeschränkte Ambivalenzfähigkeit gegenüber Anderen/Situationen.**
   Eine Erinnerungsbrücke zwischen den beiden ☺- und ☹-Zuständen kann kaum aufgebaut werden.
   a. Mein Gegenüber ist immer nur böse (seine gute Seite wird abgespalten) (4) (8), ich grenze mich wütend ab und er muss sich meine Freundlichkeit erst sehr schwer verdienen: »Er muss mir beweisen, dass er gut ist.«
   b. Mein Gegenüber ist immer gut (seine böse Seite wird abgespalten) (8), ich unterwerfe/verschmelze mich mit ihm – auf eigene Kosten: »Hauptsache, du bist da, egal, was du mit mir gemacht hast.«

3. **Stark eingeschränkte Ambivalenzfähigkeit gegenüber mir selbst.**
   Ich bin entweder sehr von mir überzeugt oder sehe mich als Versager. (9)
   a. »Ich bin großartig und mache alles richtig. Wenn es etwas schiefgeht, dann haben das andere verbockt!«
   b. »Es gefällt mir nicht, was ich gemacht habe, deshalb verurteile ich mich: Wenn ich mich anstrenge, kann ich wieder mein eigener Freund werden, aber ein kleiner Fehler macht alles wieder zunichte.«
4. **Sehr wechselnder Selbstwert.**
   »Ich bin sehr großartig und toll!« (5)
   »Ich bin nichts wert!«
5. **Verlust der Realitätsverbindung.** (10) (11)
   »Unter Stress kommt mir die Welt seltsam entfernt vor und ich weiß nicht, wer ich bin!«

Stufe 3: Desorganisiertes Strukturniveau

Alle Gefühle des Kindes werden abgewiesen oder bestraft und Bedürfnisse werden nicht gesehen.

- »Ich weiß nicht, was du von mir willst!«
- »Du bist überflüssig!«
- »Du störst mein Leben!«

Kinder, die unter solchen Umständen aufwachsen, erleben Ignoranz gegenüber ihren Bedürfnissen zusätzlich zur Zurückweisung oder gar Bestrafung ihrer Gefühle. Es macht einen Unterschied, ob ein Bedürfnis zwar erkannt, aber nicht erfüllt oder noch nicht einmal erkannt wird (→Kap. 2.5 und Kap. 2.7.2).

Im Seelenwaage-Modell verwenden wir hierfür als Symbol zwei runde 0-Ringe. Das 0 steht für »Null«, also null gesehene Bedürfnisse. Da diese Erfahrung so stark wirkt, werde zwei 0-Ringe an zwei lange Arme der Seelenwaage gehängt (Abb. 5-14). Sehen wir uns das aus der Nähe an.

Die beiden Skalen sind maximal auseinandergedriftet. Ein Stresstest erübrigt sich, denn das Leben wird immer als sehr stressig und wechselhaft erlebt. Welche Auswirkungen hat das auf das tägliche Leben, die Beziehungen zu Fremden, zu Freunden, in der Partnerschaft oder zu sich selbst?

Das Leben ist sehr intensiv – und manchmal auch ganz leer und verlassen, was noch unangenehmer ist. Es ist die Steigerung des Zustandes, der im vorherigen Abschnitt beschrieben wurde. (Selbst-)Verliebt-Sein und (Selbst-)Hass wechseln sich ab, unterbrochen von Zuständen der Leere und des Verloren-Seins.

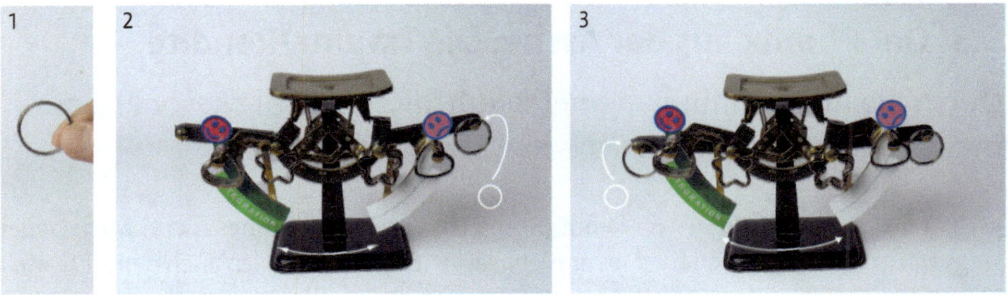

Abb. 5-14 (Serie): Bild 1: Nicht (»null«) gesehene Bedürfnisse werden durch zwei 0-Ringe (0 = Null) dargestellt. Bild 2: Schon ein 0-Ring treibt die Skalen deutlich auseinander. Bild 3: Zwei 0-Ringe sorgen für eine maximale Kluft zwischen den beiden Skalen, auch ohne Stressbelastung.

ZUSAMMENFASSUNG Merkmale eines desorganisierten Strukturniveaus

(Ziffern in Klammern → Kap. 5.2.1, Abb. 5-8)

1. **Die Gefühlsausschläge sind dauerhaft sehr hoch und sehr intensiv. (2)** Die Person braucht sehr oft äußere Beruhiger oder reagiert sich sehr oft an anderen ab. (2) (3) (7)
2. **Aufgehobene Ambivalenzfähigkeit gegenüber Anderen/Situationen.** Es gibt keine Erinnerungsbrücke zwischen den beiden☺- und ☹-Zuständen.
   a. Mein Gegenüber ist immer nur böse (seine gute Seite wird abgespalten) (4) (8), ich grenze mich wütend ab und er kann sich meine Freundlichkeit nicht verdienen: »Böse bleibt böse.«
   b. Mein Gegenüber ist immer nur gut (seine böse Seite wird abgespalten) (8), ich unterwerfe mich ihm/verschmelze mit ihm – auf eigene Kosten: »Du bist gut, egal, was du mit mir jetzt machst.«
3. **Keine Ambivalenzfähigkeit gegenüber mir selbst:**
   a. »Es gefällt mir nicht, was ich bin, deshalb hasse ich mich.« (9)
   b. »Ich bin immer gut und großartig. Ich kann keine Fehler machen.« (9)
4. Der **Selbstwert schwankt** zwischen großartig und minimal. (5)
5. **Verlust der Realitätsverbindung.** (10) (11) »Auch ohne Stress kommt mir die Welt seltsam entfernt vor und ich weiß nicht, wer ich bin!«

5.3 Der Phönix aus der Asche: Die Trauma-Rendite

Durch die Anerkennung meiner Bedürfnisse und die Resonanz auf meine Gefühle bekomme ich neue Stärke

»I can't get no satisfaction!« Wer kennt diesen Hit der Rolling Stones nicht? Mick Jagger singt mit großer Leidenschaft, dass er nicht satt wird, so sehr er sich auch bemüht: *»And I tried, and I tried, and I tried …!«*, obwohl Mick Jagger sicherlich als Star Zugang zu allen »Glücklichmachern« der Welt hatte: Geld, Ruhm, Sex. Und weil das nicht ausreichte, brauchte er noch Alkohol und Drogen. All das half nicht: *»I can't get no satisfaction!«*

Ich vergleiche diese »Glücklichmacher« mit einem Karamellbonbon, das ich in den »hohlen Zahn der fehlenden Mutter- oder Vaterliebe« stopfe. Das Loch des Zahnes ist verschwunden! Und der faulige Geschmack der Karies ist verschwunden, jetzt schmeckt es auch noch süß! Aber: Das Karamellbonbon löst sich auf, nutzt sich ab, muss schnell ersetzt werden: *»And I tried, and I tried, and I tried …!«* Unter dem Karamellbonbon wird die Karies weiterwachsen: *»I can't get no satisfaction!«* Ich werde nie satt davon.

Vielleicht sieht mich jemand. Vielleicht bekomme ich sogar Mitgefühl (nicht Mitleid!). Es tröstet, aber nur kurz. Es ist wie mit einem Regenfass ohne Boden: Der Regen, das himmlische Nass, den ich in meinem Garten vergießen könnte, versickert schneller, als ich ihn nutzen kann. *»I can't get no satisfaction!«*

Egal, ob fauler Zahn oder undichtes Regenfass: Wir müssen wohl bis auf den Grund hinab, um nachhaltig etwas zu verändern.

Menschen, die sich auf diesen Weg gemacht haben, berichten, dass sie sich nach diesem Prozess stabiler und widerstandsfähiger als vorher fühlen. Mehr noch: Auch im Vergleich mit anderen Menschen, die eine glückliche Kindheit hatten, die nicht dieses Nicht-gesehen-Werden erlebt haben, erleben sie sich als stabiler und resilienter. Das nenne ich eine Trauma-Rendite. Dabei will ich das Grauen des Traumas und seiner Folgen auf keinen Fall schmälern. Ich will Mut machen, sich selbst »auf den Grund« zu gehen, den Zahn der fehlenden Mutterliebe zu sanieren und die Regentonne abzudichten.

Diesen Weg können wir auch an der Seelenwaage nachvollziehen.

5.3.1 Theorie: Posttraumatisches Wachstum, Resilienzentwicklung, »Die Narbe vergolden«, Kenzugi

Anhand der Seelenwaage kann ein langfristig gesundender Umgang mit Traumata gut demonstriert werden. Wir unterscheiden »Curing« von »Healing«. »Curing« bedeutet Nacherfüllung von ungesehenen Bedürfnissen, ohne das Ungesehen-Sein anzuerkennen. Dies ist aber nicht nachhaltig. »Healing« verwende ich als Metapher dafür, dass die ungesehenen Bedürfnisse anerkannt werden, die damit ausgelösten Gefühle auszudrücken und in Resonanz zu bringen. Dadurch ergibt sich ein Resilienzgewinn:

- Nachgeholte Erfüllung des Meta-Bedürfnisses (→Kap. 2.5) nach Gesehen-Werden (ohne die voreilige Nacherfüllung der nicht-gesehenen Bedürfnisse) und nachgeholte kontingente Beziehungserfahrung bezüglich der damaligen Gefühle und Bedürfnisse (→Kap. 2.7.3) können das Strukturniveau erhöhen und frühere Defizite überkompensieren.
- Die Person spaltet nicht mehr ihre früheren verletzten Anteile ab und ist dadurch sozial verträglicher.
- Die Person ist nicht mehr ausschließlich mit ihren verletzten früheren Anteilen identifiziert und kann ihre Ressourcen besser nutzen.
- »Traumarendite«:
  - Hohe Ambivalenzfähigkeit gegenüber Personen und Situationen (»Fehlertolerante Beziehungsstabilität«).
  - Hohe Ambivalenzfähigkeit gegenüber der eigenen Person (»Fehlertolerante Selbstwertstabilität«).
  - Hohe Fähigkeit zur emotionalen Selbstberuhigung, Unabhängigkeit von äußeren Beruhigern.

5.3.2 »Kurieren oder Heilen?« – Vom Lohn der Mühe, sich selbst auf den Grund zu gehen

P

In der Einführung zu diesem Kapitel haben wir gelernt: Nicht gesehene Bedürfnisse von damals werden nicht »wiedergutgemacht« oder gar »geheilt«, indem ich sie jetzt schnell oder oft nacherfülle. Ich werde nie satt davon (*»I can't get no satisfaction!«*), das Karamellbonbon löst sich auf und hat dem hohlen Zahn weiter geschadet, die Regentonne kann das himmlische Nass nicht halten und speichern. Im Englischen würde man »curing« verwenden: Wir versuchen, das Elend zu »kurieren«.

Ich möchte hier nicht die verschiedenen Verfahren beschreiben, die uns helfen, »uns auf den Grund zu gehen«, bildlich gesprochen die Karies herauszubohren, den Zahn wieder aufzubauen oder in die Regentonne zu kriechen, um den Boden abzudichten.

Hier wollen wir uns mithilfe des Seelenwaage-Modells anschauen, was passiert, wenn wir das »Nicht-gesehen-Sein« anerkennen, die »ungesehenen Bedürfnisse« in immer noch unerfüllte, aber »gesehene Bedürfnisse« verwandeln und damit Resonanz für unsere (damaligen) Bedürfnisse und Resonanz für unser Ober-Bedürfnis »Gesehen-Werden«, das ich damals wie heute brauche, zu erlangen (→Kap. 2.5 und Kap. 2.7).

Denn erst jetzt können wir diese unerfüllten Bedürfnisse betrauern oder darüber Schmerz, Angst oder Wut empfinden und jemandem gegenüber ausdrücken, also eine Resonanzerfahrung machen. Damit bekommt die Regentonne einen Boden, der das Wasser des Mitgefühls, das wir bekommen, halten kann. Wir finden »satisfaction«, obwohl die Bedürfnisse genauso unerfüllt sind wie davor.

Im Englischen würden wir »healing« verwenden. Damit meinen wir eine tiefgreifende Heilung, die uns nicht in den Zustand vorher oder in den Idealzustand versetzt, sondern uns hilft, aus Trauma und Nicht-gesehen-Werden transformiert und gestärkt hervorzugehen.

In Japan gibt es die Handwerkskunst Kenzugi. Im Kenzugi werden zerbrochene Gefäße wieder zusammensetzt. Die Sprünge und Risse sollen dabei bewusst nicht verdeckt werden. Im Gegenteil, sie werden mit dicker goldener Spachtelmasse erst recht sichtbar gemacht: Die Risse werden nun das Besondere, das Wertvolle des Gefäßes. So wird es kostbarer als ein unversehrtes, makelloses Gefäß.

IN DIESEM KAPITEL LESEN SIE:

1. Die Erlösung der ungesehenen Bedürfnisse aus dem Unsichtbarkeitszauber
2. Die Erlösung der »unerhörten« Gefühle aus ihrer Verbannung und Ächtung

Die Erlösung der ungesehenen Bedürfnisse aus dem Unsichtbarkeitszauber

Nehmen wir wieder die Seelenwaage zur Hand (Abb. 5-15): Die o-Ringe als Symbole für die nicht (o =»null«) gesehenen Bedürfnisse wurden an die großen Ausleger der Seelenwaage gehängt (Bild 1). Sie haben dort ein großes »Gewicht« und treiben die ☺- und ☹-Skala weit auseinander. Wir finden ein desintegriertes Strukturniveau vor mit starken, schwankenden Gefühlen, die in aufgeladenen Beziehungen ausgelebt werden. Die Welt ist schwarz oder weiß, du bist mein Feind oder Freund.

Verzichtet der Mensch nun auf eine schnelle »Nacherfüllung« (»curing«) seiner ungesehenen Bedürfnisse und stellt sich dem Nicht-gesehen-Werden, dann hängen wir die beiden O-Ringe um: Von den Auslegern wandern sie an die Zapfen direkt an den Skalen, an denen die Herzen aufgehängt wurden, weil Freude oder Schmerz, Angst, Trauer oder Wut geherzt wurden (Bild 2 und Bild 3): Mein unerfülltes Bedürfnis wird im Nachhinein gesehen und anerkannt (»healing«).

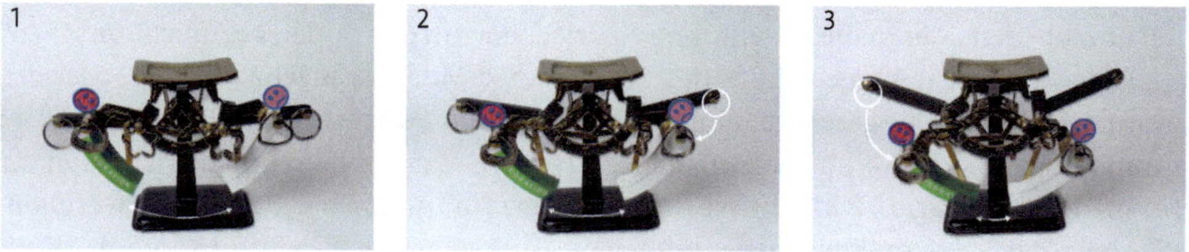

Abb. 5-15 (Serie): Bild 1: Die beiden O-Ringe an den Auslegern treiben die ☺- und die ☹-Skala maximal auseinander. Bild 2: Ein O-Ring auf der ☺-Seite wird an den Zapfen gehängt, an dem die Herzen für die »geherzte« Freude aufgehängt sind, symbolisch für ein gesehenes Lebensfreude-Bedürfnis. Bild 3: Ein zweiter O-Ring wird auf der ☹-Seite an den Zapfen gehängt, an dem die Herzen für »geherzten« Schmerz, »geherzte« Angst, Trauer oder Wut aufgehängt waren, symbolisch für ein gesehenes Grundbedürfnis. Die Skalen rücken näher zusammen.

Die Erlösung der »unerhörten« Gefühle aus ihrer Verbannung und Ächtung

Wenn nun die Bedürfnisse aus ihrer Verbannung in die Unsichtbarkeit (Nicht-gesehen-Werden) erlöst und nachträglich als unerfüllt anerkannt werden, dann lösen sie Gefühle aus (Abb. 5-16). Schmerz, Angst, Trauer, Wut, aber auch Freude werden spürbar. Diese Gefühle sollten ausgedrückt werden dürfen und Resonanz erfahren. Damit können all die »verbotenen« Gefühle, die in der Kindheit missachtet oder bestraft wurden, auch aus ihrer Verbannung geholt werden: Im Seelenwaage-Modell hängen wir die fünf Stern-Ringe von ihren Zapfen auf die Zapfen direkt an den Skalen, an die wir gerade die o-Ringe gehängt haben.

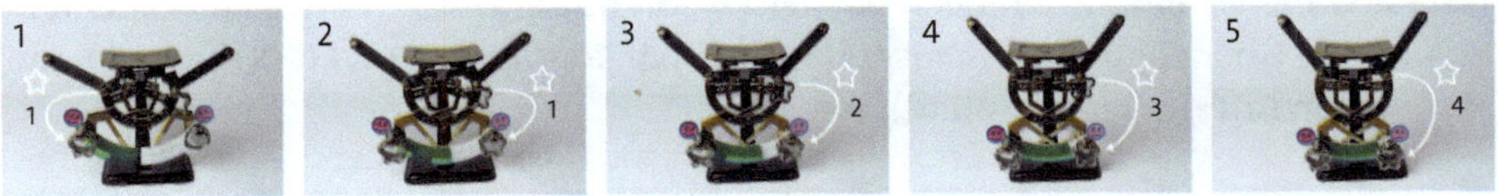

Abb. 5-16 (Serie): Nachdem die ungesehenen Bedürfnisse nun gesehen werden (0-Ringe an Zapfen direkt an den ☺- und ☹-Skalen; → Abb. 5-15), lösen sie die früher verbannten Gefühle (Stern-Ringe) aus. Wenn diese Gefühle nun ausgedrückt werden und Resonanz erfahren dürfen, werden sie integriert: Die Stern-Ringe werden ebenfalls an die Zapfen direkt an den ☺- und ☹-Skalen umgehängt. In der Bilderserie werden die Ringe für Freude (Bild 1), Schmerz, Angst, Trauer und Wut (Bilder 2–5) nach und nach umgehängt. Die Skalen wachsen immer weiter zusammen.

Schauen wir noch einmal auf den Überlappungsbereich der Skalen: Wir können das Wort »INTEGRATION« vollständig lesen (Abb. 5-17).

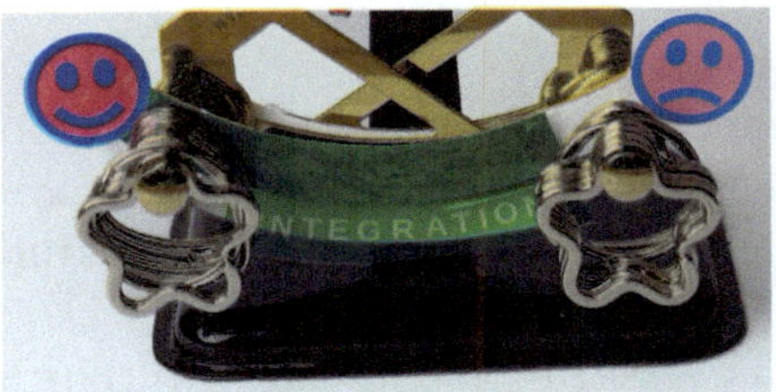

Abb. 5-17: Die ungesehenen Bedürfnisse und die nicht beantworteten Gefühle sind integriert. Der Schriftzug INTEGRATION ist vollständig sichtbar.

Machen wir nun den Stresstest anhand der Bilder 1 bis 3 in Abbildung 5-18: Erst nur Stress (Bild 1), dann Liebe als Stressor (Bild 2) und zum Schluss Liebeskummer (Bild 3).

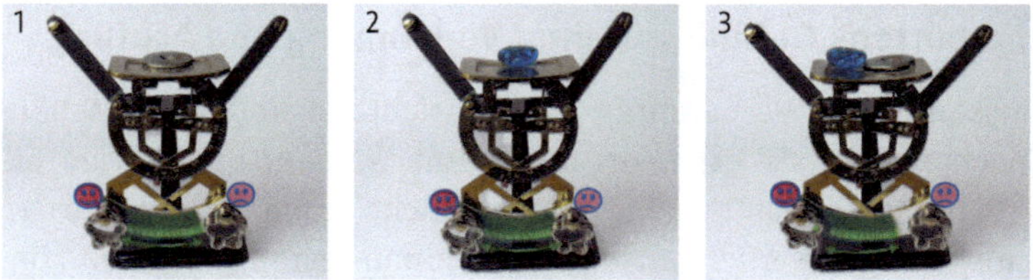

Abb. 5-18 (Serie): Stresstest nach erfolgreicher Integration. Bild 1: Nur Stress. Bild 2: Liebe als Stressor. Bild 3: Liebeskummer.

Wenn wir nun den Stresstest einer Person mit erfolgreicher Integration mit dem Stresstest einer Person vergleichen, die eine »glückliche Kindheit« gehabt hatte, stellen wir fest, dass im Seelenwaage-Modell bei der Person mit einem integrierten »geheilten« Trauma die Überlappung größer ist (Abb. 5-19): Wir können »EGRATION« (Bild 1) lesen, im anderen Fall »RATION« (Bild 2).

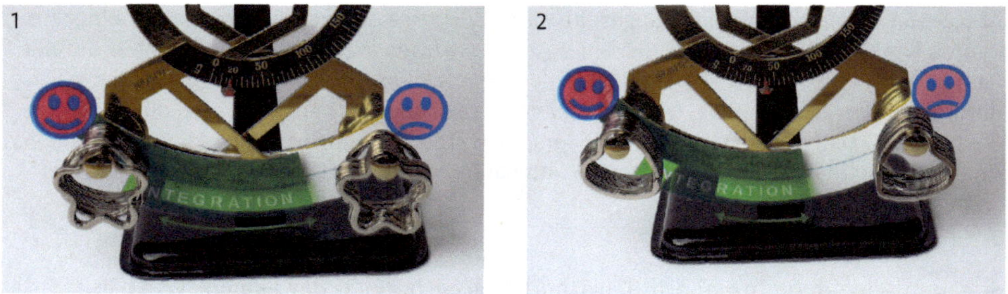

Abb. 5-19 (Serie): Bild 1: Stresstest bei einer Person mit integriertem »geheiltem« Trauma. Bild 2: Stresstest bei einer Person mit »glücklicher Kindheit« und ohne Traumaerfahrung.

Wie kommt es dazu und wie kann man das beschreiben?

- Nachgeholte Erfüllung des Meta-Bedürfnisses nach Gesehen-Werden (ohne die voreilige Nacherfüllung der nicht-gesehenen Bedürfnisse) und nachgeholte Resonanzerfahrung bezüglich der damaligen Gefühle und Bedürfnisse kann das Strukturniveau erhöhen und frühere Defizite mehr als nur wettmachen.
- Die Person »vergisst« nicht mehr ihre früheren verletzten Anteile und wird dadurch sozial verträglicher, da sie sich vorstellen kann, wie sich eine verletzte oder vernachlässigte andere Person fühlt.
- Die Person ist nicht mehr ausschließlich mit ihren verletzten früheren Anteilen identifiziert, sondern bringt gesunde und geheilte Anteile zum Ausdruck.
- »Trauma-Rendite«:
  - Hohe Fähigkeit, Personen und Situationen gleichzeitig »Gut« oder »Schlecht« zu bewerten (hohe Ambivalenzfähigkeit und dadurch »fehlertolerante Beziehungsstabilität«).
  - Hohe Fähigkeit, die eigene Person als gleichzeitig »Gut« und »Schlecht« zu empfinden, ohne auf einer der beiden Seiten zu verharren (hohe Ambivalenzfähigkeit

gegenüber der eigenen Person und dadurch »fehlertolerante Selbstfreundlichkeit«).
- Hohe Fähigkeit zur emotionalen Selbstberuhigung und damit Unabhängigkeit von äußeren »Glücklichmachern«.

Diese Versinnbildlichung soll nicht bedeuten, dass jedes Trauma in höherer Resilienz und Integration mündet, wenn man »sich nur genug anstrengt« oder die »richtige Therapie« gefunden und bekommen hat. Es soll auch nicht das Leid der traumatischen Erfahrung geschmälert werden (»War doch nicht so schlimm!« oder »Hat dir/mir doch gar nicht geschadet!«).

Diese Darstellung soll nur aufzeigen, dass auch aus schrecklichen Erfahrungen Gutes erwachsen kann.

5.4 Online-Material

Video

- »Die Seelenwaage«

Downloadmaterial

- Abbildungen 5-1 bis 5-19
- Tabellen 5-1 und 5-2

6 Die Pyramide steht Kopf: Wir stehen auf den Schultern unserer inneren Kinder

Wir kennen alle die Steinpyramiden, die die Wege in den Bergen säumen (Abb. 6-1). Ganz unten liegen dicke, stabile Brocken, gefolgt von etwas weniger großen, dann werden die Steine kleiner und ganz oben liegen nur noch kleine Kiesel. Den tollen Ausblick, den die kleinen Steine auf der Spitze genießen, haben sie nicht, weil sie selbst so groß sind, sondern weil sie auf den Schultern der unteren, größeren Steine stehen.

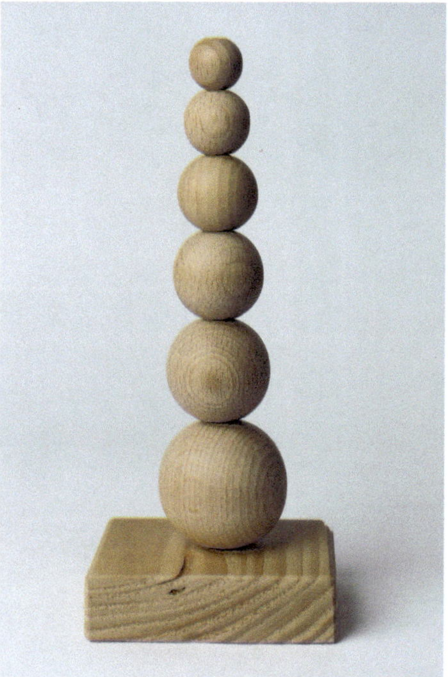

Abb. 6-1: Symbol einer Steinpyramide. Nicht sichtbar: Die Kugeln habe eine Bohrung und werden von einer Führungsstange gehalten.

Wir Menschen sind auch solche Steinpyramiden. Die Steinpyramide ist eine gute Metapher für unsere verschiedenen Zustände: als wir noch klein waren, heranwuchsen und jetzt groß und stark sind.

Aber: Die menschliche Entwicklungspyramide steht auf dem Kopf.

Die kleinsten Steinchen sind ganz unten und tragen das Gewicht der immer größer werdenden Steine. Ganz oben liegt »die aktuelle Ausgabe von uns selbst«, gestützt und gehalten von unseren »früheren Ausgaben von uns selbst« (Abb. 6-2).

Wir stehen auf den Schultern unserer inneren Kinder!

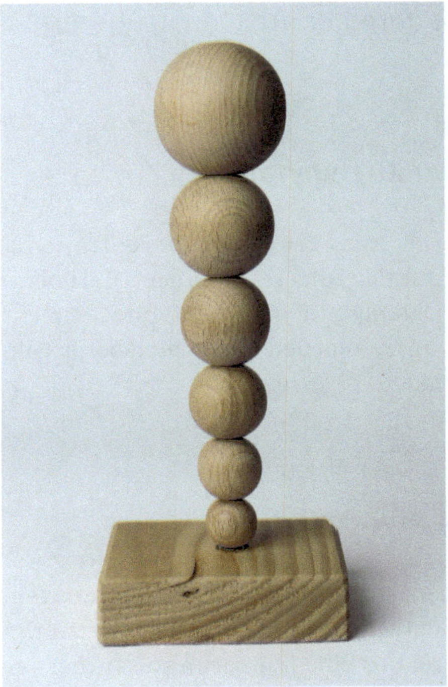

Abb. 6-2: Die menschliche Entwicklung in einer Pyramide dargestellt. Spätere Entwicklungsstufen werden von früheren getragen.

IN DIESEM KAPITEL LESEN SIE,

1. wie uns eine »normale Entwicklung« von unseren inneren Kindern entfremdet.
2. wie wir dadurch unter bestimmten Umständen instabil werden.
3. wie wir durch (romantische) Beziehungen Wachstum fördern können.
4. wie wir uns durch (romantische) Beziehungen in Abhängigkeiten manövrieren.
5. wie uns Psychotherapie und innere Entwicklung mehr Stabilität bringen.
6. wie dadurch unsere Beziehungen reifer und freier werden.

Die auf dem Kopf stehende Pyramide soll uns Mut machen, sich um die eigenen inneren Kinder zu kümmern. Nicht, um dann ganz autark zu werden und niemanden mehr zu brauchen, sondern um autonom zu werden und sich trotzdem in Beziehung zu wagen.

6.1 »Ich bin doch jetzt groß – und war doch nie klein!«

Jeder Entwicklungsschritt soll uns vor dem bedürftigen, früheren Ich »in Sicherheit« bringen

6.1.1 Theorie und Umsetzung mit der Kugelpyramide

Die wichtigen Reifungsschritte vom Säugling bis zum Erwachsenen werden durch immer neue Kugeln symbolisiert, die auf die Pyramide aufgesetzt werden. Die silberne Trennscheibe der Verdrängung früherer Entwicklungsstufen wandert mit jedem Entwicklungsschritt mit und wir können uns mit unseren neuen Fähigkeiten bespiegeln. Gleichzeitig »dürfen« wir unsere früheren Zustände vergessen.

6.1.2 »Jetzt gehöre ich zu den Großen!«

»Ich bin doch kein Baby mehr!« Dieser mit einem entrüsteten Unterton vorgetragene Ausspruch eines Schulkindes zeigt nur allzu deutlich, dass wir mit unseren erworbenen Fortschritten anerkannt werden wollen und uns eine Erinnerung an früher verbitten.

In diesem Kapitel lesen Sie, wie wir wichtige Schwellensituationen überwinden und uns im Glanz unserer neuen Fähigkeiten sonnen. Das Pyramidenmodell (Abb. 6-3) veranschaulicht die verschiedenen Stufen.

Wir kommen auf die Welt (→ Abb. 6-3, 1) und sind klein und sehr hilflos. Wir sind bei der Erfüllung fast aller Bedürfnisse auf andere angewiesen. Wir wachsen – und entwickeln neue Fähigkeiten: Greifen, Loslassen, Krabbeln, Laufen. Bald sind wir Kleinkinder.

Im Pyramidenmodell sehen wir das anhand der untersten kleinen Kugel (1, Säugling).

Wir kommen dann in den Kindergarten (→ Abb. 6-3, 2) ... und sind »doch keine Babys mehr«.

Die zweite Kugel kommt auf die Pyramide. Die silbern spiegelnde Trennscheibe (in der Abb. 6-3 schon ganz oben) liegt direkt unter der zweiten Kugel und schützt uns vor der Erinnerung an den hilflosen Baby-Zustand.

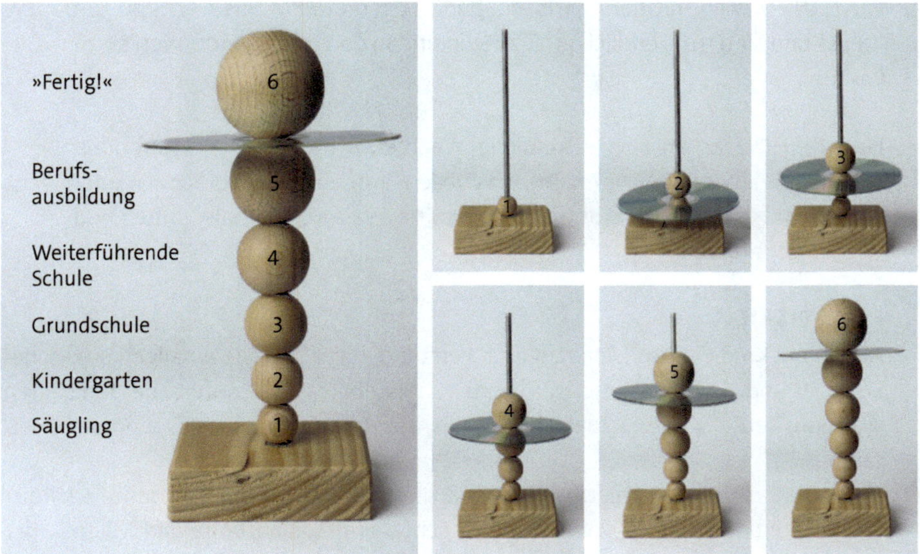

Abb. 6-3: Die Pyramide eines Erwachsenen. Rechte Bildhälfte (Serie): Die spiegelnde Scheibe wandert Stufe um Stufe mit und lässt uns unsere früheren Sorgen, Verletzungen, Beschämungen und Nöte vergessen.

Der erste Schultag adelt uns zum Schulkind (→Abb. 6-3, 3) und beweist, dass wir keine »Kindergartenbobbele« mehr sind. Wir wollen schnell vergessen, dass wir auch mal klein waren und spielen nicht mehr den »Kleinen«!

Die dritte Kugel! Da wir nicht an unser früheres Klein-Sein erinnert werden wollen, legen wir die Spiegelebene zwischen die unteren Kugeln und unsere aktuelle Kugel. In der spiegelnden Oberfläche können wir uns bewundern – und haben unsere früheren Ausgaben von uns selbst aus dem Blick verloren.

Auf der weiterführenden Schule (→Abb. 6-3, 4) blicken wir auf die Grundschüler herab, denn wir sind doch schon sooo viel weiter! Dass wir vor zwei oder drei Jahren selbst solche Zwerge gewesen sind, übersehen wir geflissentlich und wollen auch nicht gerne daran erinnert werden.

Vier Kugeln hat nun unserer Pyramide und die spiegelnde Scheibe wandert auch mit nach oben.

Nach dem Schulabschluss lernen oder studieren wir (→Abb. 6-3, 5). Jetzt sind wir aber endgültig groß, oder?

Die Kugel Nr. 5 kommt dazu und die Trennscheibe gegenüber unseren inneren Kindern wandert mit uns.

Wir haben die Ausbildung abgeschlossen, wir sind endlich »Fertig« (→Abb. 6-3, 6) und erwachsen!

In unserem Pyramidenmodell kommt nun die sechste, letzte Kugel auf die Pyramide und die Scheibe hält uns unsere frühere Inkompetenz, unsere frühere Not, unsere früheren Beschämungen, unsere früheren Verletzungen vom Leibe!

Fazit: Wir wollen mit dem hilflosen, bedürftigen Kind in uns nichts zu tun haben und sind froh, endlich groß zu sein und in den oberen Stockwerken zu wohnen.

Nachteil: Dieses an sich erfreuliche Wachstum hat einen gravierenden Nachteil: Wir wissen nicht (mehr), was unsere inneren Kinder brauchen oder gebraucht hätten, und bekommen nicht mit, wie sie sich damals fühlten und wie sie jetzt fühlen.

FALLBEISPIEL

Als ich ein Kind war und kein Englisch verstand, habe ich die damaligen englischen Schlager und Lieder mitgesungen, ohne zu wissen, was die Laute bedeuten sollten. Was zum Teufel sollte »Schielaffsju, jäh, jäh, jäh« oder »Sartschendpepper« bedeuten?

Als ich dann Englisch gelernt hatte und die Liedtexte verstand, konnte ich mich nicht mehr daran erinnern, wie sich das Nicht-Verstehen anfühlte und welche Übersetzungsfantasien ich hatte.

(Auflösung: Es handelt sich um zwei Lieder der Beatles: »She loves You, yeah, yeah, yeah!« und »Seargent Pepper«, die meine Brüder hörten.)

6.2 Wenn mein inneres Kind weiche Knie bekommt, dann wackelt die ganze Pyramide

6.2.1 Theorie: Trigger reaktivieren unsichere Kindheitszustände

Wenn Ereignisse in der Gegenwart in Resonanz zu schmerzhaften oder traumatisierenden Erlebnissen aus der Kindheit treten (Triggersituationen), wird der Erwachsene erschüttert, da abgespaltene Kindheitszustände die Wahrnehmung und die Bewertung der jetzigen Realität kapern.

6.2.2 »Die Erde bebt – und ich weiß nicht woher, warum und wie ich mir helfen kann!«

In diesem Kapitel lesen Sie, wie uns scheinbar harmlose Auslöser (sog. Triggersituationen) erschüttern können.

FALLBEISPIEL

An dieser Stelle möchte ich ein Beispiel aus meinem eigenen Erleben teilen.

Ich war für eine Untersuchung und Behandlung einen Tag und eine Nacht im Krankhaus gewesen. Für die Ärzte und das Pflegepersonal war es ein Vorgang, der mit unaufgeregter Routine bei gleichzeitiger Präzision durchgeführt wurde. Für mich war es – obwohl ich diese Prozedur schon mehrfach erlebt hatte – bedeutsam. Es war ja schließlich mein Körper, meine Gesundheit, meine Zukunft. Für mein Betroffen-Sein erhielt ich vom Klinikpersonal wenig Resonanz, eher ein aufmunterndes »Alles wieder gut!«. Ich wollte meine Empfindungen teilen, ich wollte mich mit-»teilen«. Natürlich erzählte ich alles meiner Frau, die mir Gehör schenkte.

Wenige Tage später fuhren meine Frau und ich zum wöchentlichen Tanzkurs. Auf der kurzen Strecke zur Tanzschule wurde meine Laune plötzlich immer schlechter. Mein Gesicht wurde fest, wie versteinert, obwohl »alles wieder gut« war. Ja, ich ging zum Tanzen, aber innerlich war ich nicht anwesend, um bloß nicht am unpassenden Ort in Tränen auszubrechen. Ich fragte mich, woher diese Erschütterung kam.

Hier meine Erklärung: Im Tanzkurs würde ich Freunde treffen, mit denen wir über lange Jahre viele unserer persönlichen und familiären Sorgen geteilt hatten, denen ich mich also mit meinen aktuellen Empfindungen öffnen könnte. Ein Tanzkurs ist aber nicht der geeignete Ort, um Ängste und Sorgen mitzuteilen. Selbst eine kurze Bemerkung zu meinem Freund (Mediziner!) erbrachte nicht die erhoffte Zuwendung: An sich ist das bloß eine »kleine Unebenheit«, eine Bagatelle.

Formulieren wir diese Situation doch einmal abstrakt: Ich bin von etwas tief bewegt und treffe Menschen (Freunde), die natürlicherweise (aufgrund der Vorgeschichte) dafür da sind, mir zuzuhören, aber ich kann mich nicht äußern.

Diese Konstellation hat ihre Vorgeschichte: »Der kleine Georg hat Sorgen und trifft auf Menschen (Eltern, Geschwister), die natürlicherweise (aufgrund der Familienzughörigkeit) dafür da sind, ihm zuzuhören, aber er wird mit seinen Sorgen nicht durchdringen.« Damals behalf sich der kleine Georg mit emotionalem Rückzug und Schweigen.

Plötzlich machte mein verschlossenes Gesicht und mein innerer Rückzug Sinn. Der erwachsene Georg geriet ins Wanken, weil der kleine Georg damals nicht gehört wurde.

Durch eine liebevolle und verständnisvolle Zuwendung zum kleinen Georg in mir konnte ich nicht nur wieder Stabilität gewinnen, sondern ich konnte die Situation für die Stärkung des Selbstmitgefühls nutzen.

Im Kapitel 6.1 haben wir eine ideale Entwicklung geschildert. Wenn alles glattgeht, dann gibt es wenige frühere Verletzungen. Aber Scheitern, Beschämungen, Trennungen sind unvermeidlich. Wir alle tragen verletzte Kinder in uns.

Wir können als Erwachsene in der Jetzt-Zeit in Situationen geraten, die die unterversorgten inneren Kinder ähnlich erlebt haben (→ obiges Fallbeispiel). Dann bekommen sie weiche Knie und unsere gesamte Pyramide gerät ins Wanken. Als Erwachsene hoch droben auf der Pyramide sind wir überrascht vom »Erdbeben«, das uns scheinbar unvermittelt trifft.

Die silbern spiegelnde Trennschicht »Wir sind doch jetzt groß und erwachsen« zeigt uns plötzlich ein erschrecktes, wütendes, schmerzvolles Spiegelbild. Wir können uns nicht »durch-schauen« bis hinab zu den inneren Kindern, auf deren Schultern wir stehen, die vor Schreck zittern, vor hilfloser Wut kochen oder vor Schmerz aufheulen.

Fazit: Durch die spiegelnde Trennscheibe unserer erwachsenen Eitelkeit können wir unsere Kinder und deren Bedürfnisse nicht sehen oder gar für sie sorgen.

MERKE

Mit dieser »ignoranten« (= nicht wissenden) Einstellung verhalten wir uns unseren inneren Kindern gegenüber genau so, wie sich unsere Eltern uns gegenüber verhalten haben, als sie damals nicht gesehen haben, was wir gebraucht hätten.

Wie kann uns inneres Wachstum oder Psychotherapie helfen?

In einem Wachstumsprozess oder in der Psychotherapie lernen wir, die Trennscheibe durchlässig zu machen, unsere inneren Kinder mit ihren Bedürfnissen und Gefühlen wahrzunehmen und auch für sie zu sorgen.

Dieser lapidare Satz beinhaltet eine gewaltige Herausforderung: Im geschützten Rahmen einer sicheren Beziehung wagen wir uns an den früheren Schmerz, die frühere Angst, die frühere Beschämung heran. Wir machen die Trennscheibe durchlässig. Dadurch lassen wir die Gefühlsbrücke zwischen uns Erwachsenen und unseren inneren Kindern zu. Der Mangel und das Leid unserer inneren Kinder wird uns Erwachsenen »unter die Haut gehen« und wir bringen uns Selbstmitgefühl (nicht Selbstmitleid!) entgegen.

6.3 »Mr. Wunderbar trifft Mrs. Wonderful«: Beziehung als »People growing Machine«

Es ist »wie im Film«: Zwei Menschen, am besten noch von schweren Gefühlen niedergedrückt, treffen aufeinander und es ist die berühmte »Liebe auf den ersten Blick«! Wir hoffen auf ein Happy End: Beide lieben sich, wachsen aneinander, durchstehen Entwicklungsprozesse und werden reife, in sich ruhende Menschen. Schauen wir uns das im Pyramidenmodell an.

6.3.1 Theorie: Wahl eines Partners mit ähnlichen Verletzungen

Bei der Partnerwahl finden wir zielsicher Personen, die ähnliche Verletzungen wie wir selbst haben. Damit schreiben wir ihnen unbewusst die Kompetenz zu, unsere eigenen abgespaltenen Anteile zu sehen und versorgen zu können. Wenn die Beziehungspartner voneinander lernen, sich den eigenen verletzten Anteilen zu nähern und sie zu versorgen, findet Wachstum in der Beziehung statt.

6.3.2 Beziehung als gegenseitiges Erkennen der eigenen Verletzungen im Anderen und als Wachstumsanreiz zur emotionalen Selbstversorgung

Manchmal treffen wir jemanden, den wir »toll« finden, der in uns ein »fluffiges Gefühl« auslöst, der die »Schmetterlinge im Bauch fliegen« lässt. Wird dann unser Gefühl für diese Person auch noch spiegelgleich beantwortet, sind wir im »siebten Himmel«. Wir verlieben uns gerne. Wie kann uns nun diese Beziehung auf unserem Wachstumsweg weiterbringen?

IN DIESEM KAPITEL LESEN SIE:

1. Verliebtheit ist ein Hinweis auf unser eigenes unterversorgtes, verletztes Kind, dessen Not wir durch die Beziehung lindern wollen.
2. Wachstum kann in Beziehungen beide Partner zu reiferen Personen machen.
3. Sie können gut für sich selbst sein.
4. Sie können gut für sich sorgen.
5. Sie können trotzdem (oder deswegen) in tiefer Beziehung leben.

Was passiert, wenn wir uns verlieben? Meine Vermutung ist: Wir beide »finden« uns, wir finden uns auch noch toll, wir verlieben uns ineinander, weil wir ahnen, dass unser Gegenüber innere Kinder hat, die ähnlich unterversorgt wie die eigenen inneren Kinder sind.

Das Pyramidenmodell (Abb. 6-4) veranschaulicht uns diese Dynamik.

Nennen wir unser verliebtes Pärchen »Mr. Wunderbar« und »Mrs. Wonderful«, wobei es sich auch um gleichgeschlechtliche Personen handeln könnte (diese Namen habe ich von meinem Bonding-Psychotherapie-Ausbilder Jeff Gordon übernommen). In der Abbildung 6-4 sehen wir den Verliebtheitsprozess aus der Sicht von Mr. Wonderful. Wir könnten die gleiche Dynamik auch aus dem Blickwinkel von Mrs. Wonderful beschreiben.

Wir sehen zwei Pyramidenmodelle, die ihre Trennscheibe ganz oben unter der

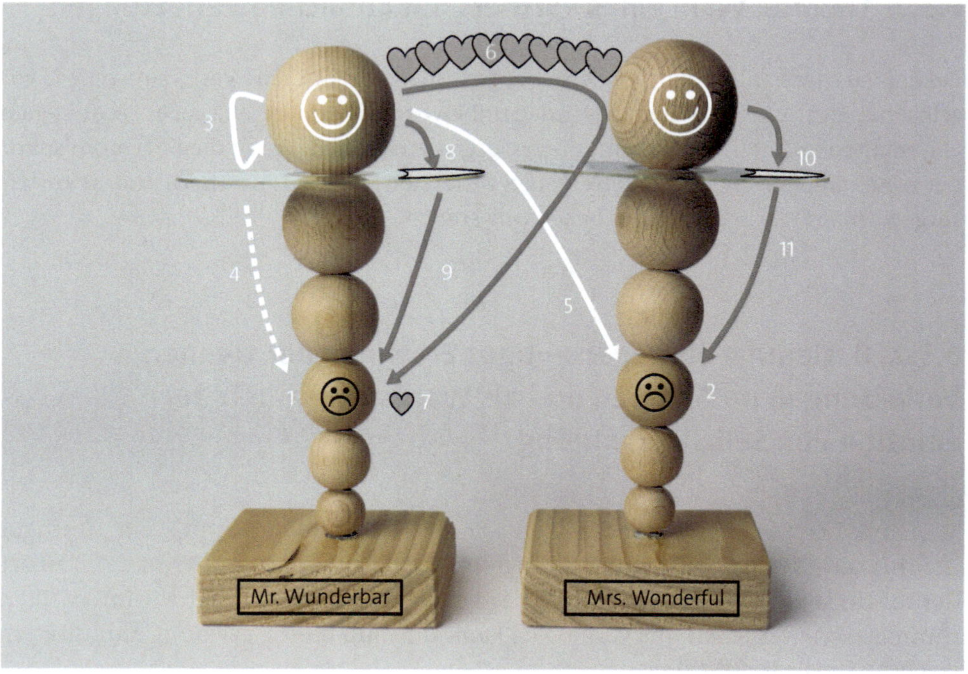

Abb. 6-4: Mr. Wunderbar trifft Mrs. Wonderful: Verliebtheit und Paarbeziehung als Wachstumschance. Weitere Erläuterungen siehe Text.

obersten Kugel haben. Im Unterbau haben Mr. Wunderbar und Mrs. Wonderful verletzte, unterversorgte Kinder: Boy Wunderbar (1) und Girl Wonderful (2). Schaut Mr. Wunderbar an sich selbst herunter, wird er nur sein eigenes »groß-«artiges Spiegelbild sehen (3). Seine inneren Kinder, auf deren Schultern er steht, wird er nicht sehen können (4).

Mr. Wunderbar kann unbewusst unter die Trennscheibe von Mrs. Wonderful schauen (5) und entdeckt dort ein Girl Wonderful mit Verletzungen (2), die den (abgespaltenen) Verletzungen von Boy Wunderbar (1) ähnlich sind. Genau das macht Mrs. Wonderful für unseren Mr. Wunderbar so interessant! Er denkt unbewusst: »Sie weiß doch, wie es mir geht, ohne dass ich es selbst weiß, ohne dass ich Boy Wunderbar selbst kennen muss und ohne dass ich mich selbst um ihn kümmern muss.«

Mr. Wunderbar tut viel für die Beziehung (6) zu Mrs. Wonderful. Er tut dies auch deswegen, da er bemerkt, dass von der Liebe, die er für Mrs. Wonderful empfindet, etwas für das eigene innere verletzte Kind »übrig bleibt« (7). Mrs. Wonderful kann ihrerseits den kleinen verletzten Boy Wunderbar sehen und kann ihm offensichtlich genau das geben, was Boy Wunderbar braucht (weil sie ihm das gibt, was sie selbst als Girl Wonderful vermisst hat).

So wird Mrs. Wonderful zur Babysitterin für den kleinen Boy Wunderbar. In jeder Beziehung gibt es diese Dynamik und sie hat auch heilende Wirkung, weil wir in der

Beziehung etwas an uns nach-ernähren können, was damals zu kurz gekommen ist. Warum diese Dynamik immer wieder »passiert«, insbesondere bei romantischen Beziehungen, bei denen ja Leidenschaft, Begierde und Sex eine große Rolle spielen, erfahren Sie in Kapitel 9 »Das Halfpipe-Modell …«.

Beim Happy End unserer Liebesgeschichte verliert Mr. Wunderbar die Scheu vor seinem unterversorgten Kind (1) und kann es annehmen, seine Bedürfnisse erkennen und gut selbst für das Kind sorgen. Mrs. Wonderful wird aus der Rolle der Babysitterin entlassen, weil Mr. Wunderbar gut für seinen Boy Wunderbar sorgt.

Im Pyramidenmodell würde die Trennscheibe von Mr. Wunderbar durchlässig (8), sodass er – angeregt von Mrs. Wonderful – gut für sich selbst sorgen kann (9). Auch Mrs. Wonderful erkennt ihr eigenes, verletztes Girl Wonderful (10) und versorgt es gut (11).

Aus einem »Du bist mein Ein und Alles, ohne das ich nicht überleben kann« wird ein »Mit dir ist es wunderschön, aber ich komme auch gut alleine zurecht«. In einem Satz: »Ohne dich nicht Nichts!«

So wird eine Liebesbeziehung zu einem gegenseitig gestützten Wachstumsprozess hin zu zwei Erwachsenen, die gut für sich selbst sorgen können und gleichzeitig in Beziehung leben.

6.4 Beziehung als Beziehungskiste

Der Partner als Karamellbonbon im hohlen Zahn der fehlenden Mutter- und Vaterliebe

Wie oft haben wir im Film oder im eigenen Leben erlebt, wie sich eine wunderbare Beziehung, in der beide sooo glücklich und ineinander verliebt waren, in eine »Beziehungskiste« verwandelt, in der beide in innigem Hass aneinandergekettet sind. Hier wurde der Zauber der neuen Beziehung »verfrühstückt«, also verbraucht, ohne das Startkapital der Verliebtheit für einem Wachstumsprozess für beide zu nutzen.

Wenn mir jemand berichtet, dass er jetzt sooo verliebt und alles nun gut sei, dann werde ich hellhörig und sage: »Beziehung ist keine Vergnügungsanstalt, sondern eine ›People growing Machine‹!« In diesem Kapitel werden wir diesen Satz am Pyramidenmodell versuchen nachzuvollziehen.

6.4.1 Theorie: Partnerwahl als Selbstheilungsversuch

Wenn die Beziehungspartner (am Beispiel der Versorgung durch den Partner) nicht lernen, für sich selbst zu sorgen, dann entwickelt sich eine gegenseitige Abhängigkeit der Versorgung eigener verletzter Anteile durch den anderen, was auf Dauer nicht zu einer befriedigenden Beziehung führt.

6.4.2 »Haben Sie eine Liebesbeziehung oder einen gegenseitigen Babysitter-Flatrate-Vertrag für Ihre inneren, verletzten Kinder, mit denen Sie nichts zu tun haben wollen?«

»Es war Liebe auf den ersten Blick!«, »Ich war noch nie so sehr verliebt!«, »Es ist plötzlich so wunderbar mit ihr/ihm!«, »Er/Sie ist mein Ein und Alles, ich kann mir ein Leben ohne ihn oder sie nicht mehr vorstellen!« »Wir fühlen uns so sehr seelenverwandt.«, »Es ist, als ob wir uns schon ewig kennen würden.«

Wenn ich solche Sätze von meinen Patienten oder Patientinnen höre, schrillen bei mir die Alarmglocken.

In diesem Kapitel lesen Sie, was passiert, wenn die Personen in einer Partnerschaft eigene verletzte Anteile nur versorgen lassen wollen, ohne die eigene Verletzung kennenlernen und versorgen zu wollen.

Wenn ich die obigen Sätze höre, stelle ich mir die Frage, ob der kleine Boy Wunderbar nicht »zu tief verletzt« ist und Mr. Wunderbar sich nicht darum kümmern kann oder will, weil sein Selbstverständnis dann in Gefahr wäre. Das gleiche gilt natürlich auch für Mrs. Wonderful und ihr verletztes Girl Wonderful.

Was heißt »zu tief verletzt«? In der Sprache des Bergmodells (→ Kap. 2) würde ich hier ein »Dimensionsloch« vermuten: Es gibt einen kleinen Boy Wunderbar, dessen Bedürfnisse nicht nur nicht erfüllt, sondern noch nicht einmal gesehen wurden. Sich diesem Boy Wunderbar zu nähern, käme einem Sturz durch die spiegelnde Scheibe in die Kindheit gleich (→ Kap. 2.7.2).

In der Sprache des Halfpipe-Modells sehe ich eine Person, die eine ungenügende, Halt gebende »Selbstobjektbeziehung« in der frühen Kindheit gehabt hat (→ Kap. 9).

Auswirkung der »tiefen Verletzung« auf die Beziehungsgestaltung: Mrs. Wonderful wird mehr und mehr zu einer Babysitterin für Boy Wunderbar, mit dem Mr. Wunderbar nichts zu tun haben will.

Eine Liebesbeziehung wird zur Babysitter-Flatrate für das eigene innere Kind, dem wir entkommen zu sein glaubten. Häufig entstehen in solchen Beziehungen gegenseitige »Flatrate-Verträge«.

Wenn nun der kleine Boy Wunderbar »nur« durch Mrs. Wonderful nachversorgt wird, ohne dass Mr. Wunderbar seine frühere Not anerkennt (→ Kap. 6.3.2, Abb. 6-4, Nr. 8) und lernt, für seinen Boy Wunderbar selbst zu sorgen (→ Abb. 6-4, Nr. 9), wird er

»bei aller Liebe« nie satt werden. Alle Liebe von Mrs. Wonderful versickert wie Regenwasser in einer undichten Tonne mit einem Loch im Boden.

Zunächst wird Mr. Wunderbar noch mehr Liebe investieren, um sein eigenes inneres Kind »über Bande« zu versorgen: »Ich tue ganz viel für dich, damit dabei etwas für mein inneres Kind abfällt.« Da Boy Wunderbar jedoch nie satt werden wird, bevor seine ungesehenen Bedürfnisse von Mr. Wunderbar wie von einem guten Vater anerkannt und sein Schmerz und Kummer gesehen werden, wird sich Boy Wunderbar bei seiner Babysitterin über die ungenügende Versorgung beschweren oder Mr. Wunderbar wird im Gegenzug die Versorgung von Girl Wonderful verweigern (Abb. 6-5).

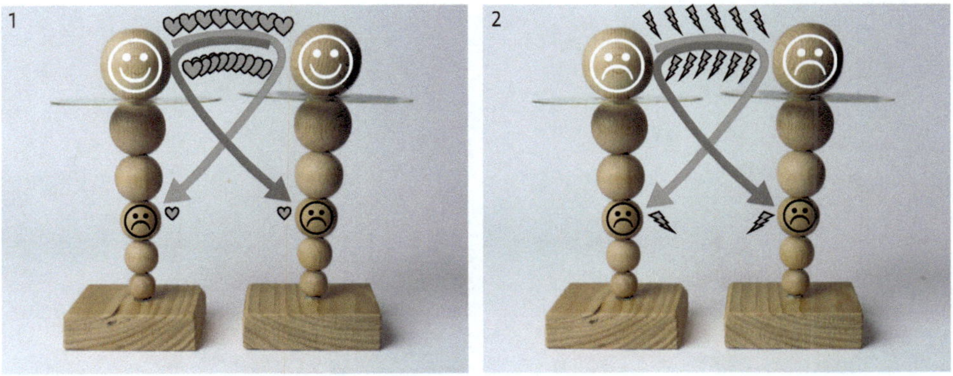

Abb. 6-5 (Serie): Die Babysitter-Flatrate-Beziehung. In Bild 1 versorgen sich beide gegenseitig, ohne dass die eigenen Verletzungen anerkannt und versorgt werden. Deswegen ist diese Fremdversorgung auf Dauer nicht sättigend und es kommt zur Unzufriedenheit (Bild 2).

Wir sind jetzt als Erwachsene genauso enttäuscht, wie wir es damals als Kind waren. Nur können wir jetzt viel besser »Theater machen«: Vorwürfe, Drama, Drohungen, Ausweichen in Selbstbeschuldigung. Wir sind in einer Beziehungskiste gelandet.

Hier hilft es nicht, diese Beziehung zu beenden und sich neu zu verlieben. Die Rückkehr zum »Happy End« der Beziehung geschieht durch die Kündigung der gegenseitigen Babysitter-Flatrate-Verträge und die Übernahme der Verantwortung für sich selbst.

»HABEN SIE EINE LIEBESBEZIEHUNG ...?«

Wie in der Kapitelüberschrift angesprochen: Die vermeintliche Liebesbeziehung dient nur als Karamellbonbon, mit dem ich den Zahn füllen will, der durch fehlende Liebe in der Kindheit ein Loch bekommen hat. Das Karamellbonbon füllt den Zahn und ich kann das Loch nicht mehr spüren. Leider aber hält das nicht lange vor und am Boden Loches wächst die Karies weiter.

6.5 Online-Material

Video

- »Die Pyramide steht Kopf«

Downloadmaterial

- Abbildungen 6-1 bis 6-5

7 Die Klapperschlange: Die Weitergabe von Traumata

FALLBEISPIEL Der ignorante Chef und die ignorierte Bestrafung als Kind

Herr D. war wegen massiver Schwierigkeiten mit seinem Chef zu mir gekommen. Er war wegen mehrfacher Wutausbrüche in der Firma aufgefallen, weswegen er meine Beratung suchte. Ich sollte diese Wutausbrüche zum Verschwinden bringen.

Bei solchen Konstellationen frage ich mich, wo die Ursachen für diese Entwicklung zwischen Chef und Mitarbeiter zu finden wären. Die könnten 1. in vorgegebenen Strukturen der Firma liegen, 2. in der Persönlichkeit des Chefs oder 3. in der Persönlichkeit des Mitarbeiters, die sich aus seiner Lebensgeschichte ergibt. Also bat ich Herrn D.:

»Erzählen Sie mir von Ihrer Firma und wie es da so zugeht!«

An der Firma lag es wohl nicht. Unter dem alten Chef war alles über Jahre »gut« gelaufen. Herr D. ging gerne zur Arbeit, übernahm Verantwortung und zeigte Engagement.

»Beschreiben Sie mir mal Ihren neuen Chef!«

Herr D. hatte einen neuen Chef, der ihn nicht beachtete, ihn (nicht nur auf dem Lohnzettel) unterbewertete und ihm Informationen vorenthielt. Ich kann das mit der Unterbewertung so bestimmt sagen, weil dies dann vor dem Arbeitsgericht verhandelt wurde und Herr D. Recht bekam. Das Verhältnis zu seinem Chef wurde durch diesen »Sieg« vor Gericht aber nicht besser, was man sich ja denken kann.

Bei den Verhaltensweisen des neuen Chefs wurden wir schon fündig: Er schrie herum, gab nie Anerkennung, kritisierte öffentlich in herabwürdigender Art etc. Das wäre schon mal ein Anhaltspunkt.

»Und wie war Ihre Kindheit?«

Als ich noch der Vollständigkeit halber Herrn D. nach seiner Kindheit fragte, bekam ich eine »schöne, unauffällige« Kindheit genannt.

»Wie war denn das Verhältnis zu Vater und Mutter gewesen?«, fragte ich.

Gut, auch jetzt würde er sich mit den Eltern gut verstehen.

Wie er denn bestraft worden sei, fragte ich weiter und welche Strafen er bekommen habe.

Da lacht Herr D. und erzählt, dass er mit seinem Vater heute noch über ein Vorkommnis lachen würde, das er mit vier oder fünf Jahren gehabt habe: Er sei mit seinem Vater in den Wald gegangen, um Pilze zu suchen. Vor dem Nachhauseweg fragt ihn der Vater, ob er noch einmal pinkeln müsse, bevor sie heimgingen. Der

Junge verneint es, er wollte ja so stark sein wie der Papa, der ja auch nicht »musste«. Auf dem Weg nach Hause drückte die Blase dann doch. Der Junge meldet »sein Bedürfnis« an. »Jetzt geht es nicht, da kommen Leute«, antwortet der Vater barsch. Kurz darauf passiert das Malheur. Die Hose ist nass. Herr D. berichtet in der Sitzung mit einem lachenden Strahlen: »Da hat mir mein Vater so eine Ohrfeige gegeben, dass ich in den Straßengraben geflogen bin und erstmal nicht mehr aufstehen konnte!«

Als ich ihm mitteilte, dass ein solches Verhalten heutzutage als »Missbrauch und Misshandlung von Schutzbefohlenen« bezeichnet werde und sogar mit Gefängnisstrafe geahndet werden könne, fängt Herr D. an, sich zu beklagen über die heutigen Kinder (er selbst hat keine), die »ja den Erwachsenen auf der Nase herumtanzen würden« und dass man ja heute »nichts mehr machen dürfe, das ist richtig schade«.

Diese kleine Geschichte von Herrn D. stelle ich an den Anfang des Kapitels über die Weitergabe von seelischen Verletzungen, weil darin sehr schön drei klassische Wege deutlich werden, wie wir mit unseren Traumata umgehen:

1. andere wieder verletzen
2. andere zum Missbrauchen einladen
3. so tun, als ob nichts gewesen wäre

Diese Umgangsformen mit einer seelischen Verletzung bis hin zum Trauma lassen sich mit einem Kinderspielzeug, der Klapperschlange, sehr schön demonstrieren.

In Abbildung 7-1 sehen wir eine handelsübliche Klapperschlange. Sie besteht aus sechs Teilen, die jeweils aus zweilagigen Holzquadraten bestehen. Sie sind durch drei Bänder derart miteinander verbunden, dass sie sich bewegen und umklappen können.

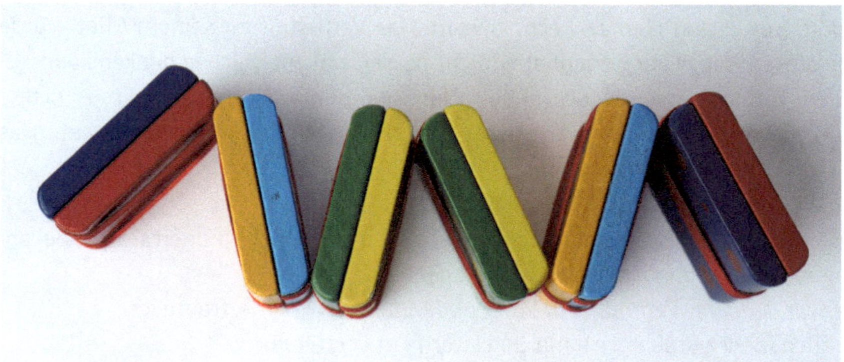

Abb. 7-1: Das Kinderspielzeug Klapperschlange. Es besteht aus sechs Teilen, die jeweils aus zweilagigen Holzquadraten bestehen. Sie sind durch drei Bänder derart miteinander verbunden, dass sie sich bewegen und umklappen können.

Dass die Klapperschlange ein dynamisches, bewegtes Spielzeug ist, zeigt die Fotostrecke in Abbildung 7-2 mit dem Bewegungsablauf.

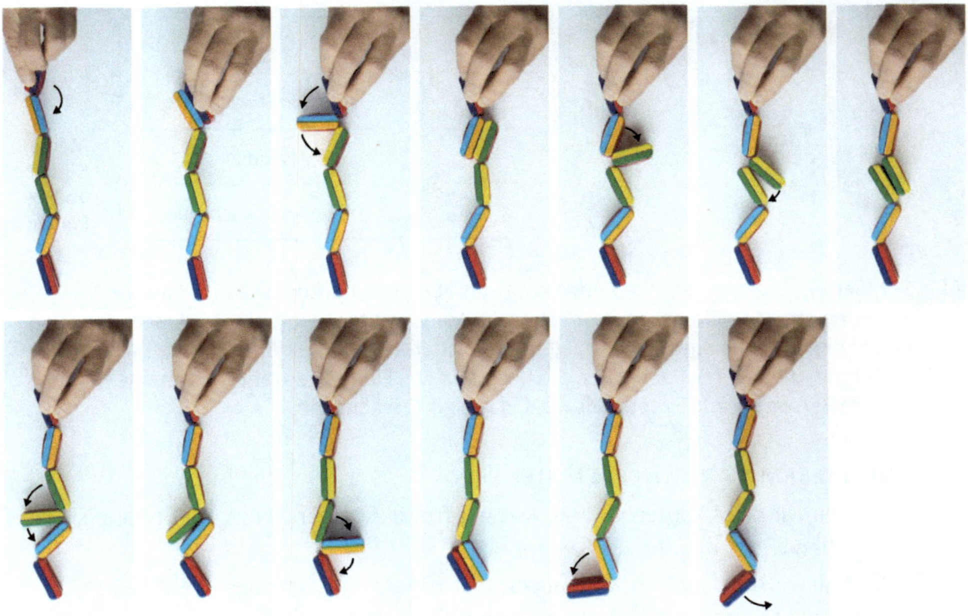

Abb. 7-2: (Serie von 13 Aufnahmen in 2 Zeilen) Die Bildfolge zeigt den Bewegungsablauf der Klapperschlange: Die Teile der Schlange werden durch Bänder in einer speziellen Verbindung zusammengehalten. Die Elemente können dadurch umklappen und den Bewegungsimpuls an das nachfolgende Element weitergeben.

In Abbildung 7-3 ist die Zuordnung der sechs Elemente zu den Personen dargestellt: Jeweils zwei Elemente gehören zusammen und stehen für eine Person. So ergeben sich drei Generationen: 1. meine Eltern, 2. ich und 3. meine Kinder oder andere Personen. Der jeweils obere Anteil steht für die Person als Kind, der untere Anteil für die Person als Erwachsener. Also ergibt sich folgende symbolische Anordnung von oben nach unten:

1. Die oberen beiden Teile stehen für meine Eltern – als Kind und als Erwachsene.
2. Die mittleren zwei Elemente repräsentieren mich selbst – erst als Kind, dann als Erwachsenen.
3. Unten folgen meine Kinder oder andere Personen, ebenfalls zuerst als Kind, dann als Erwachsene.

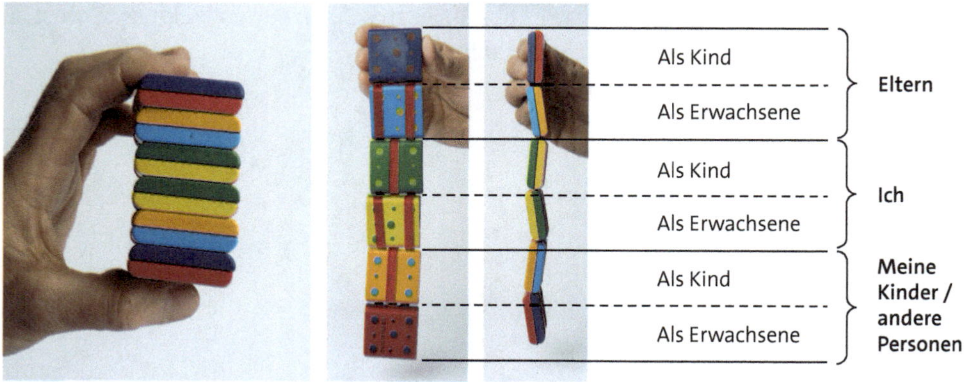

Abb. 7-3 (Serie): Die symbolische Zuordnung von oben nach unten: Die oberen zwei Teile symbolisieren »meine« Eltern, ganz oben als Kind, als zweites Element als Erwachsene (also die Person, die »Ich« als Kind Eltern hatte). Die mittleren zwei Elemente stellen mich dar, zuerst als Kind, dann als Erwachsener, die unteren zwei Elemente stehen für meine Kinder oder andere Personen, auch zuerst als Kind, dann als Erwachsene.

IN DIESEM KAPITEL LESEN SIE:

1. Weil wir nicht spüren wollen, was wir früher Schmerzvolles erlebt haben, geben wir es ungebremst weiter.
2. Weil wir nicht spüren wollen, was wir früher Schmerzvolles erlebt haben, lassen wir uns weiter missbrauchen.
3. Die Gallier-Strategie: »Wir kennen Alesia nicht!« Lieber gar keine Gefühle als die von damals.
4. Die Kette der Weitergabe stoppen: Das innere verletzte Kind umarmen.

7.1 Weil wir nicht spüren wollen, was wir früher Schmerzvolles erlebt haben, geben wir es ungebremst weiter

Die Fallgeschichte mit Herrn D. endet mit meinem Hinweis, das körperliche Gewalt gegen Kinder nach aktueller Rechtsprechung verboten und mit Gefängnisstrafe belegt werden kann, und der Antwort des Herrn D., dass »man heute ja gar nichts mehr mit den Kindern machen dürfe, das ist richtig schade«. Als erwachsener Nachfolger seines kleinen Jungen von damals hält er die Reaktion seines Vaters für völlig angemessen und richtig. In dem Gespräch mit Herrn D. war ich bestürzt, wie wenig Mitgefühl Herr D. mit dem kleinen Jungen hatte, der er mal war und der immer noch in ihm steckte (so wie in uns allen unsere kleinen, mittelgroßen, großen Jungs und Mädchen stecken) (→Kap. 6).

7.1.1 Theorie: Aktive Weitergabe von Traumata

Es findet eine vollständige Identifikation mit dem damaligen Aggressor statt. Der verletzte Anteil wird abgespalten (Desidentifikation). Erlebt der Mensch als Erwachsener wieder eine ähnliche Kränkung und gerät in Wut, reagiert er sie aus, da ihm die schmerzvolle Erfahrung des Kindes durch die Abspaltung innerer verletzter Anteile nicht mehr als »bremsendes« Element des Mitgefühls (»Wie muss sich mein Gegenüber fühlen, wenn ich es schlage?«) zu Verfügung steht.

7.1.2 Wie der Vater, so der Sohn: »Hurt people hurt people!«

Übertragen wir die Geschichte von Herrn D. auf die Klapperschlange: In der geschilderten Episode (die sicherlich nicht die einzige derartige in seiner Kindheit gewesen sein dürfte) bekommt er im Wortsinn »eine auf den Deckel«.

Die Serie in Abbildung 7-4 zeigt, wie der Vater ausholt (Bild 1, schwarzer Pfeil) und zuschlägt (Bild 1, weißer Pfeil) und wie der damals vier oder fünf Jahre alte Herr D. (Bild 2: oberer kindlicher Anteil des Ich) nach rechts in hohem Bogen in den Straßengraben fliegt. Bild 3: Das Kind erfährt *nicht* die Unterstützung, die notwendig wäre, um die Kette der Weitergabe der Gewalt aufzuhalten.

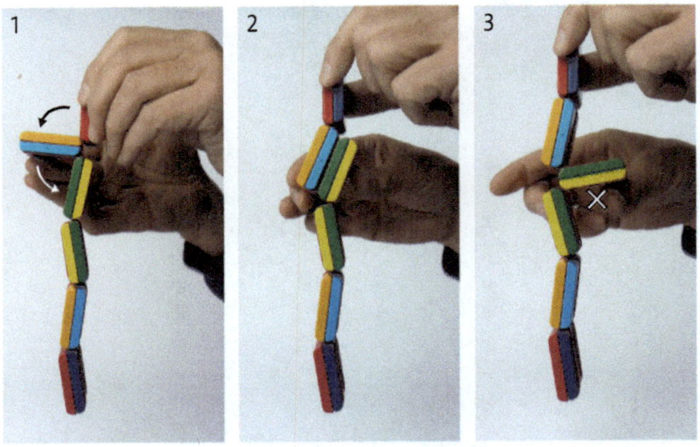

Abb. 7-4 (Serie): Das Kind der mittleren »Ich-Elemente« erfährt Beschämung, Bedrohung, Gewalt. Bild 1 zeigt die Wut des Elternteils (schwarzer Pfeil) und den Schlag gegen das Kind (weißer Pfeil), Bild 2 das verletzte Kind, Bild 3 das Kind ohne Unterstützung.

Die Zeit geht ins Land und aus dem kleinen Jungen, der nicht nur erlebt, dass seine Hose nass ist, sondern der auch noch beschämt, geprügelt und bestraft wird, wird ein Mann, der endlich so groß ist, dass ihn niemand mehr prügelt. Den kleinen beschämten Jungen hat er nicht vergessen, im Gegenteil, er lacht ihn zusammen mit seinem Vater weiter aus.

Die Jahre gehen ins Land, er ist erfolgreich. Seine Arbeit wird von seinem Chef geschätzt, er wird gefördert und arbeitet sich nach oben. Alles scheint in Ordnung und die Kindheit eine lächerliche Episode – nicht der Rede wert: »Eine schöne, unauffällige Kindheit«, erzählt er mir.

Wir sind im zweiten Baustein des Ichs, im Erwachsenen-Ich, angelangt.

Dann wird in der Firma umstrukturiert. Seine Abteilung wird einem anderen Chef zugeschlagen, der vor der Arbeit vor Ort keine Ahnung hat, die Entwicklungsarbeit und den Fleiß seiner Mitarbeiter nicht schätzen kann. Herr D. erfährt verbale Gewalt, Herabwürdigung und Beschämung. Zu diesem Zeitpunkt kommt der erwachsene Herr D. in Kontakt mit einem Empfinden, dass er lange hinter sich gelassen glaubte: Er wird wieder bedroht, kleingemacht und beschämt.

Abbildung 7-5 zeigt, was jetzt passiert: In Bild 1 nähert sich der damals nicht genug unterstützte und gehaltene kleine Junge (beschämter Kind-Anteil) dem erwachsenen Anteil an. In Bild 2 sieht man einen engen Kontakt zwischen den beiden Anteilen. Dieser Kontakt ergibt sich nur deshalb, weil der Erwachsene genauso fühlt, wie damals der kleine Junge. Da der kleine Junge damals nicht gehalten wurde (→Abb. 7-4, Bild 4), hat der Erwachsene keine Ahnung davon, wie er seinem eigenen inneren Kind jetzt Halt geben könnte. Das bedeutet, dass dieser Kontakt so schnell wie möglich beendet werden muss (Bild 3).

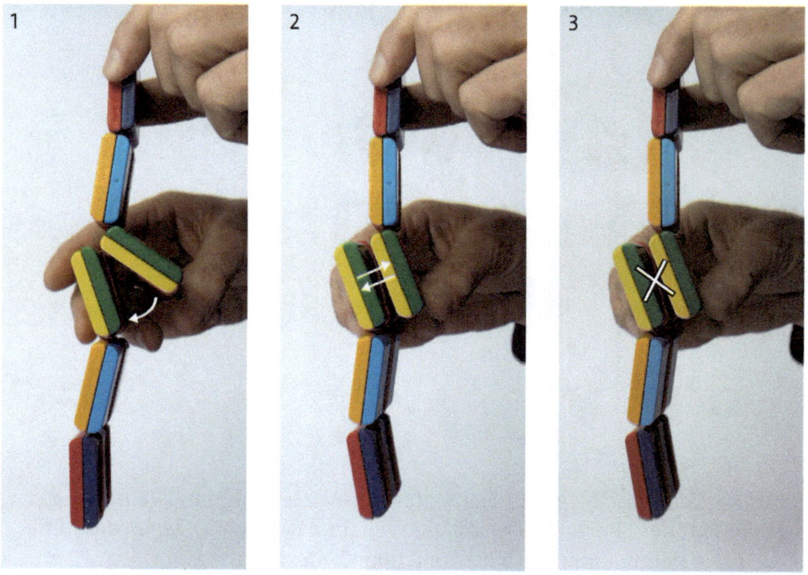

Abb. 7-5 (Serie): Der Erwachsene kommt in Kontakt mit dem verletzten Kind. Bild 1 zeigt die Reaktivierung alter Verletzungen. Bild 2 symbolisiert den emotionalen Austausch zwischen dem jetzigen Erwachsenen und dem inneren Kind von damals. Bild 3 macht deutlich, dass der jetzige Erwachsene die reaktivierten Gefühle des Kind-Ichs nicht halten kann, da er als Kind damals nicht gehalten wurde.

Herr D. will der Begegnung mit seinem eigenen Kind-Anteil ausweichen. Die »natürliche« Art, auszuweichen, besteht darin, dass Herr D. sich genauso verhält, wie er es von seinem Vater gewohnt war: Er wird wütend.

Abbildung 7-6 zeigt uns in Bild 1, wie Herr D. vor seinem verletzten inneren Kind flieht, indem er genauso wütend wird, wie einst sein Vater auf ihn gewesen ist. Diese Wut richtet er nach außen. In Bild 2 sieht man, wie seine Wut den nächsten Menschen trifft. Im Falle von Herrn D. sind es Kollegen. Herr D. hatte Probleme bekommen, da sich die Kollegen über ihn beschwert hatten (Bild 3), was ihn in meine Praxis geführt hatte. Menschen, die Kinder haben, leiten die Wut häufig auf die Kinder weiter (auch wenn die Ursache der Wut wo ganz anders liegt, z.B. im beruflichen Umfeld). Kinder können sich nicht gegen die Eltern wehren, von denen sie abhängig sind.

Bild 4 und Bild 5 zeigen, wie ähnlich die Reaktionen des Vaters und des erwachsenen Herrn D. sind.

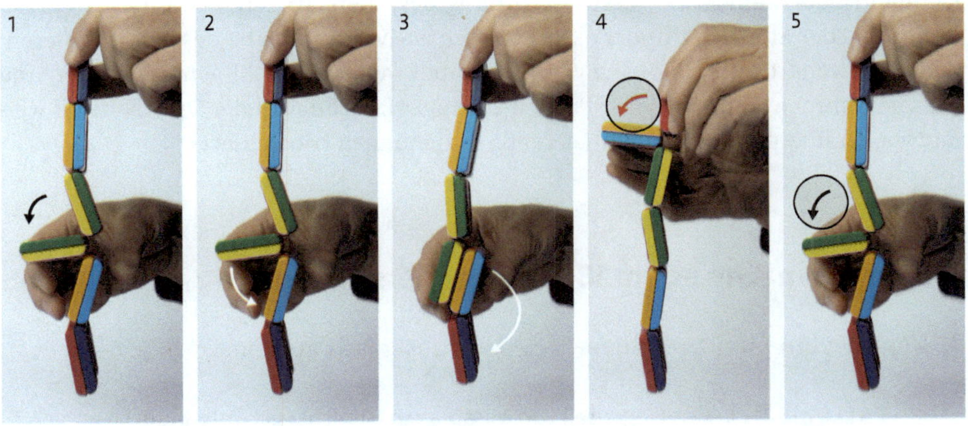

Abb. 7-6 (Serie): Der Erwachsene weicht dem verletzten Kind aus, indem er sich so verhält wie der »Verletzer«: Bild 1 zeigt die Ausweichbewegung des erwachsenen Anteils vor dem eignen inneren Kind (schwarzer Pfeil). Bild 2 symbolisiert die Gewalt gegenüber den eigenen Kindern oder anderen Personen (weißer Pfeil). Bild 3 zeigt die Fallbewegung des geschlagenen Kindes (weißer Pfeil). Bild 4 und Bild 5 demonstrieren die Ähnlichkeit der Reaktion – eine Generation später.

Es ist gut möglich, dass der Vater von Herrn D. selbst als Kind geschlagen wurde (was damals ein legales und erprobtes Erziehungsmittel war) und das eigene geschlagene Kind ebenso wenig annehmen konnte wie Herr D.
Ein englisches Sprichwort beschreibt diesen Sachverhalt in einem Satz:
»Hurt people hurt people!« (Verletzte Menschen verletzen Menschen!)
Wir können den Satz nun verlängern:
»Hurt people hurt people, because they made their heart get hard!« (Verletzte Menschen verletzen Menschen, weil sie ihr Herz hart gemacht haben [gegenüber den eigenen verletzten Anteilen]!)

In Kapitel 7.4 »Die Kette der Weitergabe stoppen ...« werden wir diesen Satz noch weiter verlängern können. Bevor wir aber dazu kommen, schauen wir uns die zweite beliebte Methode des Ausweichens vor dem eigenen verletzten inneren Kind an.

7.2 Weil wir nicht spüren wollen, was wir früher Schmerzvolles erlebt haben, lassen wir uns weiter missbrauchen

7.2.1 Theorie: Passive Aufrechterhaltung der Spirale der Gewalt

Die mehr oder weniger bewusste Ablehnung des übergriffigen, gewalttätigen Erziehungsstils der Eltern verhindert zwar weitere aktive Weitergabe des traumatisierenden Verhaltens. Ist der kindliche verletzte Anteil weiterhin nicht genug gehalten und wahrgenommen, kommt es nicht selten zu einer Fixierung auf der Opferseite: Es werden wieder übergriffige, traumatisierende Beziehungen konstelliert.

7.2.2 »Ich mache es um 180 Grad anders als Papa!«

Aus Angst, zum Täter zu werden, lassen wir uns missbrauchen

FALLBEISPIEL Das Gegenteil von Missbrauch ist nicht, sich missbrauchen zu lassen!

Frau E. ist schon in ihren 60ern. Sie kommt wegen Depressionen und Erschöpfung zu mir. Sie opfert sich für alle auf, insbesondere für ihre Kinder und Enkel. Das Haus und der Garten überfordern sie. Sie kommt aus einer Familie, in der Gewalt, Herabwürdigung und Ignorieren die gängigen Beziehungsstile sind. Sie heiratet einen schweigsamen, zurückgezogenen Mann, den sie mit ihrer Liebe und ihrer Unterstützung fördern möchte. Die Beziehung entwickelt sich bald zu einem emotionalen Martyrium. Nach langem Zögern trennt sie sich und lässt sich scheiden. Zu einer weiteren längeren Partnerschaft kommt es nicht mehr. Immer wieder gerät sie in Freundschaften und Bekanntschaften in Konstellationen, in denen sie zu kurz kommt, emotional und finanziell draufzahlt und wenig Dank erfährt. Die gegenteiligen Erfahrungen von Unterstützung, Beschenkt-Werden kann sie wahrnehmen, sie führen aber nicht zu einer Einstellung von Gehalten-Sein, Beschützt-Sein, Sicherheit und Genug-Haben.

Bei Herrn D. haben wir uns damit beschäftigt, was entsteht, wenn wir den Schmerz des damaligen Kindes vergessen und dann selbst wieder zum Verletzer werden, weil wir uns mit seiner Sicht auf uns selbst identifiziert haben.

Mit der Geschichte von Frau E. lernen wir eine andere Variante kennen: Zu dem Vergessen des Schmerzes der eigenen Verletzung kommt noch eine Ablehnung des Verhaltens der Eltern hinzu: »Ich will auf gar keinen Fall mit meinen Kindern so umgehen, wie Papa oder Mama mit mir umgegangen sind! Ich mache es um 180 Grad anders als Papa oder Mama!«

Auch diese Variante können wir im Klapperschlangen-Modell gut darstellen. Zuerst aber wiederholen wir den Ablauf hin zur aktiven Weitergabe des Traumas.

Abbildung 7-7 zeigt uns den Weg vom verletzten Kind zum wieder und weiter verletzenden Erwachsenen (→ auch Kap. 7-1).

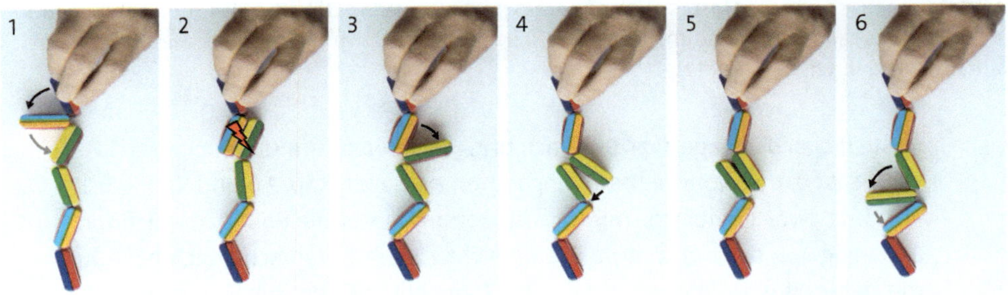

Abb. 7-7 (Serie): Aktive Weitergabe der Kindheitsverletzung. Bild 1: Die Eltern richten Wut (schwarzer Pfeil) und Gewalt (grauer Pfeil) gegen das Kind. Bild 2: Das Kind wird getroffen. Bild 3: Das verletzte Kind entfernt sich vom Täter. Bild 4: Das verletzte Kind kommt in Kontakt mit dem späteren Erwachsenen. Bild 5: Der Erwachsene kann das verletzte innere Kind nicht *aus-»halten«*. Bild 6: Der Erwachsene weicht dem Kontakt auf die Täterseite aus (schwarzer Pfeil). Das früher verletzte Kind wird als Erwachsener wieder zum Täter (grauer Pfeil).

Jetzt kommt die 180-Grad-Wende ins Spiel (Abb. 7-8): Um zu verhindern, die Verhaltensmuster der Eltern zu übernehmen, wird ein gegenteiliger Ansatz gewählt: Die Klapperschlange erfährt eine vollständige Drehung um 180 Grad (Bilder 1–3). Bild 4 zeigt die abgeschlossene Drehung zur Opferseite. Das Kreuz symbolisiert den Mangel an Unterstützung und Halt. In Bild 4 wird deutlich, dass die Opferseite, der es an Unterstützung und Halt mangelt, eine unbewusste Einladung ausspricht, den Kreislauf der Gewalt fortzusetzen (Bild 5). Dies kann dazu führen, dass erneut Verletzungen entstehen – sei es bei der betroffenen Person selbst oder bei anderen (Bild 6).

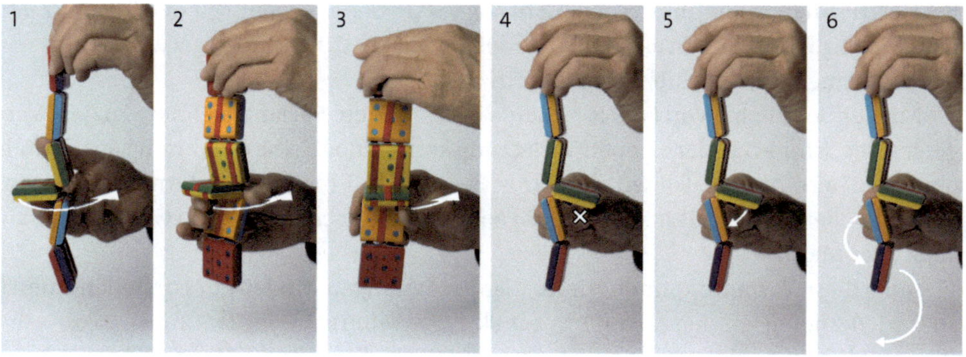

Abb. 7-8 (Serie): Die 180-Grad-Wende stoppt die Gewalt nicht. Bilder 1 bis 3: Um auf keinen Fall nicht so zu werden wie die Eltern, machen wir das Gegenteil: Die Klapperschlange wird um 180 Grad gedreht. Bild 4: Vollendete Drehung auf die Opferseite. Für die Gefühle der Verletzung gibt es keine Unterstützung (Kreuz). Bild 5: Da das Gehalten-Werden fehlt, führt es unbewusst zu einer Einladung, die Kette der Gewalt fortzuführen. Bild 6: Sie selbst oder andere werden wieder verletzt.

Es stellt sich die Frage, was uns dazu bringt, uns weiter missbrauchen zu lassen. Es ist das gewohnte Beziehungsschema (→ auch Kap. 2.6 und Kap. 2.7): »Du bist zwar gemein zu mir und ich komme unter die Räder, aber ich bin abhängig von dir und komme alleine nicht zurecht. Wahrscheinlich hast du mit deiner Bestrafung recht, denn ich bin nicht in Ordnung. Wenn aber ich ganz arg nett und verzeihend bin und mich bemühend aufopfere, bist du vielleicht doch nett zu mir! Ich gebe die Hoffnung nicht auf!«

So wird aus einem gut gemeinten Ansatz (nicht die verbale oder körperliche Gewalt der Eltern wiederholen) unfreiwillig eine Aufrechterhaltung der gewalttätigen Handlungen – nur eben weiterhin auf meine Kosten.

Der Mensch bleibt im Opferdasein des Kindes. Da die Opferseite aber keine Unterstützung, keinen Halt und keine emotionale Resonanz erfährt, reißt die Kette der Weitergabe der Gewalt nicht ab.

Wir können diesen Vorgang wieder in einem englischen Satz zusammenfassen:
»It´s hell, but it´s my hell!« (Es ist die Hölle, aber es ist meine Hölle!)
Oder auf gut fränkisch:
»Es ist zwar grauenhaft, aber derham ist derham!« (Es ist zwar grauenhaft, aber zuhause ist eben zuhause!)

7.3 Die Gallier-Strategie: »Wir kennen Alesia nicht!«

Lieber gar keine Gefühle als die von damals

> In einem Asterix-und-Obelix-Comic wird der Sieg der Römer unter Julius Cäsar über die Gallier thematisiert, der mit einer Unterwerfung des Gallischen Häuptlings Vercingetorix beim Ort Alesia endet. Die für die Gallier schmachvolle Niederlage wird von den Galliern im Comic ausgeblendet: »Wir kennen Alesia nicht!«, »Wir wissen nicht, wo Alesia liegt!«
> Diese Zuspitzung bringt die dritte Strategie auf den Punkt: Lieber gar keine Erinnerung als die Gefühle von damals.

»Da war alles prima! Ich hatte eine schöne und unauffällige Kindheit!« So antwortet Herr D. auf meine Frage nach der Kindheit. Auffällig ist die Formulierung »unauffällig«. Da gibt es nichts zu sehen oder zu fragen, bitte nicht hinschauen! Das ist die Antwort von jemandem, der alles Beschämende und Verletzende der Kindheit aus seinem Lebenslauf entfernt hat.

»Ich weiß gar nicht so genau, was die anderen von mir wollen!«, wäre eine Antwort von jemandem, der seine jetzigen Erwachsenen-Gefühle nicht spüren kann. Das kann unterschiedliche Gründe haben. Ein Grund kann in der – meist unbewussten – Vermeidung aktueller Gefühle bestehen, auch um nicht in eine emotionale Resonanz mit den Kindheitsgefühlen zu kommen. Und mit den Gefühlen von damals konnte keiner umgehen: »Es gab niemanden, von dem ich den Umgang mit den Gefühlen hätte lernen können!«

7.3.1 Theorie: Alexithymie als Schutz

T

Die Alexithymie kann ein Schutzmechanismus sein, um damals »ungehostete« Kindheitsgefühle nicht wieder spüren zu müssen.

- Methode 1: Die Kindheit wird »schöngeredet«.
- Methode 2: Damit der jetzige Erwachsene mit seinen Erwachsenen-Gefühlen keine schlafenden Gefühlshunde aus der Kindheit weckt, werden die aktuellen Gefühle weg-rationalisiert.

Der Nachteil beider Strategien ist, dass eine emotionale Einschätzung der aktuellen Lage nicht möglich ist.

> **METAPHER**
> Das Leben ohne Gefühle ist wie ein Film ohne Filmmusik. Wir werden die Spannung und ihre Auflösung nicht mitbekommen.

Differenzialdiagnostisch sollte man auch an das Vorliegen einer Neurodiversität, z. B. im Sinne einer Autismus-Spektrum-Störung, denken. Diese neurologisch begründete Schwierigkeit der emotionalen Kontaktaufnahme ist häufig die Grundlage für weitere emotionale Verletzungen, die zusätzlich die Symptomatik verstärken.

7.3.2 »Was ich nicht weiß, macht mich nicht heiß!«

Emotionaler Rückzug als Schutz vor Erinnerungen von damals

Es gibt neben der aktiven Weitergabe der Gewalt und der passiven Aufrechterhaltung des traumatisierenden Beziehungsstils auch eine dritte Strategie: die der Ausblendung der Gefühle:

Der Mensch verbirgt seine Gefühle und lebt mit einer »emotionalen Daueranästhesie« bis hin zur »emotionalen Selbstamputation«. Dies kann er tun, indem er entweder seinen erwachsenen emotionalen Anteil oder seinen kindlichen verletzten Anteil versteckt.

Im ersten Fall sind die Erwachsenen-Gefühle betroffen. Dann begegnet uns jemand, der seltsam gefühlsarm im aktuellen Kontakt ist (→ auch Kap. 2.7.2, Abschn. »Fluchtweg in die Gefühllosigkeit und Rationalität«). Wir kommen nicht recht ins Gespräch – es sei denn über Sachthemen. Ein Hin- und Herschwingen im Kontakt gibt es nicht.

Im zweiten Fall sind die Kindheits-Gefühle betroffen. Wir erinnern uns an Herrn D., der von einer schönen, unauffälligen Kindheit sprach. »Da gibt es nichts Auffälliges, bitte nicht weiter nachfragen!«

Abbildung 7-9 demonstriert, wie das Verbergen der Gefühle mit der Klapperschlange dargestellt wird. Die Bilder 1 bis 3 zeigen die Drehbewegung, mit welcher der abgeklappte Anteil versteckt wird, in diesem Fall ist es der erwachsene Anteil mit seinen Gefühlen. Der Mittelteil der Schlange hat nun nicht mehr zwei, sondern nur noch ein Segment: Bild 3 zeigt das »Ich« ohne Erwachsenen-Anteil und seinen Gefühlen: »Das macht mir doch jetzt nichts aus!« Die Bilder 4 bis 6 zeigen das »Ich« ohne den Kind-Anteil und seine Gefühle: »Das hat mir damals nicht geschadet!«

Das Verbergen der Gefühle mag zwar eine bequeme Lösung sein, aber im Umgang mit anderen Menschen oder mit vielen Situationen sind wir auf unsere Gefühle als Leitimpulse angewiesen. Gefühle machen das Leben lebendig, geschmeidig, flüssig.

HIER NOCH EINE METAPHER:
»Mit der Gabel der Gedanken werden wir von der Suppe unserer Gefühle nicht satt!«

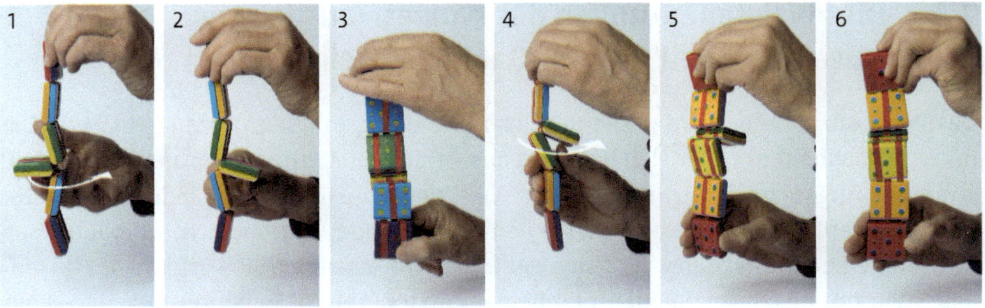

Abb. 7-9 (Serie): Bilder 1 bis 3: Verbergen der Gefühle des Erwachsenen. Bilder 4 bis 6: Verbergen der Gefühle des kindlichen Anteils.

7.4 Die Kette der Weitergabe stoppen: Das innere verletzte Kind umarmen

Wir haben gesehen: Die Gewalt weiterreichen, sich weiterer Gewalt ausliefern oder die Gewalterfahrung negieren sind auf Dauer keine hilfreichen Strategien, um mit der Kindheit, wie sie nun einmal war, umzugehen. Wie an vielen Stellen in diesem Buch bereits thematisiert, wird es also um eine Annäherung an den Schmerz von damals gehen. Wenn wir lernen, uns *aus-zu-halten*, dann haben wir den Frieden mit unserer Vergangenheit geschlossen, der uns Frieden und tiefe Beziehungen in der Jetzt-Zeit bringt.

7.4.1 Theorie: Innere Versöhnung

Die Abspaltung schmerzhafter oder beschämender Erlebnisse ist wie die Dissoziation eine zunächst hilfreiche Notstrategie. Wird sie jedoch habituell angewandt, führt es zu einer Entfremdung von den Gefühlen. Das kann zu aggressiven Durchbrüchen, Re-Konstellierungen missbräuchlicher Beziehungen oder zu Gefühlsverarmung führen. Die Überwindung der Abspaltung braucht eine empathische Umgebung, die dem Erwachsenen, der uns gegenübersitzt, als Beispiel für Selbstempathie dienen sollte.

Im Klapperschlangen-Modell werden das Kind-Segment und das Erwachsenen-Segment aneinandergedrückt. Damit wird die Weitergabe der Bewegung unterbrochen.

7.4.2 Die zwei Bedeutungen des Wortes »aushalten«: Zähne zusammenbeißen oder Gastgeber sein

Das Wort »aushalten« wird gerne im Zusammenhang mit Schmerzen genannt: »Das musst du aushalten!« oder »Ich halte das aus!« Dann ist Zähne zusammenbeißen, Luft anhalten, Augen-zu-und-Durch gemeint. Das Wort »aushalten« hat jedoch noch eine zweite Bedeutung: Wenn zwei Menschen Essen gehen und einer von beiden übernimmt die Rechnung, dann lässt sich der andere »aushalten«. Sich »aushalten lassen« hat einen moralisch unangenehmen Beigeschmack, aber es bedeutet nur, sich einladen zu lassen, jemandes Gast sein zu dürfen, sich »begastgebern« zu lassen.

Für die innere Versöhnung bedeutet es, dass sich der erwachsene Teil des inneren, verletzten Kindes annimmt, es *aus-hält*, es »begastgebert«.

»Warum soll ich das tun? Wie soll das gehen? Das hatte ich ja damals auch nicht!« So würde Herr D. antworten. Damit stellt er die richtigen Fragen: Weil er es in der Kindheit nicht bekam, hat er kein Vorbild dafür, wie er sich seines kleinen Jungen annehmen sollte. Und er soll ausgerechnet dahin gehen, wo es weh getan hat? Nach anfänglicher Ablehnung und Skepsis begab er sich doch in Behandlung, wie ich später aus einem Arztbrief erfuhr. Ich hoffe, er konnte Schritte in Richtung Selbstmitgefühl gehen. Ich hoffe, er traf auf Menschen, die die Dramatik der erzählten Geschichte aufnehmen und ihn mit seinen Gefühlen auffangen konnten: nicht trösten, sondern einfach dabei sein. Dazu bedarf es Menschen, die ähnlich spüren können, weil sie Ähnliches erlebt haben.

BEISPIEL Empathie

»Empathy« lautet der Titel eines Drei-Minuten-Videos von Brené Brown. Man findet es auf YouTube (www.youtube.com/watch?v=1Evwgu369Jw; letzter Zugriff: 24. 10. 2025).

Brené Brown ist eine amerikanische Sozialwissenschaftlerin, die viel über Scham geforscht hat. Sie durfte einen Kurzvortrag über ihr Thema Scham auf einer Konferenz halten (TED-Talk). Dabei sprach sie auch über Empathie. Diese Drei-Minuten-Sequenz ihrer Rede wurde mit einem Animationsfilm bebildert. Zunächst werden die vier Qualitäten von Empathie benannt:

1. die Sichtweise anderer Leute als ihre Wahrheit zu akzeptieren
2. sich der Bewertung enthalten (nicht leicht!)
3. Gefühle in meinem Gegenüber erkennen
4. das zu kommunizieren

Dann sieht man einen Bären, der auf einen kleinen Fuchs trifft, dem es schlecht geht: Über seinem Kopf sieht man eine Wolke, aus der es auf ihn regnet. Plötzlich tut sich der Boden unter dem Fuchs auf und er stürzt in eine tiefe Grube. »Ich stecke fest! Es ist dunkel! Ich bin überwältigt!«, ruft der kleine Fuchs aus dem Loch. Der Bär nimmt eine Strickleiter und steigt auf den Boden der Grube und sagt: »Hey, ich weiß, wie es hier unten ist und du bist nicht allein!« Eine Gazelle schaut von oben in die Grube und will trösten, Ratschläge geben oder die Lage relativieren. Es ist offensichtlich wenig hilfreich. Der Bär und der Fuchs kommen sich näher. Empathie ist eine Entscheidung zur Verletzlichkeit. Denn, so sagt Brené Brown: »Wenn ich mich mit dir verbinden will, muss ich mich mit etwas in mir verbinden, das dieses Gefühle von dir kennt!« Brené Brown benennt Empathie als einen heiligen Raum. Der Bär nimmt seine Mütze ab und es erscheint ... eine weitere Wolke, die sich jetzt über dem Kopf des Bären ausregnet und trotzdem bildet sich auf den Gesichtern der beiden Gestalten ein zartes Lächeln. Brené Brown legt dem Bären einen wundervollen Satz in den Mund: »Puh, ich weiß nicht, was ich sagen soll [also keine Ratschläge oder Relativierungen], aber ich bin so froh, dass du es mir erzählst!« Brené Brown: »Die Wahrheit ist, dass eine Antwort (i. S. Ratschlägen oder Relativierungen) selten etwas wieder gutmacht. Was Dinge wieder gutmachen kann, ist Verbindung!« Dann nehmen sich Bär und Fuchs in den Arm und die beiden dunklen Wolken vereinen sich zu einem rosa Herzen, das über beiden schwebt.

In der Therapie ist der Therapeut oft ein Bär, der in die tiefen Gruben seiner Gegenüber mit hinunter steigt. Gut, wenn der Therapeut seine eigenen schmerzhaften Erfahrungen kennt (eigene dunkle Wolken) und erst einmal nur Zeuge wird der Geschehnisse, die niemand wissen durfte, selbst der Patient nicht, und sich dann beim Gegenüber bedankt, dass er diese verletzte Seite hat sehen dürfen.

Vielleicht sagt er auch: »Puh, ich weiß nicht, was ich sagen soll (also keine Ratschläge oder Relativierungen), aber ich bin so froh, dass du es mir erzählst!«

Im Klapperschlangen-Modell halte ich dann den Kind-Anteil und den Erwachsenen-Anteil fest zusammen. Das ist vielleicht der einzige Weg, die ewige Weitergabe von Verletzung und Beschämung zu beenden (Abb. 7-10).

Kommen wir noch einmal auf das englische Sprichwort aus Kapitel 7.1 zurück:
»Hurt people hurt people!« (Verletzte Menschen verletzen Menschen!)
Schon dort konnten wir den Satz verlängern:
»Hurt people hurt people, because they made their heart get hard!« (Verletzte Menschen verletzen Menschen, weil sie ihr Herz hart gemacht haben gegenüber den eigenen verletzten Anteilen!)
Jetzt führen wir den Satz weiter:
»Hurt people hurt people, because they made their heart get hard until their (hurt) heart is heard!« (Verletzte Menschen verletzen Menschen, weil sie ihr Herz hart gemacht haben, bis ihr [verletztes] Herz gehört wurde!)

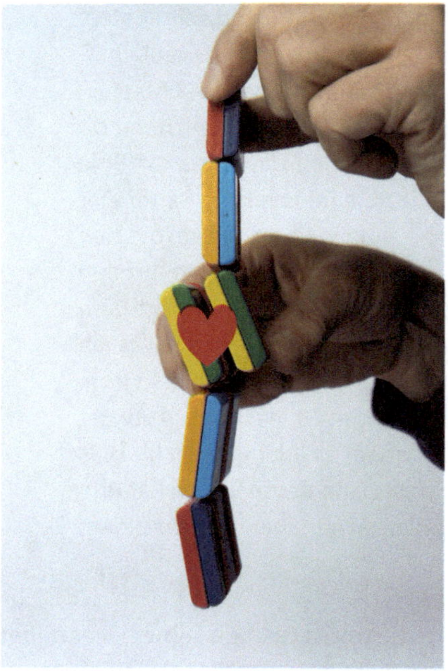

Abb. 7-10: Die innere Versöhnung zwischen Kind- und Erwachsenen-Anteil hält die Kettenreaktion auf.

7.5 Online-Material

Video

- »Die Klapperschlange«

Downloadmaterial

- Abbildungen 7-1 bis 7-10

8 Das Scheibenmodell – Unbewusste Spiele der Erwachsenen: Die Kollusion

FALLBEISPIEL Und täglich grüßt das Murmeltier

Frau M. lebt schon lange mit einem Mann zusammen, der in den letzten Jahren mehr und mehr Alkohol trinkt. Es kommt inzwischen immer wieder zu Streit in der Beziehung. Sie wirft ihm vor, dass er sie und die Beziehung vernachlässige, er kontert mit dem Argument, dass er sich zurückziehe und trinken müsse, weil sie so gemein zu ihm geworden ist. Irgendwann kommt es zum großen Knall: Sie setzt ihren Mann vor die Tür. Für Frau M. beginnt eine Zeit der Umorientierung. Sie sorgt jetzt besser für sich und ihre Wohnung, verbringt mehr Zeit mit ihren Freundinnen. Eines Tages lernt sie einen neuen Mann kennen, der bald bei ihr einzieht. Sie freut sich, nicht mehr allein zu sein. Bis sie eines Tages entdeckt, dass auch er heimlich, dann immer offener trinkt. Sie versucht, sich gut um ihn zu kümmern, aber das Verhängnis nimmt wieder seinen Lauf ... Bald findet sie sich in der gleichen Situation wie mit ihrem vorherigen Partner wieder.

In diesem Kapitel geht darum, wie wir unsere Beziehungspartner finden, erst eine großartige Zeit mit ihnen haben, es aber dann jedes Mal zu einer Krise kommt, die sich immer wieder gleicht. Es geht um die Frage: »Wie konnte ich wieder an so jemanden geraten, das Spielchen hatte ich doch schon so oft!«

Dabei ist es egal, ob es sich wie bei Frau M. aus unserem Fallbeispiel um eine romantische Beziehung, eine Beziehung unter Freunden oder eine Beziehung am Arbeitsplatz handelt, ob es um eine immer schlimmer werdende Suchtproblematik, eine immer schlimmer werdende Auf- und Abwertungsdynamik oder um einen ausufernden Streit um Enge oder Freiräume geht. Die zugrunde liegende Dynamik ist stets die gleiche.

Dabei liegt es nicht nur am Beziehungspartner, nein, wir tragen unseren Teil zur Tragödie bei. Die Engländer sagen es sehr schön: *»It takes two to tango!«* (Tango tanzt man eben nur zu zweit.)

Sie werden in diesem Kapitel lesen, was »innere Konflikte« sind und was passiert, wenn wir diese inneren Konflikte nicht in uns selbst aushandeln, sondern sie »lösen«, indem wir eine der beiden Konfliktpositionen an jemand anderen auslagern. Wir sind den zwar »inneren Konflikt« los, handeln uns dafür aber auf Dauer einen zwischenmenschlichen Konflikt mit unseren Partnern ein.

Jürg Willi hat diese Dynamik als Erster präzise beschrieben. Sein Buch »Die Zweierbeziehung« war das erste Buch, das ich über Psychologie gelesen habe (Willi 1975). Es hat mich damals sehr fasziniert und war sicherlich mitbestimmend für meine weitere berufliche und private Entwicklung.

Jürg Willi hat das zugrunde liegende Konzept »Kollusion« (→ Kap. 8.2) genannt und darauf eine eigene Psychotherapieschule, die »Ökologische Psychotherapie«, aufgebaut. »Ökologisch« bezieht sich dabei darauf, dass wir menschlichen Individuen nicht für sich betrachtet werden sollen, sondern dass wir in einem »emotionalen Ökosystem« leben, das – wie man an den Beziehungskrisen sieht – auch entgleisen kann. Das Scheibenmodell soll das Konzept von Jürg Willi anschaulich machen (Abb. 8-1).

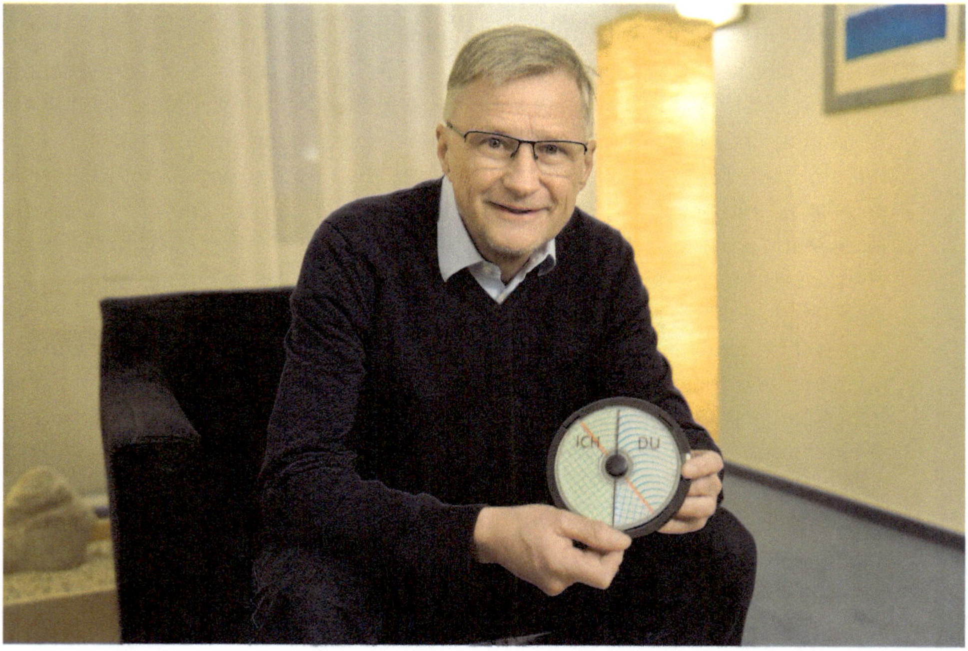

Abb. 8-1: Dr. Hünig mit dem Scheibenmodell in seiner Praxis.

IN DIESEM KAPITEL LESEN SIE:

1. »Zwei Seelen wohnen, ach, in meiner Brust«. Unversöhnte gegensätzliche Bestrebungen führen zu »seelischem Hinken«.
2. Partnerfindung mit dem passenden Gegensatz: »Der Himmel auf Erden«. »Wenn du auf dem Ruderboot ganz rechts sitzt und ich mich ganz links setzte, dann ist doch alles im Gleichgewicht, oder?«
3. »Ich nehme dir ab, was du nicht magst«, führt zur Beziehungskrise. »Ich übernehme deine ungeliebte Seite, wenn du meine ungeliebte Seite nimmst!«: Die Katastrophe nimmt ihren Lauf.
4. Die Wiederaneignung abgegebener Anteile führt zu Wachstum. Integration der vermiedenen Anteile ist eine Arbeit, die sich lohnt.

8.1 »Zwei Seelen wohnen, ach, in meiner Brust«

Dieses bekannte Zitat aus Goethes Faust passt nur zu gut zu unserem Thema. Frau M. in unserem Fallbeispiel kümmert sich gerne um andere, würde sich aber auch gerne einmal verwöhnen lassen. Ihre Kindheit war hart und voller Entbehrungen gewesen, für Spiel und Freizeit hat es auf dem Bauernhof keinen Platz gegeben. Sich in den Liegestuhl setzen und ein Buch lesen? Bei der vielen Arbeit auf dem Hof undenkbar. Und wenn jetzt noch der jähzornige Opa um Ecke käme, dann wäre schnell Feuer am Dach!

Frau M. hat zu Arbeit und Freizeit ein »gespaltenes Verhältnis«: Sie kann die beiden Positionen »nicht unter einen Hut bringen«.

Arbeit und Freizeit sind nicht die einzigen Gegensätze, die wir in unserem Leben kennenlernen. Wir treffen auf viele solcher Polaritäten. Was passiert, wenn wir diese Polaritäten nicht miteinander versöhnen, sehen wir in diesem Kapitel.

8.1.1 Theorie: Spaltung statt Integration

In diesem Kapitel geht es um Begriffe der Polaritäten (Ambivalenzen). Es werden verschiedene Polaritäten genannt (oral, anal, narzisstisch, groß sein vs. klein sein, führen vs. geführt werden etc.). Die orale Polarität wird mit der Position der oral-regressiven (= konsumierenden) und der oral-progressiven (= versorgenden) Position nach Jürg Willi erklärt (Willi 1975). Die Spannung zwischen beiden Positionen wird als Konflikt eingeführt. Die Ausprägung des Konfliktes hängt von der Qualität der Beziehung zwischen Kind und Eltern ab.

Wir neigen dazu, eine Position der Polarität verstärkt auszuleben (unsere »Schokoladenseite«) und die andere Position zu unterdrücken (»Vermeidungsseite«).

Das Scheibenmodell wird eingeführt. Von der runden Scheibe ist nur die ICH-Hälfte sichtbar. Karo- und Wellenmuster (in der blauen ICH-Farbe) auf der Scheibe stehen für die in Konflikt stehenden Positionen, nehmen unterschiedlich großen Platz ein und sind durch eine rote Linie getrennt. Es wird die Metapher der »Sitzverteilung im inneren Parlament« eingeführt.

8.1.2 Unversöhnte gegensätzliche Bestrebungen führen zu »seelischem Hinken«

Wir leben in Polaritäten: Groß sein/klein sein, stark sein/schwach sein, führen/geführt werden sind Polaritäten, die uns sofort einfallen. Jürg Willi (1975) hat als Psychoanalytiker zur Benennung der Polaritäten die Begriffe für die Reifungsstadien, welche die Psychoanalyse beschreibt, verwendet: die orale Phase des Babys, bei der es um Versorgt-Werden und Versorgen geht; die anale Phase des Kleinkindes, die von Zustimmung oder Verweigerung gekennzeichnet ist, bis hin zur narzisstischen Thematik, bei der die eigene Großartigkeit oder Minderwertigkeit verhandelt wird.

Alle diese Polaritäten haben naturgemäß zwei Seiten. Jürg Willi hat für diese beiden Seiten über alle verschiedenen Polaritäten hinweg gemeinsame Bezeichnungen eingeführt.

Am Beispiel der **»oralen Polarität«** kann man das gut verdeutlichen:

Der Säugling will versorgt werden, und das sofort und umfassend. Eigene Verantwortung für seine Versorgung kann er nicht übernehmen. Die stillende Mutter oder der versorgende Vater stecken ihre eigenen Bedürfnisse zurück und »gehen ganz im Eltern-Dasein auf«. Das ist für eine beschränkte Zeit eine sinnvolle und notwendige Haltung. Mit psychoanalytischen Begriffen handelt es sich beim Säugling um eine »oral regressive« Position, bei den Eltern um eine »oral progressive« Haltung. Die Begriffe »regressiv« (lat. »zurückschreitend«) und »progressiv« (lat. »voranschreitend«) lassen sich auf alle anderen Polaritäten anwenden.

Wird nun der Säugling größer, wird er mehr und mehr selbst die Verantwortung für seine Versorgung übernehmen können, wollen und müssen. Als Erwachsener erlernt er vielleicht einen sozialen Beruf, er wird z. B. Krankenpfleger. Den Wunsch nach Versorgung (»oral regressiv«) wird er auch als Erwachsener nicht verloren haben: Die All-inclusive-Urlaubsreisen leben von diesem Wunsch. Nach dem Urlaub geht z. B. der Krankenpfleger wieder seiner Arbeit nach und versorgt Kranke oder im privaten Umfeld seine Kinder oder Eltern (»oral progressiv«). Als Erwachsene haben wir also beide Seiten aller Polaritäten in uns: eine regressive und eine progressive Seite.

MERKE

Gesund ist eine Person, die beide Positionen in sich vereint, beide Positionen ausleben kann, ohne sich oder anderen zu schaden.

ZWISCHENBEMERKUNG 1

Wenn wir in der Kindheit z. B. zu wenig versorgt wurden, gibt es zwei Ausweichstrategien, wie wir dem Schmerz von damals entgehen können:

1. oral progressiv
   »Das, was ich nicht bekommen habe, gebe ich jetzt anderen (im Übermaß).«
2. oral regressiv
   »Das, was ich nicht bekommen habe, verlange ich von anderen (im Übermaß).«

Die progressive und die regressive Seite einer Polarität stehen also in einem »Konflikt«. Da sich beide Seiten in uns befinden, sprechen wir von einem »inneren Konflikt«:

- Soll ich auf dem Sofa liegen bleiben oder die Wohnung putzen?
- Koche ich mir selber etwas oder taue ich mir eine Pizza auf?
- Gehe ich ins Fitnessstudio oder ins Bett?

Aus der Umgangssprache kennen wir für die regressive Seite den Begriff »des inneren Schweinehundes«. Dabei scheint die Bezeichnung »Schweinehund« kein Ehrentitel zu sein, sondern wir sollten uns schämen, wenn sich dieser bei uns durchsetzt.

ZWISCHENBEMERKUNG 2

Woher kommt der Konflikt zwischen den beiden Seiten?

- Je »stressiger« wir aufgewachsen sind, desto stärker ist der Konflikt (→ Kap. 4 und Kap. 5).
- Gesunde Kooperation: Beide Positionen können eine Koalition für unser Wohlergehen bilden.
- Krankmachende Nicht-Kooperation: Beide Positionen können nicht »miteinander reden«.

Die Gefahr ist, dass wir die beiden Positionen nicht in ein ausgewogenes Miteinander bringen, sondern trennen: Tagsüber mache ich im Beruf keine Pause, »dafür« esse ich abends mehr, als ich wirklich brauche. Die Anzahl der Honigbrote, die ich nach dem Abendbrot noch esse, hat nichts mit einem Hunger zu tun, sondern mit der Anzahl der »Überstunden«, die ich tagsüber geleistet habe.

In diesem Beispiel sind beide Positionen noch in mir vereint, sie kommen aber abwechselnd zu kurz, um dann später übermäßig ihre Beachtung einzufordern.

Die nächste Stufe stellt sich dann schnell ein: Wir bevorzugen eine der beiden regressiven oder progressiven Positionen. Hier ein Beispiel: Im Versorgen fühlen wir uns wohl, wir haben eine Aufgabe, wir leben von den dankbaren Augen derer, die wir versorgen. Das Versorgen wird zu unserer »Schokoladenseite«: Das Versorgen machen wir gerne und weil wir es gerne machen, machen wir es oft. Deshalb können wir es immer besser und machen es noch lieber und noch öfter. Selbstfürsorge? Das kennen wir nicht! Das ist ungewohnt! Da sind wir unsicher! Selbstfürsorge ist doch egoistisch! Also machen wir es seltener und wenn wir es seltener tun, können wir es weniger und machen es noch weniger etc. Dann haben wir eine »Vermeidungsseite«. Wir können also gar nicht mehr angemessen für uns sorgen: Die Chefin fragt, wer Sonderschichten machen kann. Da kann ich nicht Nein sagen! Überstunden? Na klar, für die Kolleginnen tue ich das gerne! Nein sagen? Da säße ich zu Hause und hätte so ein schlechtes Gewissen, dass ich meine Freizeit nicht genießen könnte.

Schauen wir uns die Scheibe einmal an (Abb. 8-2): Wir sehen eine kreisrunde Scheibe, die in zwei Hälften geteilt ist. Die eine Hälfte ist mit ICH beschriftet, die andere mit DU (das wegen des schwarzen Hintergrundes kaum sichtbar ist). Die ICH-Seite ist weiß hinterlegt und zeigt Kreissegmente mit blauen Wellen oder blauen Karos. Beide Muster sind blau, weil beide meine Anteile sind.

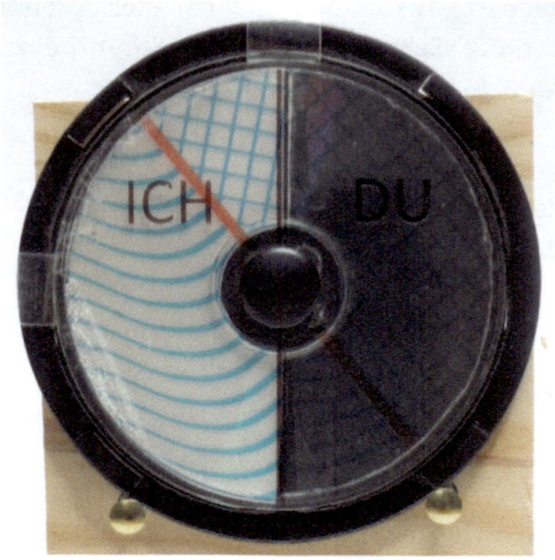

Abb. 8-2: Die Ich-Hälfte der Scheibe. Die »Schokoladenseite« der Polarität (blaues Wellenmuster) überwiegt die »Vermeidungsseite« (blaues Karomuster). Beide Muster sind durch eine dicke rote Linie getrennt.

Die blauen Wellen nehmen mehr Raum auf der Scheibe ein als die blauen Karos. Die Wellen symbolisieren unsere »Schokoladenseite«, also unser vorherrschendes Verhalten, in unserem Beispiel das Versorgen anderer. Das ist die »oral progressive« Position. Die Karos symbolisieren die Vermeidungsseite, also unseren Wunsch nach Versorgt-Werden, dem wir nicht so häufig nachkommen und mit dem wir uns unsicher fühlen. Das ist die vermiedene »oral regressive« Position der Polarität.

Die Wellen und die Karos könnte man auch als »Sitzverteilung in unserem inneren Parlament« verstehen. Beide Muster sind durch eine dicke rote Linie getrennt. Die dicke rote Linie stellt den »tiefen Graben« dar, der die beiden Fraktionen trennt. Auf beiden Seiten des Grabens besteht ein »Kooperationsverbot« mit der anderen Seite. Das ICH fühlt sich ganz sicher, denn es hat ja eine Regierung mit absoluter Mehrheit der blauen »Ich-versorge-doch-so-gerne-Wellen-Partei«, die, ohne auf Kompromisse angewiesen zu sein, »durchregieren« kann. Es besteht »keine Regierung der nationalen Einheit«. Die blaue »Ich-will-auch-mal-versorgt-werden-Karo-Partei« wird an den Rand gedrängt und leidet darunter. Dass dieser Zustand auf Dauer ungesund ist, erklärt sich von alleine, wir fangen an, seelisch »zu hinken«.

Die Dicke der roten Linie zwischen den Parteien hängt davon ab, mit wie viel Stress wir aufgewachsen sind: viel Stress – dicke rote Linie; wenig Stress – dünne rote Linie.

8.2 Partnerfindung mit dem passenden Gegensatz: »Der Himmel auf Erden«

»Gegensätze ziehen sich an!«, so lautet ein beliebter Satz über Paare. Warum das mit der unwiderstehlichen Anziehung immer wieder so klappt, erfahren wir in diesem Kapitel. »Jeder darf das machen, was er am liebsten macht!«, hört sich paradiesisch an, ist leider aber allzu oft der sichere Start in eine Beziehungskiste.

8.2.1 Theorie: Partnerwahl als Ergänzung

T

Wenn in einer Person die Pole einer Polarität nicht integriert werden können (mangelnde Ambivalenztoleranz), kommt es häufig zu einer Partnerwahl, bei welcher der Partner den nicht ausgelebten Impuls auslebt. Der Begriff Kollusion wird eingeführt. Es entwickelt sich eine Kollusion nach Jürg Willi (1975). Die Honey-Moon-Phase der kollusiven Beziehung wird beschrieben.

Die Auswahl des Kollusionspartners wird am Scheibenmodell demonstriert. Die DU-Seite des Scheibenmodells wird sichtbar. Der Kollusionspartner hat eine entgegengesetzte Verteilung des Karo- und Wellenmusters, auch durch eine rote Linie getrennt.

8.2.2 Wenn du auf dem Ruderboot ganz rechts sitzt und ich mich ganz links setzte, dann ist doch alles im Gleichgewicht, oder?

P

METAPHER

Stellen Sie sich ein Ruderboot an einem See vor. An der tiefsten Stelle des Bootes hat sich eine Pfütze aus altem Regenwasser gebildet, hineingewehte Blätter vermodern: Wir vermeiden es, mit diesem Wasser in Kontakt zu kommen. Wenn nun doch zwei Menschen damit fahren wollen, wird der eine auf der rechten Bordwand des Bootes Platz nehmen, der andere setzt sich auf die linke. Das Boot ist im Gleichgewicht, aber nur solange sich keiner von beiden bewegt. Eine kleine Gewichtsverlagerung einer Person bringt das ganze Boot schnell ins Schwanken und beide werden nass – entweder vom Wasser im Boot oder vom See.

Wenn wir nun also »seelisch hinken« oder eine »Schlagseite haben«, suchen wir unbewusst nach jemandem, der uns eine Stütze ist. Wir suchen *nicht* nach jemandem, der uns hilft, selbst wieder ins Gleichgewicht zu kommen und auf beiden Beinen fest im Leben zu stehen, nein, der andere möge uns bitte einfach stabilisieren, ohne dass wir uns mit unserer Vermeidungsseite befassen müssen.

Wie von magischer Hand geführt, treffen wir nun auf einen Menschen, der in der gleichen Polarität (z.B. orale Polarität mit Versorgt-Werden und Versorgen) ein Ungleichgewicht hat, aber die andere Seite der Polarität als Schokoladenseite auslebt.

Schauen wir uns das in Abbildung 8-3 beim Scheibenmodell an.

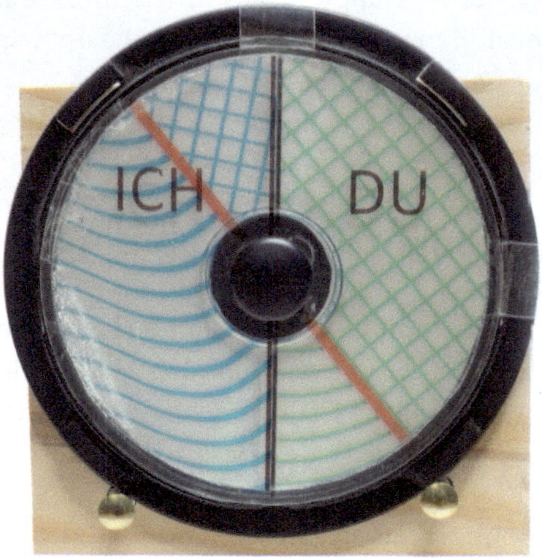

Abb. 8-3: Der scheinbar ideale DU-Partner ist ebenso unausgewogen wie das ICH, aber genau gegensätzlich.

Auf der Scheibe ist die DU-Seite jetzt auch weiß unterlegt und die Muster der DU-Seite kommen zum Vorschein. Weil sie zur DU-Seite gehören, sehen wir die Karos und die Wellen in grün.

Die grünen »Ich-nehme-was-ich-kriege-und-lasse-es-mir-gut-gehen-Karos« nehmen den größten Teil der grünen Hälfte ein (Schokoladenseite). Die grünen »Ich-sorge-gerne-für-andere-Wellen« führen ein Schattendasein. Beide Muster sind auch auf der DU-Seite durch einen dicken Strich getrennt. Beim DU regiert die »Haben-wollen-Karo-Partei« mit absoluter Mehrheit und ist auf keine Kompromisse angewiesen. Die »Ich übernehme-auch-mal-die-Verantwortung-Wellen-Partei« ist ausgebootet (Vermeidungsseite).

»Was für ein Glück, dass ich dich gefunden habe!«, können beide sagen.

- Das grüne DU sagt mit seiner Karo-Regierung: »Bei dir bekomme ich das, was ich so dringend brauche!«
- Die blaue »Ich-versorge-doch-so-gern-Regierung« des ICH antwortet: »Mir geht es auch gleich viel besser, wenn es dir besser geht, seitdem ich dich versorge!«

Das hört sich paradiesisch an: Jeder kann seine Schokoladenseite ausleben und beide haben was davon.

Diese Beziehungsgestaltung ist der erste Schritt in eine »Kollusion«, wie Jürg Willi (1975) es benannt hat. »Kollusion« ist eine Wortschöpfung aus den zwei lateinischen

Worten »co« (zusammen) und »ludere« (spielen) und bezeichnet das eben geschilderte Zusammenspiel der beiden Partner. Allerdings passieren hier im Unterbewusstsein Dinge, die dem ICH und dem DU später das Leben schwer machen.

Jeder vermeidet eine Seite der Polarität:

- Das grüne DU vermeidet die Verantwortungsübernahme: »Wenn du mich so gut versorgst, muss ich mich nicht selbst darum kümmern, dass ich das bekomme, was ich brauche. Ich kann das Baby bleiben, das jetzt endlich versorgt wird!«
- Das blaue ICH vermeidet den Schmerz und die Trauer des Nicht-versorgt-Werdens in der Kindheit: »Ich will nicht mehr auf Hilfe warten, die nie kommt. Wenn ich dir helfe, bin ich nicht mehr das hilflose Baby, das nicht versorgt wird.«

8.3 »Ich nehme dir ab, was du nicht magst« führt zur Beziehungskrise

Tauschgeschäfte, die beiden etwas bringen, sind doch prima! Wir sprechen von einer Win-win-Situation.

8.3.1 Theorie: Partnerwahl als Entlastung von ungeliebten inneren Impulsen führt zur Interpersonalisierung eines intrapsychischen Konfliktes

T

Die kollusive Beziehungsdynamik, bei der jeder Partner seinen vermiedenen Anteil in den Partner verschiebt, wird eingeführt und am Scheibenmodell demonstriert. Die dadurch herbeigeführte Vermeidung eines inneren Konflikts führt zu ungebremstem Ausleben der verbliebenen Polaritätsposition. Gleichzeitig wird die abgeschobene eigene Polaritätsposition im Partner bekämpft. So wird aus einem intrapsychischen Konflikt ein zwischenmenschlicher Konflikt.

Der Mechanismus, mit dem dieses Angebot gemacht wird, heißt »projektive Identifizierung«. Näheres dazu finden Sie im Kapitel 10 »Das Kuckucksmodell: Fühlen oder fühlen lassen«.

P

8.3.2 »Ich übernehme deine ungeliebte Seite, wenn du meine ungeliebte Seite nimmst!« – Die Katastrophe nimmt ihren Lauf

In Kapitel 8.2 haben wir die Honey-Moon-Phase der kollusiven Beziehung beschrieben. Jeder lebt seine Schokoladenseite aus und kann die Vermeidungsseite links liegen lassen. Aber weg ist die Vermeidungsseite noch nicht. Die blaue »Ich-will-auch-mal-versorgt-werden-Karo-Partei« stellt im inneren blauen Parlament unbequeme Fragen. Die grüne »Ich-übernehme-auch-mal-die-Verantwortung-Wellen-Partei« macht das gleiche im grünen Parlament.

An dieser Stelle machen sich beide ein unbewusstes Angebot. Weil sich jeder Partner auf das spezialisiert, was er sowieso schon gut kann, bietet jeder dem anderen Partner seine eigene ungeliebte Seite an: »Du machst doch das gerne, was ich nicht machen möchte, mache doch meinen ungeliebten Anteil mit!«

Der Mechanismus, mit dem dieses Angebot gemacht wird, heißt »projektive Identifizierung« und bedeutet, dass der Partner sich mit dem auf ihn projizierten (ungeliebten fremden) Anteil identifiziert (→ auch Kap. 10).

Beide Seiten exportieren den eigenen, ungeliebten Anteil *in den Beziehungspartner hinein*.

Im Scheibenmodell wird nun die Scheibe mit den blauen und grünen Wellen- oder Karo-Mustern gedreht (Abb. 8-4).

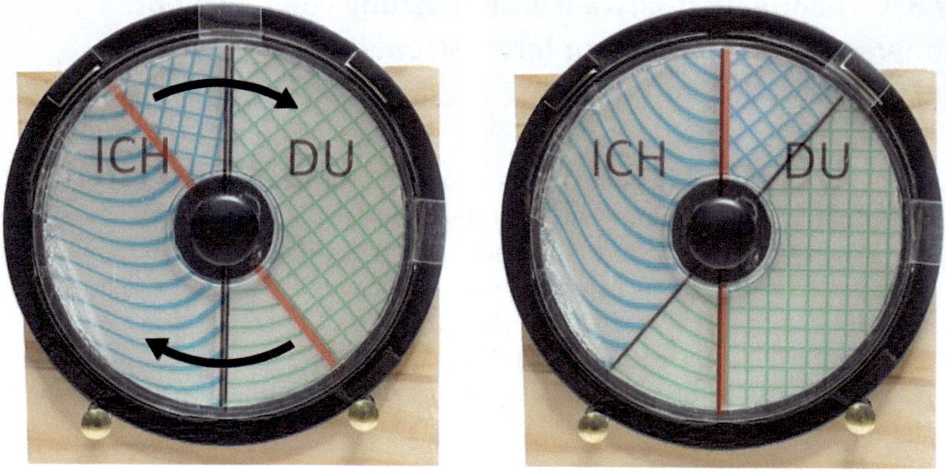

Abb. 8-4: Entstehung der Kollusion. Der innere Konflikt wird in einen zwischenmenschlichen Konflikt umgewandelt: Jeder Partner gibt die vermiedene Position an den anderen ab. Es entstehen zwei Hälften mit gleichem Muster, wenn auch unterschiedlicher Farbe. Die rote Konfliktlinie befindet sich nun nicht mehr in den Personen ICH und DU, sondern dazwischen.

Mit diesem Manöver haben beide Personen keine innere Opposition mehr: Jede Seite hat nur noch Wellen oder nur noch Karos, egal, ob Grün oder Blau.

Das hat gravierende Folgen:

Folge 1 Jede Seite hat keinen inneren Konflikt mehr. Jeder macht nur noch das, was er gerne macht. Es gibt keine dicke rote Konfliktlinie mehr innerhalb der Personen. Jede Seite bekommt ein Ein-Parteien-Parlament. Die blaue »Ich-versorge-doch-so-gerne-Wellen-Partei« des blauen ICH muss sich keine kritischen Fragen nach eigenen Ressourcen mehr gefallen lassen. Die grüne »Haben-wollen-Karo-Partei« des grünen DU grabscht ungebremst nach allem, wessen sie habhaft werden kann.

Folge 2 Mit dem »Export der vermiedenen und ungeliebten eigenen Position« in den Beziehungspartner fällt den Partnern auf, dass der andere ja genau das tut, was man für sich selbst ablehnt: Die exportierte Position wird im Gegenüber bekämpft, obwohl sie früher mal zu mir gehörte und meine Farbe trägt. Die dicke rote Konfliktlinie, die vorher innerhalb der Personen lag, ist erst verschwunden, taucht dann aber zwischen den Partnern wieder auf: Aus einem scheinbar aufgelösten inneren Konflikt ist ein zwischenmenschlicher Konflikt geworden.

Der oral progressive blaue Versorger sagt: »Du konsumierst immer nur! Ich gebe dir nicht mehr alles!«

Eigentlich meint die Person: »Du musst dich ändern, denn ich habe ein Recht darauf, dass du mich glücklich machst!«

Der oral regressive grüne Konsumierer sagt: »Nie bekomme ich genug von dir! Du darfst nicht aufhören, mir zu geben!«

Eigentlich meint die Person: »Du musst dich ändern, denn ich habe ein Recht darauf, dass du mich glücklich machst!«

Das Tragische in kollusiven Beziehungen ist: Diese Beziehungen sind für beide frustrierend, aber sehr haltbar. Wenn Partner auseinandergehen, suchen sich beide Teile wieder einen Mitspieler und die Kollusion beginnt von neuem.

Ich erinnere noch einmal daran, dass es diese Kollusionen für alle möglichen Polaritäten gibt: groß sein/klein sein, stark sein/schwach sein, führen/geführt werden – oder analytisch gesprochen: orale, anale, phallisch-narzisstische Kollusionen.

8.4 Die Wiederaneignung abgegebener Anteile führt zu Wachstum

Wenn ein Patient oder eine Patientin mich in der Therapie fragt: »Soll ich mich lieber trennen?«, dann gibt es bei mir wie aus der Pistole geschossen immer nur eine Standardantwort: »Ja, trennen Sie sich!« Dann muss ich meinem verdutzten Gegenüber erklären, was ich damit meine:

»In dem Moment, in dem Sie sich trennen, übernehmen Sie wieder selbst die Verantwortung für Ihr Wohlergehen. Sie erwarten die Heilung nicht mehr von anderen. Wie diese Trennung aussieht, das ist völlig offen: Ob Sie ausziehen, sich scheiden lassen, Bett und Tisch trennen, getrennte Schlafzimmer einführen, eigene Konten eröffnen, jeder seine eigene Wäsche wäscht, Sie getrennt kochen oder alles nach außen hin so bleibt, wie es war, darüber sollten wir uns Gedanken machen. Ich kenne Menschen, die seit vierzig Jahren geschieden und weiter in innigster Abneigung aneinandergekettet sind!«

Das ist leichter gesagt als getan. Warum? Eine Trennung in dem hier gemeinten Sinn bedeutet, die ausgelagerten ungeliebten Vermeidungsseiten wieder zu readoptieren. Das wird nur gegen den Widerstand der allein regierenden Partei im ICH und im DU gehen.

T 8.4.1 Theorie: Der Partner als Anregung für eine eigene Entwicklung

Die bloße Rücknahme der Kollusion (durch Trennung jedweder Art) ist nicht ausreichend, denn die innere Konfliktspannung ist nicht befriedet. Ein Rückfall in alte Muster mit neuen Partnern ist wahrscheinlich. Am Scheibenmodell (→Abb. 8-5) wird gezeigt, dass durch Erlernen der Positionen des Partners das eigene Verhaltensrepertoire erweitert werden kann. Das bisherige Ungleichgewicht zwischen den Positionen einer Polarität kam als eine Reaktion auf schmerzhafte Kindheitserlebnisse zustande. Um dies rückgängig zu machen, bedarf es Halt gebender und empathischer Bedingungen (Therapie). Die dadurch erreichte Möglichkeit, beide Positionen einer Polarität leben zu können, wird am Scheibenmodell gezeigt.

P 8.4.2 Integration der vermiedenen Anteile ist eine Arbeit, die sich lohnt

Erinnern wir uns an den Beginn der Entwicklung der kollusiven Beziehung: Bei beiden Personen gab es eine dicke rote Linie, die eine Koexistenz der beiden Positionen einer Polarität oder gar eine Kooperation unmöglich und sogar undenkbar machte. Deswegen erschien ja die Kollusion als eine gute Lösung der inneren Konfliktspannung: Der »unterlegene« Konfliktanteil wird an den Partner »verkauft« und im Gegenzug bekommt man »gleichgesinnte« Anteile dazu. Doch der Preis für die scheinbare Auflösung der Spannung zwischen den Anteilen ist hoch, wie man an den vielen Streitereien in kollusiven Beziehung sehen kann.

Setzen wir das mit dem Scheibenmodell um. In Abbildung 8-5 wird die kollusive Verschiebung wieder zurückgenommen. Damit herrschen in beiden Partnern noch lange keine ausgeglichenen Verhältnisse zwischen den Polaritäten. Jeder hat noch seine Schokoladenseite und seine Vermeidungsseite, die weiterhin in Konflikt miteinander stehen.

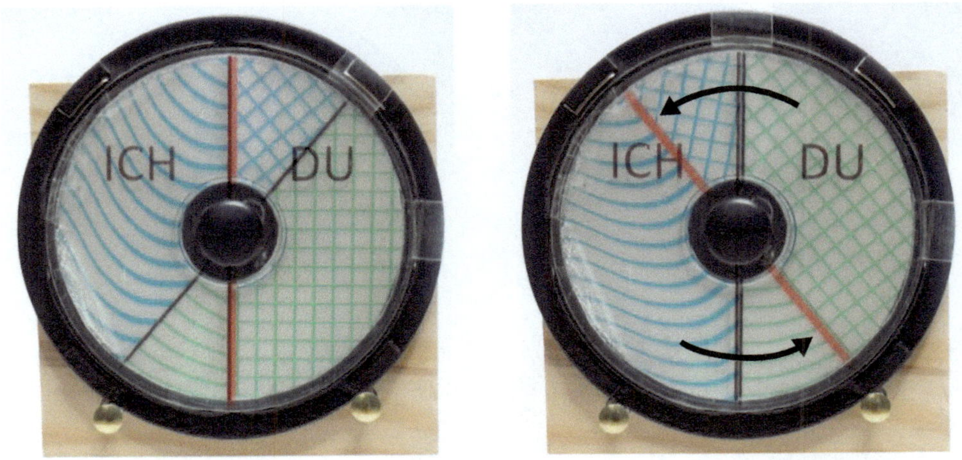

Abb. 8-5: Die Rücknahme der Kollusion vermindert den zwischenmenschlichen Konflikt, aber der intrapsychische Konflikt bleibt noch bestehen.

Wir sehen, dass die schlichte Rücknahme der Kollusion nicht ausreicht, denn die dicke rote Linie zwischen den beiden Konfliktpositionen macht ein erneutes Abgleiten in eine Kollusion sehr wahrscheinlich.

Persönlichkeitsentwicklung in einer Paarbeziehung Die Entwicklung einer Kollusion in einer Paarbeziehung (→Abb. 8-6) bedeutet für jeden der beiden Partner eine seelische Veränderung, leider in eine ungünstige Richtung. In einer kollusiven Beziehung erwarten beide Partner voneinander die Lösung ihres inneren Konflikts, in dem der eine dem anderen seine Vermeidungsseite abnimmt.

Eine Paarbeziehung kann aber auch ein Wachstumsimpuls sein. Dazu müssen beide bereit sein, vom anderen das zu lernen, was dieser besonders gut kann. In unserem Beispiel einer oralen Kollusion gehen ICH und DU nun etwa gleich häufig in die versorgende oder die Versorgung annehmende Position. Das ICH lernt Verantwortung zu übernehmen und für das DU etwas zu tun. Das DU lernt, die Fürsorge des ICH anzunehmen.

Indem jeder etwas von der Schokoladenseite des anderen übernimmt, wird die eigene Vermeidungsseite aus der Minderheitenposition herausgeholt, gestärkt und »zur wichtigen Partei im inneren Parlament«.

Im Scheibenmodell (Abb. 8-6) drehen wir die Scheibe mit den Mustern so, dass die rote Linie zwischen Wellen- und Karo-Muster waagerecht ist. Jede Seite hat nun gleich viele Karos und Wellen.

Nun teilt die rote Linie die beiden Seiten mittig. Die Wellen-Partei und die Karo-Partei sind gleich stark geworden und werden gemeinsam in einer »Regierung der nationalen Einheit« arbeiten müssen. Die Lösung des Konflikts muss also in jeder Person stattfinden.

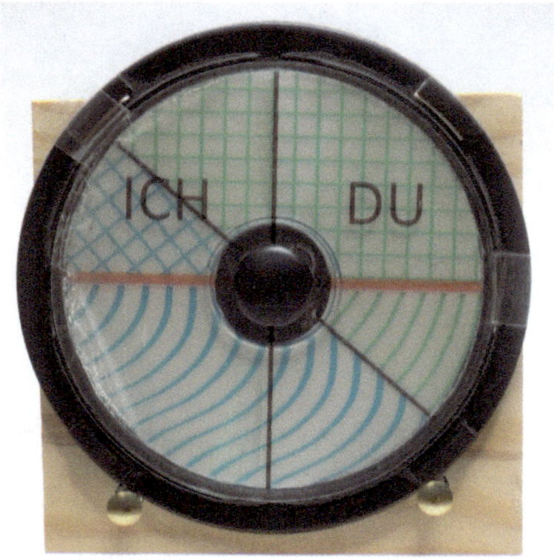

Abb. 8-6: Persönlichkeitsentwicklung in der Paarbeziehung: Um das Ungleichgewicht der Positionen einer Polarität zu mindern, muss jeder Partner vom anderen lernen und auch dessen Positionen mit übernehmen.

In der Zwischenbemerkung 2 (→ Kap. 8.1) habe ich darauf hingewiesen, dass die Dicke der roten Linie davon abhängt, wie viel Stress wir in der Kindheit erlebt hatten. In Kapitel 4 »Wir sind Viele! ...« wurde gezeigt, dass Stress die verschiedenen Ich-Anteile auseinandertreibt. Im Kapitel 5 »Die Seelenwaage« sahen wir, dass »funktionierende« Liebe bereits Stress bedeutet und dass (drohender) Liebeskummer maximalen Stress auslöst, der die beiden Skalen der Seelenwaage maximal aufspreizt.

Kein Wunder also, dass die rote Linie immer dicker wird, wenn wir in einer Paarbeziehung leben, insbesondere, wenn wir sie vor dem Hintergrund einer stressigen Kindheit womöglich als Heilung alter Wunden anstreben (→ Kap. 6 und Kap. 9).

Das heißt für die Auflösung einer kollusiven Bindung, dass beide lernen müssen, mit den alten Wunden umzugehen, den vernachlässigten Anteil anzunehmen und *aus-zuhalten* (im Sinne von »begastgebern«). Das kann in einer Atmosphäre einer Halt gebenden, sicheren und empathischen Umgebung (→ Kap. 7.4.2, Box »Empathie«) geschehen.

Damit würde auch die dicke rote Linie dünner, durchlässiger – und sie wird vielleicht sogar zu einer »grünen Grenze«. Damit hat jeder Partner eine »Regierung der nationalen Einheit«, bei der alle im Parlament vertretenen Parteien in der Regierung sind. Auf Staatenebene funktioniert das in der Schweiz seit Jahrzehnten mit der »Zauberformel«.

Der Lohn dieser seelischen Arbeit ist eine Erweiterung der Verhaltensmuster: Jeder kann beide Positionen der Polarität einnehmen (Abb. 8-7).

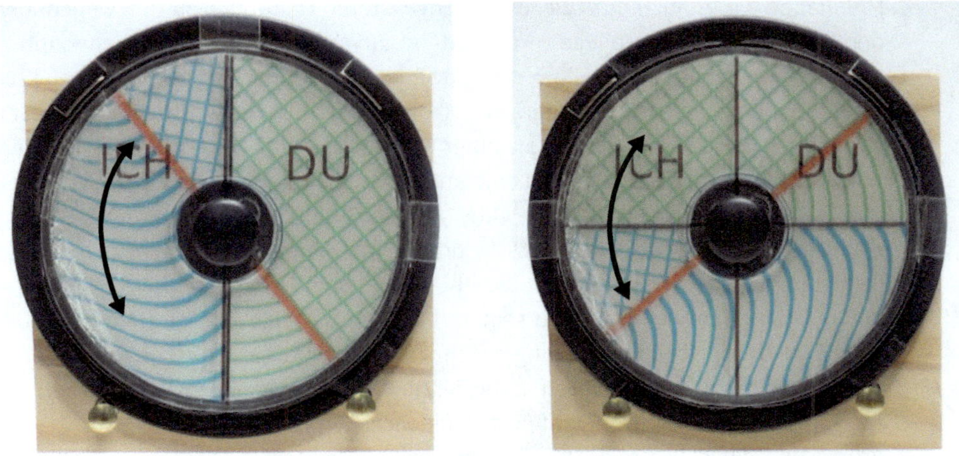

Abb. 8-7: Persönlichkeitsentwicklung in der Paarbeziehung. Beide Partner können beide Positionen einer Polarität einnehmen.

Im Scheibenmodell sehen wir, dass beide Partner wechselnd große Anteile am Wellen- oder Karo-Muster zeigen. In unserem Beispiel einer oralen Kollusion können beide die versorgende Position und die empfangende Position einnehmen.

Diese Entwicklung kann in allen besprochenen Polaritäten stattfinden.

8.5 Ausblick

Auflösung des inneren Konflikts durch unterschiedliches Verhalten in unterschiedlichen Umgebungen: Dr. Liebevoll und Kollege Rumpelstilz

FALLBEISPIEL Dr. Liebevoll und Kollege Rumpelstilz

Ein befreundeter Kollege arbeitete in einer Gemeinschaftspraxis mit einem Kollegen. Immer wieder berichtete er darüber, wie schwierig die Zusammenarbeit mit diesem Kollegen sei. Gegenüber den Angestellten und auch meinem befreundeten

Kollegen führte er sich auf wie ein Rumpelstilzchen: Er schimpfte, kritisierte grundlos, würdigte herab. Umso erstaunter war ich, als ich in meiner psychotherapeutischen Praxis, mehr als 50 km entfernt, von Patienten hörte, dass sie weite Wege auf sich nahmen, um sich genau von diesem Kollegen behandeln zu lassen. Aus dem Munde meiner Patienten hörte ich, dass er doch so um die Gesundheit seiner Patienten besorgt, so liebevoll und zuvorkommend im Umgang mit den Patienten sei und so sorgfältig arbeiten würde. Wie passt das zusammen?

Hier haben wir es auch mit zwei entgegengesetzten Haltungen zu tun: Gegenüber den Patienten war der Kollege zurückhaltend, zuvorkommend, seine eigenen Interessen zurückstellend. Gegenüber den Mitarbeitern und meinem befreundeten Kollegen nahm er dessen Meinungen, Bedürfnisse und Interessen nicht so wichtig, er negierte sie sogar. Es schien so, als ob er nicht in der Lage wäre, zu den Patienten und zu den anderen Mitarbeitern eine ambivalente Beziehung zu haben: Manches gefällt mir von dir, manches nicht. Oder: Ich sehe deine Interessen und gleichzeitig auch meine Interessen. Dieses »Nicht-unter-einen-Hut-Kriegen« löste der Kollege so, dass er in der Arzt-Patienten-Beziehung die eine Seite der Polarität auslebte, während er in der Beziehung zu seinem Kollegen und den Praxismitarbeitern die andere Seite auslebte. Eine Lösung des inneren Konflikts kann also nicht nur durch eine Kollusion innerhalb einer Paarbeziehung erfolgen, sondern auch durch Aufspaltung eigener Polaritäten auf unterschiedliche Personengruppen.

An dieser Stelle soll das nicht weiter vertieft werden, aber vielleicht ergibt sich ja dafür noch ein neues Modell …

8.6 Online-Material

Video

- »Das Scheibenmodell«

Downloadmaterial

- Abbildungen 8-1 bis 8-7

9 Das Halfpipe-Modell – Erwachsene Liebe statt kindlicher Abhängigkeit

FALLBEISPIEL »Guter Sex« bedeutet nicht »Gute Beziehung«

Ralf ist ein Mann Ende 50, der sich in einer depressiven Phase an mich wendet. Er berichtet von seiner unglücklichen Arbeitssituation, von den Schwierigkeiten in seiner Beziehung zu Susanne. Vor zwölf Jahren hatten sie sich auf einer Fortbildung kennengelernt und waren sehr schnell sehr nahe geworden. Susanne hatte sich von ihrem Mann getrennt und war mit ihren vier Kindern ausgezogen. Ralf und Susanne waren sehr verliebt. Ralf befand sich in einer anderen Beziehung, die aber nicht so prickelnd und erregend war wie die Kontakte mit Susanne. Ralf und Susanne lebten 400 km entfernt, die beiden sahen sich nur an den Wochenenden. Als die neue Beziehung zu Susanne offenbar wurde, trennte sich Ralf aus seiner Beziehung und plante, mit Susanne zusammenzuleben. Bereits zu dieser Zeit hatte Susanne die Beziehung zu Ralf schon zweimal Knall auf Fall beendet: Einmal ging es um einen anderen Mann, der mehr in ihrer Nähe lebte und plötzlich ihre große Liebe war. Diese Trennungen waren für Ralf jedes Mal eine Katastrophe, es zog ihm komplett den »Boden unter den Füßen« weg. So schnell, wie es zu dieser Trennung und der neuen großen Liebe gekommen war, war diese Beziehung zu Ende und Susanne klopfte wieder bei Ralf an. Der Groll, die Schmerzen und das Verloren-Sein waren vergessen, wenn Susanne wieder da war.

Ralf betonte, wie schön und innig der Sex mit Susanne war: »Das hat doch immer wunderbar funktioniert.« Ralf wollte, dass die Beziehung fester wurde.

Er suchte sich eine Stelle in ihrer Nähe, sie zogen in eine gemeinsame Wohnung. Das Zusammenleben mit den Kindern von Susanne gestaltete sich schwierig. Immer wieder erlebte Ralf, das Susanne nicht zu ihm stand, sondern den Kindern irgendwie ergeben war. Eine größere Wohnung wurde gesucht und nach vielen Hindernissen bezogen.

Ralf stammte als Einzelkind aus einer Familie, bei der sich beide Eltern für den kleinen Jungen, seine Wünsche und Träume nicht interessierten. Den Besuch des Gymnasiums musste er sich erkämpfen. Für sein Studium und seine verantwortungsvolle Tätigkeit mit hoher Belastung hatten die Eltern nur Achselzucken übrig.

Wenn die Beziehung mit Susanne klappte, insbesondere wenn sie Sex hatten, fühlte er sich sicher. Es war, als ob er dem ignoranten, desinteressierten Elternhaus nun endgültig entkommen war. Kam es zu einer Krise in der Beziehung, fiel Ralf in ein tiefes Loch. Er »hörte irgendwie auf, da zu sein«. Er tat alles dafür, damit Susanne wiederkam und auch blieb ... bis zum nächsten abrupten Schluss der Beziehung aus heiterem Himmel.

Immer wieder habe ich von Patientinnen oder Patienten gehört: »Jetzt habe ich die ›große Liebe‹ gefunden, so verliebt wie diesmal war ich noch nie!« Insbesondere dann, wenn es »schnell zur Sache« ging, also wenn die beiden dann schnell im Bett gelandet sind, werde ich hellhörig. Die Erfahrung zeigt, dass die Regel »Je verliebter ich bin, desto besser wird die spätere Beziehung!« nicht stimmt, eher im Gegenteil. Wenn mein Partner mein »Ein-und-Alles« wird, ohne den »alles Nichts« ist, dann läuft häufig etwas schief in den Partnerschaften. Mit dieser Haltung wird das Gegenüber zu einer Heilsfigur: Eine »Heilandisierung« meines Partners oder meiner Partnerin ist eingeläutet. Diese »Heilandisierung« kippt häufig schnell in eine »Dämonisierung«, wenn es kleine Unstimmigkeiten gibt.

Die Menschen in einer Heilandisierungs-Dämonisierungs-Beziehung sind in einer emotionalen Schaukelbewegung gefangen und dann resultieren daraus ON-Off-Beziehungen, die für alle sehr anstrengend sind.

Diese Dynamiken haben wir auch in den Kapiteln 6 und 8 beleuchtet.

Um dies zu veranschaulichen, entwickelte ich die Abbildung 9-1.

In der ersten Zeile der Abbildung 9-1 finden sich die Worte »Selbstobjektbeziehung«, »Teilobjektbeziehung« und »Ganzobjektbeziehung«. Diese Begriffe werden in Kapitel 9.1 erläutert.

Der waagerechte blaue Pfeil zeigt drei verschiedenen Lebensalter – Säugling, Kleinkind bis Jugendlicher und Erwachsener – mit Umschreibungen ihrer Beziehungsqualitäten in einer Selbst-, Teil- und Ganzobjektbeziehung.

Der grün-rote senkrechte Pfeil zeigt den emotionalen Zustand, wenn das Gegenüber anwesend (grün nach oben) oder eben abwesend (rot nach unten) ist. Hier werden ein, zwei oder drei ☺ bzw. ☹ vergeben. Das Baby (Spalte direkt neben dem senkrechten Pfeil) empfindet (vereinfacht gesagt) entweder ☺☺☺ oder (ohne Zwischentöne) ☹☹☹, das Kleinkind und der Jugendliche (mittlere Spalte) ☺☺ oder ☹☹, der Erwachsene (rechte Spalte) ☺ oder ☹.

Je nach dem emotionalen Alter der Person (Säugling, Kleinkind, Jugendlicher, Erwachsener) können »gemäßigte Zwischenpositionen« zwischen den beiden Aussagen oberhalb oder unterhalb der x-Achse *nicht* eingenommen werden.

MERKE

Auch »körperlich Erwachsene« können emotional in vorherigen Reifungsschritten feststecken, sind »emotionale Kinder in einem erwachsenen Körper« und gestalten ihre Beziehungen dementsprechend (→ Abb. 9-1).

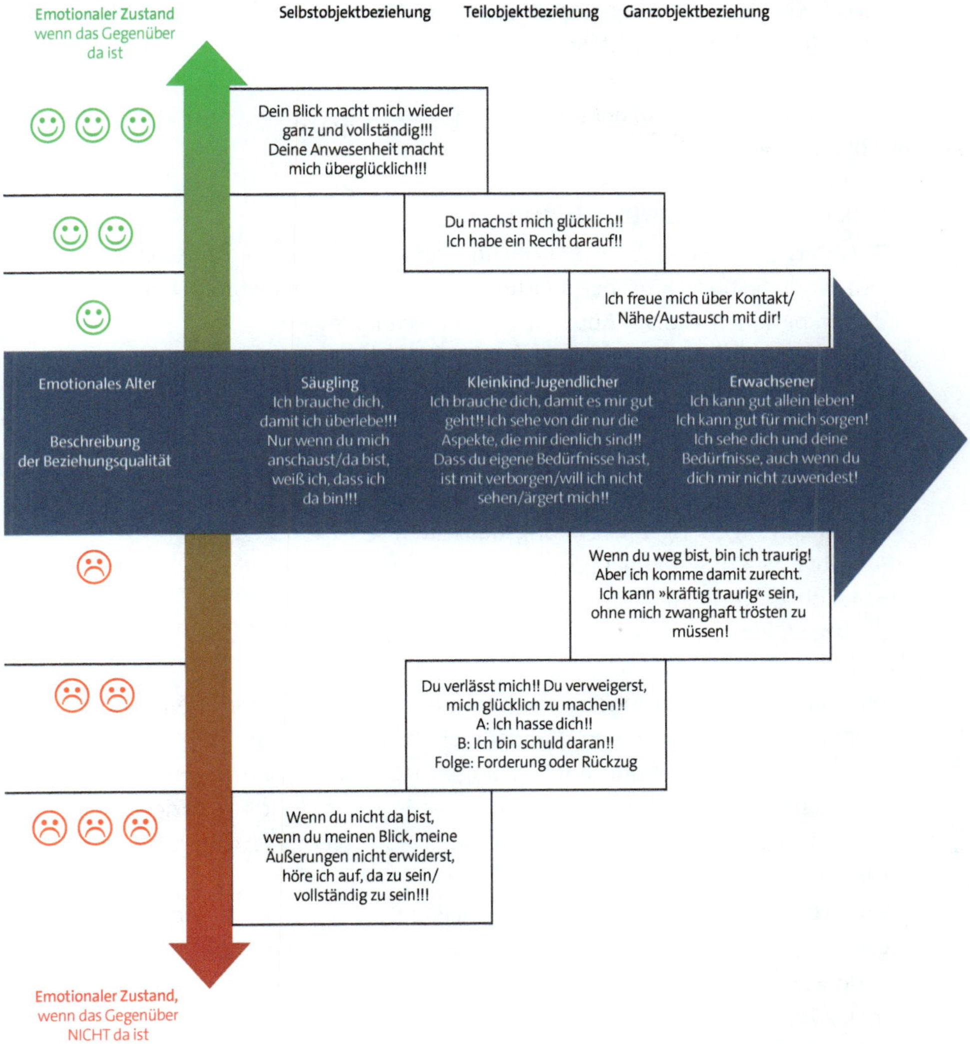

Abb. 9-1: Die emotionalen Altersstufen und zugehörige Beziehungsqualitäten und das Empfinden, wenn die Bezugsperson anwesend oder abwesend ist.

Diese »flache« Abbildung bildet jedoch die Dynamiken in den Beziehungen nur unvollständig ab. Da fielen mir die Skater auf einem Skateplatz ein, die die Form einer Halfpipe nutzen, um in einer Schaukelbewegung ihre Tricks und Sprünge zu üben und zu zeigen.

Um die Dynamik einer Heilandisierungs-Dämonisierungs-Beziehung zu demonstrieren, habe ich aus dieser Abbildung das Halfpipe-Modell als 3-D-Diagramm entwickelt.

Mit dem Halfpipe-Modell werden auch Wege aufgezeigt, die uns zu erwachseneren und ruhigeren Beziehungen verhelfen.

Das Motto einer gesunden erwachsenen Bindung zwischen zwei Menschen ist: **»Ohne dich nicht Nichts!«**

In einem ganzen Satz ausgedrückt: »Mit dir ist es wunderbar, aber ohne dich kann ich auch nicht leben!«

DAS HALFPIPE-MODELL IN KÜRZE

Das Halfpipe-Modell ist die 3-D-Zeichnung einer Tabelle, die die verschiedenen Bindungsqualitäten bei drei unterschiedlichen Altersstufen zeigt. Die Ziffern beziehen sich auf Abbildung 9-2 bis Abbildung 9-6.

In den Abbildungen 9-1 und 9-2 sieht man eine Zeitachse (1) mit den drei Altersstufen

1. Säuglingsalter (5),
2. Kleinkindalter bis Jugend (10),
3. Erwachsener (15)
4. und den zugehörigen Beziehungsqualitäten
5. Selbstobjektbeziehung (4),
6. Teilobjektbeziehung (9),
7. Ganzobjektbeziehung (14).

Wie man sich und den anderen in diesen Beziehungsqualitäten erlebt, findet man auf den Feldern an den Wänden der Halfpipe. Auf der einen Seite der Halfpipe ist das Beziehungserleben eingetragen, wenn mein Gegenüber für mich da ist, wenn »alles passt«. Auf der anderen Seite ist das Beziehungserleben eingetragen, wenn das Gegenüber gerade nicht da ist, wenn »Krise« ist.

Durch die Halfpipe-Form wird deutlich, dass man sich nicht auf einem schrägen Platz an der Steilwand halten kann, sondern mit vollem Schwung auf die andere Seite rauscht. Je jünger man ist, desto steiler ist die Halfpipe, je reifer man wird, desto flacher ist das Tal.

Die Sexualität des Erwachsenen in einer Beziehung eröffnet jedoch auch die Gefahr, dass wir in ein unreiferes Stadium zurückfallen.

9.1 Die drei Beziehungsqualitäten im Halfpipe-Modell

9.1.1 Theorie: Als Baby Selbstobjektbeziehung, als Schulkind bis Jugendlicher Teilobjektbeziehung, als Erwachsener Ganzobjektbeziehung

T

IN DIESEM KAPITEL LESEN SIE FOLGENDE DEFINITIONEN UND BESCHREIBUNGEN:

1. Selbstobjektbeziehung
2. Teilobjektbeziehung
3. Ganzobjektbeziehung

In den folgenden Abschnitten beziehen sich die Ziffern 1 bis 18 in Klammern auf die Nummerierung in Abbildung 9-2.

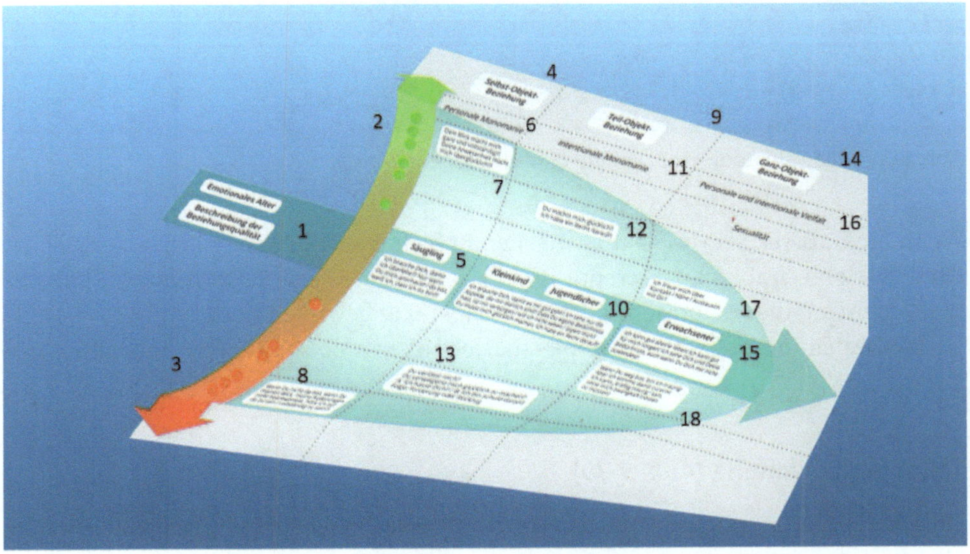

Abb. 9-2: Das Halfpipe-Modell (Erläuterungen zu den Ziffern 1 bis 18 → Text).

Selbstobjektbeziehung (*Abb. 9-3a*)

Ein Baby hat noch kein stabiles Empfinden der eigenen Existenz. Solange ein Gegenüber präsent ist und mit dem Baby interagiert, fühlt sich das Baby ebenfalls als anwesend. Das Gegenüber (Objekt), welches dem Baby ein Selbstgefühl durch seine Anwesenheit ermöglicht, hat die Funktion eines Selbstobjektes. Das Baby ist auf die Realpräsenz eines Selbstobjektes angewiesen (5) und auf diese Person fixiert (personale Monomanie) (6): Es lebt in einer Selbstobjektbeziehung (4). Sobald die andere Person nicht mehr anwesend ist oder nicht mehr interagiert, zerfällt das Selbstgefühl (Desintegration) (8). Die Rückkehr des Selbstobjektes löst große Freude aus, da das Selbstgefühl wieder entsteht (Reintegration) (7).

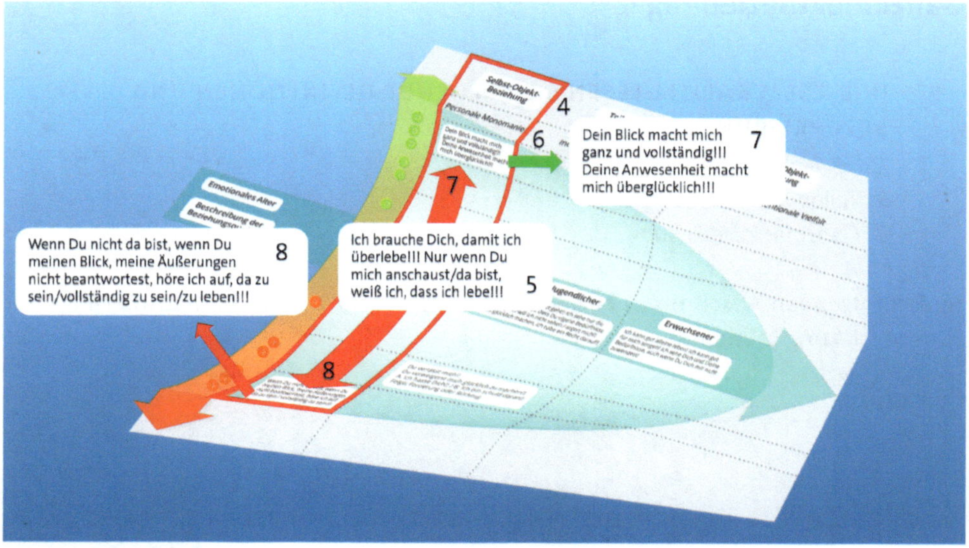

Abb. 9-3a: Die Selbstobjektbeziehung (Erläuterungen → Text).

Wenn ein äußeres Selbstobjekt ausreichend oft und stabil erlebt wird, bildet sich im Kind erst eine stabile Objektrepräsentanz und eine eigene Selbstrepräsentanz, die nicht mehr auf die Realpräsenz des Selbstobjektes angewiesen sind.

Die Beziehungsqualität Selbstobjektbeziehung kann bis ins Erwachsenenalter persistieren.

Teilobjektbeziehung (*Abb. 9-3b*)

Die Pflegepersonen (Objekte) werden vom Kind nun als eigenständige Objekte erkannt, allerdings werden nur die für das Kind relevanten Aspekte des Objektes wahrgenommen, z. B. Versorgung, Tröstung, Schutz: Es entsteht eine Teilobjektbeziehung (9)(10). Dem Kind ist es egal, wer seine Bedürfnisse befriedigt, Hauptsache, sie werden erfüllt (intentionale Monomanie) (11).

> **METAPHER**
>
> Wäre mein Gegenüber eine Litfaßsäule, würde ich auf ihr nur die Plakate sehen, die in meine Richtung zeigen. Würde sich nun die Litfaßsäule drehen, sähe ich die Plakate auf der Rückseite, die jedoch irrelevant sind oder mich stören.

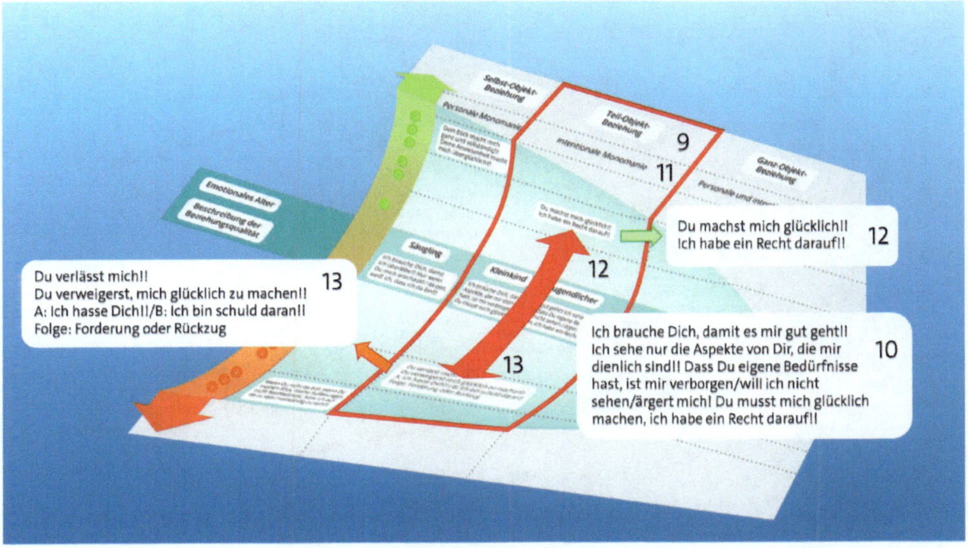

Abb. 9-3b: Die Teilobjektbeziehung (Erläuterungen → Text).

Das Kind entwickelt eine Anspruchshaltung (12), bei Nicht-Erfüllung der Ansprüche wird entweder das Objekt mit Wut besetzt oder das Kind sucht die Schuld für die Nicht-Erfüllung bei sich selbst, um die Beziehung nicht zu gefährden (13).

Die Beziehungsqualität Teilobjektbeziehung kann bis ins Erwachsenenalter persistieren.

Ganzobjektbeziehung (*Abb. 9-3c*)

Bei weiterer emotionaler Autonomie und Selbstberuhigungsfähigkeit durch Reifung kann eine Person ohne Anspruchshaltung in einen Kontakt gehen (15). Dabei ist sie nicht mehr auf die Wunschperson oder die erhoffte Handlung fixiert (personale und intentionale Vielfalt) (16) und kann sich darüber freuen (17) oder über einen Kontaktverlust adäquat trauern (18). Sie kann dann auch die nicht für die eigene Person wichtigen Aspekte eines Gegenübers wahrnehmen, anerkennen und für die andere Person als wichtig erachten: Ganzobjektbeziehung (14)(15).

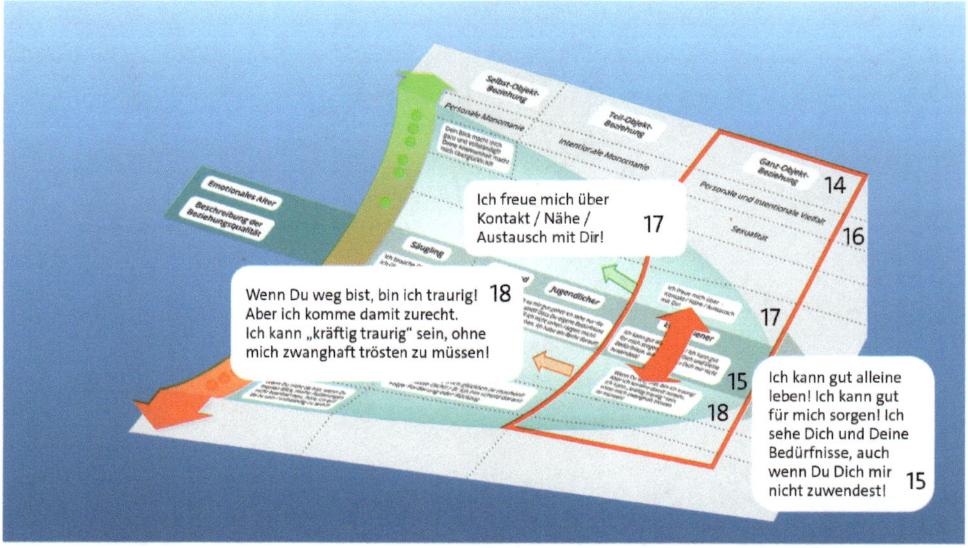

Abb. 9-3c: Die Ganzobjektbeziehung (Erläuterungen → Text).

9.1.2 Von der Achterbahn der Gefühle des Säuglings zur mitfühlenden Gelassenheit des Erwachsenen

IN DIESEM KAPITEL LESEN SIE:

1. Das Halfpipe-Diagramm
2. Der Säugling lebt in einer Selbstobjektbeziehung
3. Kindliches Leben in einer Teilobjektbeziehung
4. Erwachsenes Leben in Ganzobjektbeziehungen

In den folgenden Abschnitten beziehen sich die Ziffern 1 bis 18 in Klammern auf die Nummerierung in Abbildung 9-2 und in den Abbildungen 9-3a bis 9-3c.

Das Halfpipe-Diagramm

Stellen wir uns eine Hochebene mit einem von rechts nach links tiefer werdenden »Flusstal« vor. Dort, wo der Fluss fließen würde, ist die x-Achse des Diagramms. Diese Achse beschreibt das »Emotionale Alter« einer Person mit der dazugehörigen »Beziehungsqualität«. Diese Achse wandert das Tal hinauf, bis sie auf der Hochfläche ankommt (1).

Quer zur x-Achse befindet sich die y-Achse. Sie steigt rechts und links der x-Achse die Seitenwände des »Flusstals« herauf.

Rechts und links der x-Achse gibt es jeweils drei Abstufungen des Erlebens:

- Links wird das Erleben aufgetragen, wenn die Bezugsperson anwesend ist: ☺, ☺☺ oder ☺☺☺ (2)

- Rechts von der Achse ist das Erleben, wenn die Bezugsperson nicht anwesend ist: ☹, ☹☹, ☹☹☹ (3)

Beginnen wir von links am tiefsten Abschnitt des Tales.

1. Der Säugling lebt in einer Selbstobjektbeziehung
Ein Baby hat noch kein stabiles Empfinden einer eigenständigen Person. Es ist von massiven Gefühlen (Hunger, Angst, Freude) zerrissen, ohne dass es ein übergeordnetes »Ich-Gefühl« gibt. Solange die Mutter (oder eine andere Bezugsperson) präsent ist und mit dem Baby interagiert, fühlt sich das Baby ebenfalls als anwesend. Das Gegenüber (in der Fachsprache: ein Objekt), welches dem Baby ein Selbstgefühl durch seine Anwesenheit ermöglicht, hat die Funktion eines Selbstobjektes.

Diese Beziehungsqualität heißt Selbstobjektbeziehung (→Abb. 9-2 und Abb. 9-3a, [4]) und könnte man so ausdrücken: »Ich brauche dich, damit ich überlebe!!! Nur wenn du mich anschaust/da bist, weiß auch ich, dass ich da bin!!!« (5). **Oder kurz gesagt: »Ohne dich ist Nichts!«**

Weil das Kind so auf die Mutter angewiesen ist und auch nur die Mutter es glücklich macht, sprechen wir von einer »personalen Monomanie«: »Nur die Mama kann mir geben, was ich so dringend brauche!« (6)

Die Mutter ist für das Baby da Ist die Mutter anwesend und kümmert sich um ihr Baby, könnte das Baby sagen: »Dein Blick macht mich ganz und vollständig!!! Deine Anwesenheit macht mich überglücklich!!!« Das ergibt einen Eintrag auf der Tabelle mit ☺☺☺, deshalb auch die »!!!«. (7) Dieser Ort auf der Halfpipe ist aber so steil, dass das Baby sich dort nicht allein halten kann.

Die Mutter ist weg oder reagiert nicht Sobald die Mutter nicht mehr anwesend ist oder nicht mehr reagiert, rutscht es mit vollem Schwung durch das Tal hindurch auf die andere Seite bis zu ☹☹☹. Hier könnte es sagen: »Wenn du nicht da bist, wenn du meinen Blick, meine Äußerungen nicht beantwortest, dann höre ich auf, vollständig oder da zu sein!!!« (8)

Das Selbstgefühl des Babys zerfällt so, wie eine Vase zerspringt, wenn sie fallen gelassen wird (Desintegration). Das ist ergibt einen Eintrag auf der Tabelle mit ☹☹☹, deshalb auch die »!!!«. Für Menschen, die ein stabiles Selbstgefühl haben, ist es im Wortsinne »unvorstellbar«, wie schrecklich das Gefühl des Zerfallens ist.

Die Mutter kommt wieder Die Rückkehr der Mutter als Selbstobjekt löst große Freude aus, da das Selbstgefühl wieder entsteht (Reintegration) (7). Die Vase setzt sich wieder zusammen, als ob ein Film rückwärts laufen würde.

Das Baby pendelt also zwischen dem Himmel auf Erden ☺☺☺ und der Selbstauflösung ☹☹☹.

Gesunde Reifung: »Ich kann auch ohne Mama leben« Wenn ein äußeres Selbstobjekt ausreichend oft und stabil erlebt wird, bildet sich im Kind eine innere Gewissheit, dass es »da« ist und ein »Ich« hat. Es ist immer weniger darauf angewiesen, dass die Mutter real anwesend ist. Es entsteht das Urvertrauen, aus dem ein grundlegendes Sicherheitsgefühl entsteht (→Kap. 9.3).

Gehen wir einen Schritt das Tal hinauf nach rechts.

2. Kindliches Leben in einer Teilobjektbeziehung

Das Baby ist zum Kind geworden. Diese Reifungsstufe kann nun vom Kleinkind über das Schulkind bis zum Jugendlichen dauern.

Die anderen Personen (Objekte) werden vom Kind nun als eigenständige Menschen wahrgenommen. Allerdings sieht das Kind nur die Anteile, die ihm dienlich und nützlich sind, so wie wir auf einer Litfaßsäule nur die Plakate sehen, die uns zugewandt sind.

Diese Beziehungsqualität heißt Teilobjektbeziehung (→Abb. 9-2 und Abb. 9-3b, [9]) und man könnte sie so ausdrücken: »Ich brauche dich, damit es mir gut geht!! Ich sehe nur die Aspekte von dir, die mir dienlich sind!! Dass du eigene Bedürfnisse hast, ist mir verborgen, will ich nicht sehen oder ärgert mich!! Du musst mich glücklich machen, ich habe ein Recht darauf!!« (10)

Das Kind ist nun darauf aus, seinen Willen zu bekommen (»intentionale Monomanie«), kann sich aber auch an andere wenden (»personale Vielfalt«): »Wenn ich es nicht von Mama bekomme, gehe ich eben zu Papa, der gibt mir, was ich will!« (11)

Die Bezugspersonen erfüllen die Bedürfnisse des Kindes Wenn die Bezugspersonen die Bedürfnisse des Kindes erfüllen, ist es zufrieden und glücklich, aber nicht mehr so überschwänglich wie beim Säugling. Es entwickelt sich auch eine (altersgemäße) Anspruchshaltung: »Du machst mich glücklich!! Ich habe aber auch ein Recht darauf!!« (12)

Das ergibt einen Platz in der Halfpipe mit ☺☺, deshalb auch die zwei »!!«. Auch dieser Platz ist nicht stabil. (12)

Die Bedürfnisse des Kindes werden nicht erfüllt Werden nun die Bedürfnisse des Kindes nicht erfüllt, kann es sich auf dem ☺☺-Platz nicht halten. Es ist, als ob die Litfaßsäule sich drehen würde und nur noch uninteressante oder hässliche Plakate zeigt. Das Kind rutscht durch das Tal hindurch auf den Platz gegenüber mit ☹☹. Dort sagt es dann voller Empörung: »Du verlässt mich! Du verweigerst dich, mich glücklich zu machen!!« Manchmal nimmt das Kind eine wütende Position ein: »Ich hasse dich!!«, und stellt weitere Forderungen. Manchmal wendet es die Wut gegen sich und sagt: »Ich bin schuld daran!!«, und zieht sich zurück, um die Beziehung, von der es abhängig ist, nicht zu gefährden. (13)

Die Beziehungsqualität Teilobjektbeziehung kann sich bis ins körperliche Erwachsenenalter fortsetzen.

Gesunde Reifung: »Ich sehe und anerkenne auch deine Bedürfnisse und Gefühle« Je mehr das Kind lernt, seine körperlichen und emotionalen Bedürfnisse selbst zu erfüllen, wird es weniger auf andere angewiesen sein.

Gehen wir wieder einen Schritt das Tal hinauf.

3. Erwachsenes Leben in Ganzobjektbeziehungen

Die Person ist nun weiter nicht nur körperlich, sondern auch seelisch gereift. Jetzt kann sie ein Gegenüber als ganze Person mit eigenen Interessen, Bedürfnissen und Gefühlen wahrnehmen und achten. Diese Beziehungsqualität heißt Ganzobjektbeziehung (→Abb. 9-2 und Abb. 9-3c, [14]) und man kann sie so ausdrücken: »Ich kann gut allein leben! Ich kann gut für mich sorgen! Ich sehe dich und deine Bedürfnisse, auch wenn du dich mir nicht zuwendest!« (15)

Der Erwachsene kann sich sowohl anderen zuwenden (»Personale Vielfalt«) als auch seine Ziele und Wünsche überdenken oder verändern (»Intentionale Vielfalt«): »Wenn ich es von A nicht bekomme, gehe ich zu B oder mache etwas ganz anderes mit C.« (16)

Kontakte in einer Ganzobjektbeziehung Eine reife Person kann mit anderen in Kontakt treten und sagen: »Ich freue mich über Kontakt, Nähe und Austausch mit dir!« (17)

Das gibt eine 1-☺-Position in der Halfpipe, deshalb auch »nur« ein »!«. Die Halfpipe ist an dieser Stelle schon sehr flach.

Fällt der Kontakt dann einmal weg, rutscht der Erwachsene ganz gemächlich auf die andere Seite der Halfpipe mit 1 ☹ und sagt: »Wenn du weg bist, bin ich traurig! Aber ich komme damit zurecht! Ich kann kräftig traurig sein, ohne mich zwanghaft trösten zu müssen!« (18)

9.2 Sexualität des Erwachsenen als Versuch der Nacherfüllung frühkindlicher Mangelzustände

Die Evolution hat die für die Fortpflanzung notwendige Sexualität mit dem schönsten »legal erhältlichen Gefühl« gekoppelt, das wir Menschen empfinden können: dem Orgasmus. Das ist »aus gutem Grund« so, denn welche Ur-Frau würde sich nach den Schmerzen der Geburt und den Mühen des Mutterseins noch für ein zweites Kind »entscheiden«? Und der Ur-Mann ist deutlich motivierter, wieder nach Hause zu kommen und Nahrung für die Familie mitzubringen, wenn es Aussicht auf »ganzjährig« mögliche Sexualität gibt (im Gegensatz zu vielen Tieren, die eine begrenzte Paarungszeit haben und in der restlichen Zeit kein Interesse an Sexualität zu haben scheinen). Zusätzlich wird bei der Geburt, beim Stillen und auch (!) beim Sex das Bindungshormon Oxytocin ausgeschüttet. Die Sexualität des Erwachsenen bekommt also von »Mutter Natur« ☺☺☺ zugeteilt. Als ☺☺☺-Veranstaltung bekommt sie ihren Platz in der ☺☺☺-Zeile, jedoch in der Spalte »Ganz-Objekt-Beziehung« auf dem Halfpipe-

Modell. Dieser Platz liegt auf der ebenen Hochfläche. Bei einem Erlebnis mit ☺☺☺-Qualität liegt es nahe, mit der ☺☺☺-Sexualität des Erwachsenen alte Mangelerfahrungen aus der Kindheit und dem Babyalter ausgleichen zu wollen. Der ☺☺☺-Zustand des Säuglings liegt aber auf der Steilwand der Halfpipe, auf der man sich nicht festhalten kann, und damit ist die Schaukelbewegung auf die andere Seite mit ☹☹☹ vorprogrammiert. Diese Dynamik und deren Folgen für eine Beziehung werden in diesem Abschnitt besprochen.

9.2.1 Theorie: Sexualität als Nacherfüllung kindlicher Beziehungsdefizite

IN DIESEM KAPITEL LESEN SIE:

- Sexualität des Erwachsenen und ihre Funktionen
- Sexualität als Heilungsversuch für frühere Beziehungsdefizite
- Folgen des Heilungsversuchs für eine Beziehung

Die Ziffern 19 bis 25 beziehen sich auf Abbildung 9-4.

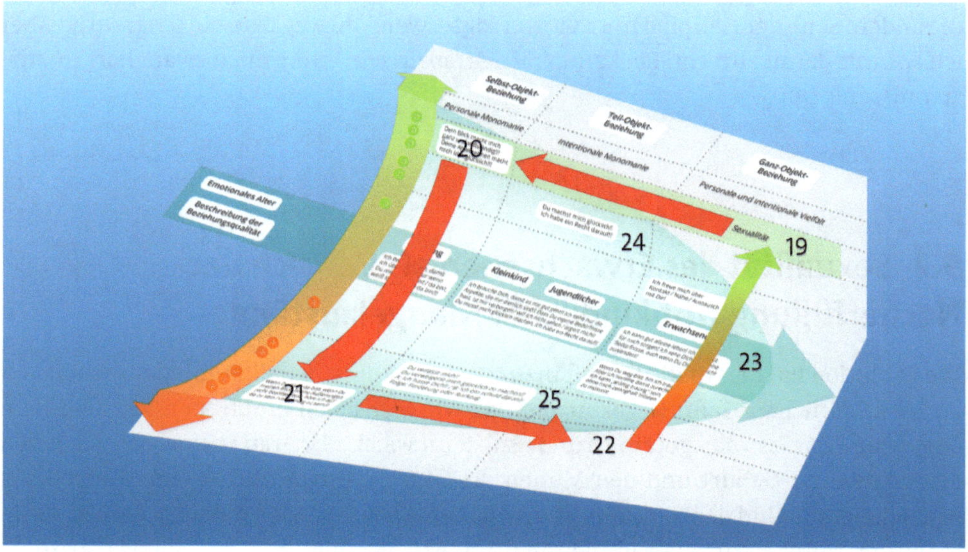

Abb. 9-4: Die Sexualität des Erwachsenen eröffnet den Kontakt zu Erlebnissen und Verletzungen aus der Kindheit (Erläuterungen zu den Ziffern 19 bis 25 im Text).

Eine abstrakte Beschreibung von Sexualität und Orgasmus könnte lauten: »Durch deine körperliche, emotionale und intentionale Präsenz erlebe ich das schönste aller möglichen Gefühle und ich bin ganz im Hier und Jetzt und fühle mich vollständig!«

Genau so kann man das Erleben des Säuglings beim Stillen/Füttern/Pflegen/Spielen beschreiben.

Wenn eine Person mit einem »erwachsenen Körper« die seelischen Reifungsschritte nur unvollständig vollzogen hat oder wenn sie frühere Verletzungen abgespalten hat, kann die Sexualität des Erwachsenen (19) auch zum Nachholen von Selbstobjekt- (20) oder Teilobjekt-Kontakten (24) dienen.

METAPHER

Verliebtheit und Sex sind das Karamellbonbon, das wir als Füllung des hohlen Zahns der fehlenden Mutterliebe verwenden. Durch das Karamellbonbon ist das Loch im Zahn kurzfristig gefüllt, langfristig entsteht ein noch höherer Schaden.

Bei Ausbleiben dieser sexuellen Nacherfüllung kann es zu Desintegrationserlebnissen (21), Fremd- oder Selbstbeschimpfungen (25) in der Beziehung des Erwachsenen (22) kommen. Nach einer Wiederannäherung (23) kann der Kreislauf von vorn beginnen.

9.2.2 Was Mutterliebe und sexuelle, erotische Liebe verbindet

P

Die Sexualität der Erwachsenen ist dem Erleben eines Säuglings näher als wir denken. Wer einmal die gierige Vorfreude eines Säuglings auf das Gestillt-Werden gesehen hat, kann sich eines Vergleichs mit der Vor-Lust eines Erwachsenen kaum erwehren. Und die Freude der Mutter oder Pflegeperson über die Freude des Babys beim Trinken, satt und *»ge-stillt«* zu werden, lässt uns auch an ein Liebesspiel mit Höhepunkt (engl. *satisfaction*) und nachfolgender seliger »stiller« Ruhephase denken.

IN DIESEM KAPITEL LESEN SIE:

- Was hat die Sexualität des Erwachsenen mit dem Erleben eines Kindes zu tun?
- Verwendung von Sex als »Wiedergutmachung« kindlicher Verletzungen
- Auswirkungen von Wiedergutmachungs-Sex auf die Beziehung

Wir betrachten Abbildung 9-4, die Ziffern 19 bis 25 in den Klammern beziehen sich auf die dortige Nummerierung.

Die Sexualität des Erwachsenen ist eine ☺☺☺-Erfahrung

Wenn man einem Außerirdischen erklären wollte, was Menschen in der Sexualität erleben, könnte man es so beschreiben: »Durch dein Da-Sein, dein Fühlen und dein Wollen erlebe ich das schönste aller möglichen Gefühle. Ich bin ganz im Hier und Jetzt und fühle mich im Moment vollständig.«

Der Orgasmus ist das schönste aller möglichen (legal erhältlichen) Gefühle. Sex ist eine ☺☺☺-Erfahrung. Deshalb ist die Sexualität auf dem Diagramm beim Erwachsenenalter in der ☺☺☺-Zeile *außerhalb* der kleinen Erwachsenen-Halfpipe auf der Hochebene eingetragen (19).

☺☺☺-Zustände erlebt aber auch der Säugling beim Stillen/Füttern/Pflegen. Deshalb werden beim Sex sehr frühe Erfahrungen – gute wie schlechte – aus der Zeit der Selbstobjektbeziehung und der Teilobjektbeziehung berührt.

Verwendung der Sexualität als Nacherfüllung kindlicher Beziehungswünsche

Wenn eine erwachsene Person die seelischen Reifungsschritte wegen unzureichender Bindungserfahrung nur unvollständig vollziehen konnte, kann der »körperlich Erwachsene« noch ein »psychisches Kind« sein. Er wird durch die Sexualität versuchen, Mangelerfahrungen aus der Kindheit mit dem Mittel der Sexualität des Erwachsenen ungeschehen zu machen oder zu betäuben. Man könnte es so formulieren: »Wenn ich dich jetzt ›haben‹ kann und Sex mit dir habe, dann ist meine frühere Verlorenheit (›Ich zerfalle, wenn du nicht da bist!‹) und Frustration (›Du verweigerst, mich glücklich zu machen!‹) vergessen!«

Auf dem Diagramm kann die erwachsene Person beim Sex aus dem Bereich der Ganzobjektbeziehung in der Kategorie ☺☺☺ (19) ganz leicht »auf gleicher Ebene« bis in den äußerst linken Teil der Grafik zur Selbstobjektbeziehung gelangen. Das innere Baby, das damals von der Mutter nicht genügend gesehen wurde, ist jetzt überglücklich: ☺☺☺ (20). Jetzt befindet sich die Person aber auf der Steilwand der Halfpipe (20).

Ausbleibende Sexualität führt zum Wiedererleben frühkindlicher Enttäuschungssituationen

Sollte es nun zu einer Beziehungskrise kommen oder es mit dem Sex nicht mehr klappen, dann rutscht die Person durch das Tal zum ☹☹☹-Platz der Grafik (21).

Da die erwachsene Person – im Gegensatz zum Säugling – über mehr Möglichkeiten der Sprache und des Ausdrucks verfügt, setzt sie diese auch ein: Es kommt zum Streit, man macht »eine Szene« (22). Wie in einer Theaterszene, in der die Schauspieler etwas darstellen, was zu einer früheren Zeit aufgeschrieben wurde, stellt das streitende Paar auch eine frühere Erfahrung nach.

Nach einiger Zeit vertragen sich die beiden wieder, man kommt sich näher (23). Der »Versöhnungssex« soll besonders schön sein (19). Bis es wieder von vorne losgeht ... (20).

Hat eine Person die Selbstobjektbeziehungsphase gut gemeistert, bleiben evtl. noch Defizite aus der Teilobjektbeziehungsphase. Die Person will den Sex und »hat einen Anspruch darauf« (24). Ein »Nein« kann nicht akzeptiert werden. (In der deutschen Rechtsprechung hat es lange gedauert, bis die Vergewaltigung in der Ehe anerkannt wurde.) Wenn Sex »verweigert« wird, führt das zu Aggression oder Selbstabwertung (25).

9.3 Innere Entwicklungsarbeit ermöglicht Ambiguitätstoleranz, Ambivalenztoleranz und reife erwachsene Sexualität

Im dritten Abschnitt des Halfpipe-Modells gehen wir der Frage nach: »Wie sieht das Halfpipe-Modell aus, wenn jemand eine ›glückliche‹ Kindheit hatte oder sich in der Therapie weiterentwickelt hat?«

Gute Erfahrungen in der frühen Kindheit basieren auf der Gewissheit, »dass Mama wiederkommt und uns tröstet«. Gute innere Entwicklungsarbeit lehrt uns, emotional gut für uns zu sorgen, indem wir bei anderen Menschen erleben, dass wir mit allem Schmerz bei ihnen »gut aufgehoben sind«. Das tröstet uns einerseits, andererseits können wir von unseren Begleitern abschauen, wie sie das Begleiten, Halten und Trösten machen. Mit diesem Know-how können wir mehr und mehr uns selbst trösten, beruhigen und halten.

Wenn wir in der Kindheit Beziehungen erlebt haben, die so stabil waren, dass sie auch einen Streit überstehen, lehrt uns das, dass Menschen »gut und böse in einer Person« sein können. Wir können diese Menschen einmal mögen und ein anderes Mal sind wir ärgerlich über sie. In der Therapie ist es die Erfahrung, dass ich meine Therapeutin oder meinen Therapeuten »lieben *und* hassen« kann, ohne dass die Beziehung gefährdet wird. Hier entsteht die Fähigkeit, Beziehungen ambivalent zu erleben.

Wie das gelingen kann, wird in diesem Kapitel vermittelt.

9.3.1 Theorie: Auffüllung von Bindungsdefiziten führt zu Ambiguitätstoleranz und Ambivalenztoleranz und erleichtert Sexualität ohne Verstrickungen

T

IN DIESEM KAPITEL LESEN SIE:

1. Ausreichende Selbstobjekterfahrung führt zu Ambiguitätstoleranz
2. Ausreichende Teilobjekterfahrung führt zu Ambivalenztoleranz
3. Folgen von Ambiguitätstoleranz und Ambivalenztoleranz für Beziehung und Sexualität

Durch Therapie und innere Wachstumsprozesse können die Defizite in Selbstobjekterfahrung und Teilobjekterfahrung nachgeholt werden.

Hier lesen Sie etwas über den Weg zu Ambiguitäts- und Ambivalenztoleranz in einer gesunden Kindheit oder im therapeutischen Geschehen. Die Ziffern 26 bis 32 beziehen sich auf Abbildung 9-5 und die Abbildungen 9-6a bis 9-6e.

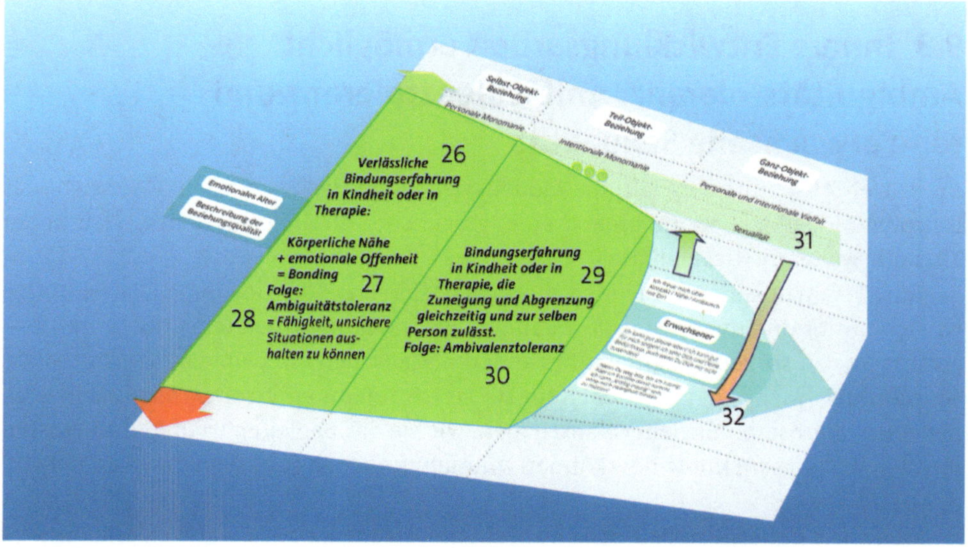

Abb. 9-5: Durch gute Beziehungserfahrungen in der Kindheit oder Therapie sind die tiefen Abschnitte der Halfpipe aufgefüllt (Erläuterungen zu den Ziffern 26 – 32 → Text).

Ausreichende Selbstobjekterfahrung führt zu Ambiguitätstoleranz

In einer »genügend guten« Beziehung zu Mutter oder Vater verankert sich im Kind die Erfahrung, dass es sicher ist, da die Pflegeperson bald wieder kommt und es sieht, tröstet, versorgt und mit ihm in eine gute Bindung (26) tritt. Das psychosoziale Grundbedürfnis nach Bonding (27), d.h. emotionale Offenheit und körperliche Nähe, wird erfüllt. Damit steigert sich die Fähigkeit, offene (= ambige) Situationen ausreichend sicher zu erleben (»Ambiguitätstoleranz«) (28). Das ist die Voraussetzung für einen späteren sicheren Bindungsstil.

Im Halfpipe-Modell ist die Halfpipe in der Spalte Selbst-Objekt-Beziehung aufgefüllt.

Ein Bindungsdefizit lässt das Kind erleben, dass seine Gefühle und Bedürfnisse »nicht gelten«, sie sind »ungültig« (engl. *invalid*). Durch die »invalidation« werden wir zu Beziehungs-Invaliden und entwickeln einen unsicher-gebundenen Bindungsstil.

In einer therapeutischen Arbeit ist es wichtig, dass die durch die »invalidation« ausgelösten sehr unangenehmen Gefühle der Enttäuschung oder gar Desintegration nicht durch vorschnelles Trösten »weggemacht« werden, denn das führt zu keiner dauerhaften Veränderung weder der Ambiguitätstoleranz noch des Bindungsstils.

Vielmehr müssen die invalidierten Gefühle und Bedürfnisse ex post »nach-validiert«, also durch den Therapeuten oder Begleiter »anerkannt« werden. Die unangenehmen Gefühle müssen *aus-gehalten* und willkommen geheißen werden. Zum Beispiel die Bonding-Psychotherapie setzt genau an diesem Punkt an, an dem ohne positive oder negative Aufladung der Patient in sein tiefes Tal begleitet wird.

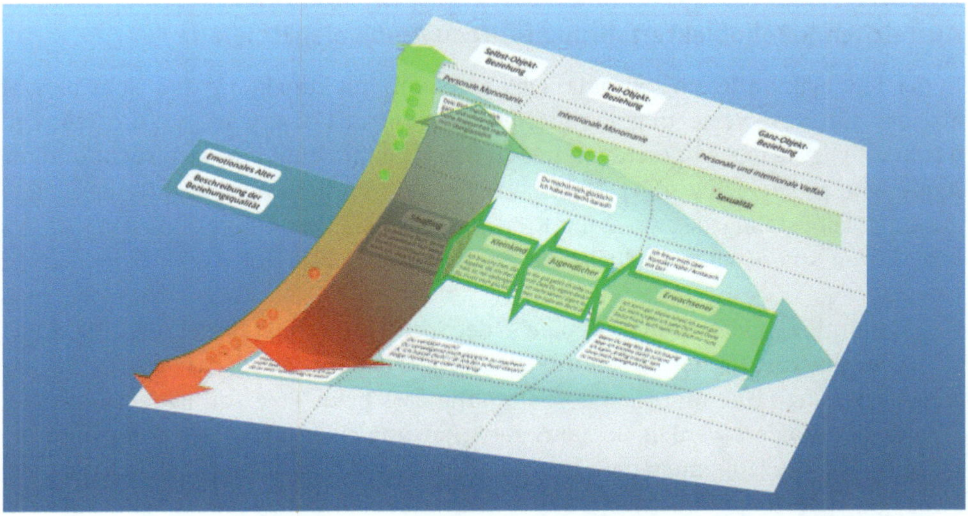

Abb. 9-6a: Die therapeutische Annäherung an die Selbstobjektebene auf der Mittellinie der Halfpipe.

Abbildung 9-6a zeigt den Abstieg in das tiefe Tal auf der Mittellinie der Halfpipe. Damit wird das damals weder gesehene noch erfüllte Bedürfnis ex post validiert: »Das hättest du anders gebraucht!« Der grün-rote Pfeil symbolisiert, dass unangenehme und angenehme Gefühle willkommen geheißen und begastgebert werden. Durch diese Erfahrung kann die Selbstobjektbeziehungswunde verheilen (Abb. 9-6b).

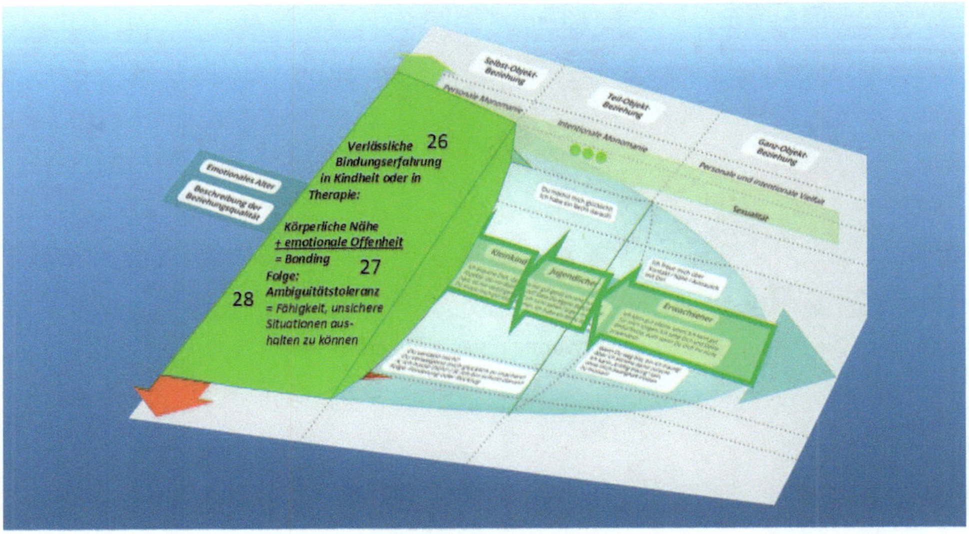

Abb. 9-6b: Geheilte Selbstobjektwunde (Erläuterungen → Text).

Im Halfpipe-Modell füllt sich die Halfpipe in der Spalte Selbst-Objekt-Beziehung auf.

Ausreichende Teilobjekterfahrung führt zu Ambivalenztoleranz

In der Teilobjektbeziehung wird das Objekt sowohl mit Zuneigung und Liebe besetzt als auch für seine Versagung von Befriedigung bestraft oder gehasst. Zum Teil wird das (mäßig) gute Objekt geschützt, indem das Kind die Schuld bei sich sucht und die Aggression gegen sich wendet. Hält die Bezugsperson diese wechselhafte Besetzung aus und bleibt stabil (29), erlernt das Kind, dass Beziehungen ambivalent sein können, sein dürfen und dabei auch noch stabil sind: Es entwickelt eine Ambivalenztoleranz (30).

Im Halfpipe-Modell ist die Halfpipe in der Spalte Teil-Objekt-Beziehung aufgefüllt.

In der therapeutischen Arbeit (Abb. 9-6c) ist es daher wichtig, dass die therapeutische Beziehung Liebe und Hass aushält, ohne dass beide Pole von Patient und/oder Therapeut ausagiert werden. So kann die Erfahrung einer ambivalenzfähigen Beziehung (Abb. 9-6d, [29]) entstehen. Wenn der Patient die Aggression zuvor gegen sich selbst gerichtet hat, um das Objekt zu schonen, wird auch der Selbsthass nachlassen können. Ambivalente Beziehungen werden möglich (30).

Im Halfpipe-Modell füllt sich die Halfpipe in der Spalte Teil-Objekt-Beziehung auf.

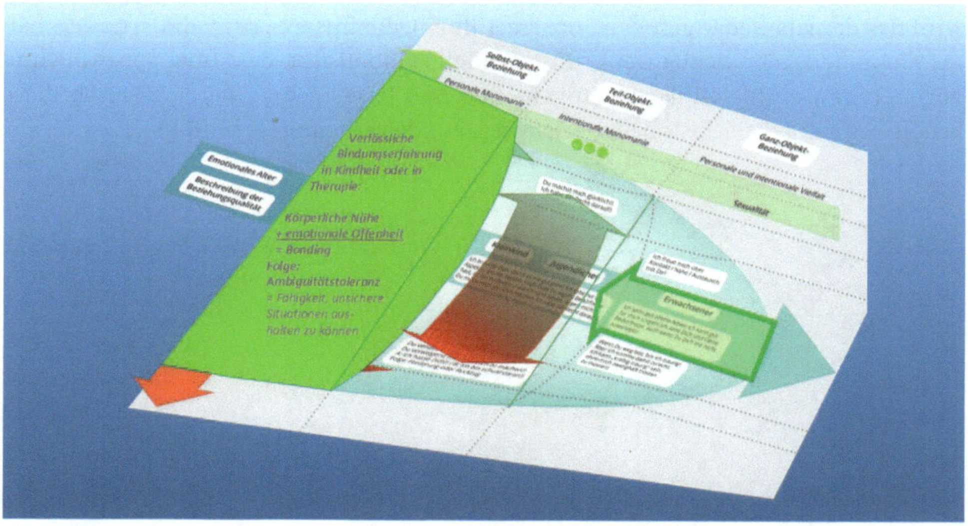

Abb. 9-6c: Die Heilung der Teilobjektwunde (Erläuterungen → Text).

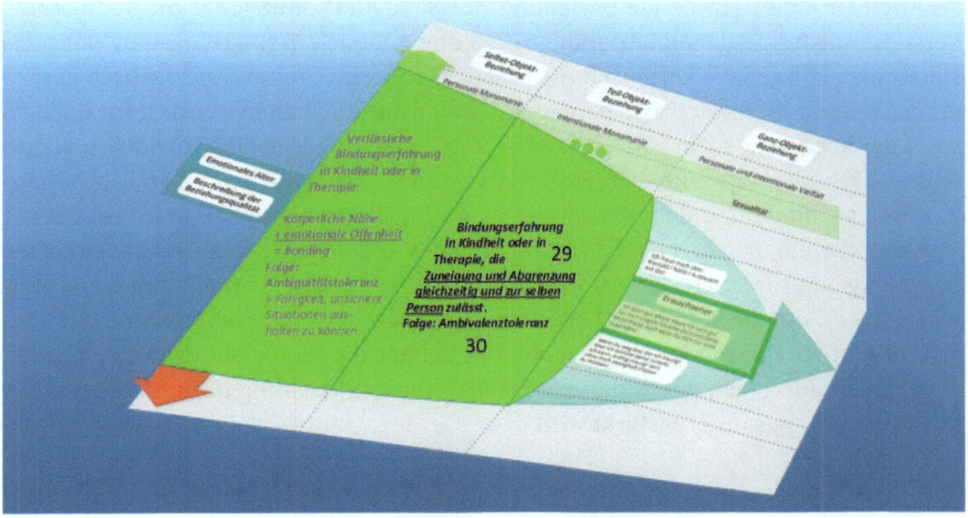

Abb. 9-6d: Geheilte Teilobjektwunde (Erläuterungen → Text).

Folgen von Ambiguitäts- und Ambivalenztoleranz für Beziehung und Sexualität

Wenn nun die Halfpipe in den Spalten Selbst- und Teil-Objekt-Beziehung aufgefüllt ist, kann die Person Sexualität (31) erleben, ohne in die Schieflage (früh-)kindlicher Befriedigung oder Frustrierung zu geraten (Abb. 9-6e). Die Beziehungsdynamik durch starke Schaukelbewegungen ist reduziert oder entfällt.

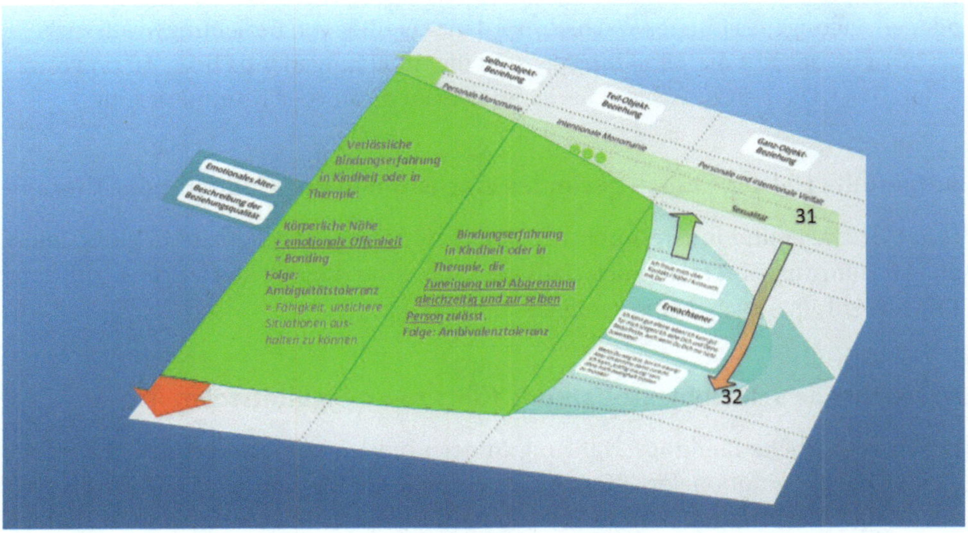

Abb. 9-6e: Die Sexualität des reifen Erwachsenen.

Dadurch ist eine tiefgehende Beziehung mit Sexualität ohne (oder mit reduzierter) Verstrickung mit früheren Beziehungsqualitäten möglich. Wenn nun Sexualität nicht stattfindet, können die Enttäuschung und der Schmerz darüber innerseelisch betrauert (32) werden. Wenn sich in der Therapie jemand darüber beschwert, dass für ihn oder sie in der Beziehung nicht genügend Sex »stattfindet«, der ihm oder ihr doch zustehen würde (»Wir sind ja schließlich ein Paar/verheiratet!«), spreche ich den Ganzobjekt-Beziehungsanteil an, indem ich frage: »Wenn Ihr Partner/Ihre Partnerin sehr krank werden oder einen schrecklichen Unfall erleiden würde und sie miteinander keinen Sex (also genauso wenig oder viel wie zurzeit in Ihrer Beziehung) mehr haben könnten, würden Sie dann die Beziehung beenden?« Auf diese Frage habe ich immer ein »Nein« als Antwort erhalten. Obwohl sich auf der Realebene die Häufigkeit von Sex nicht verändert, verändert sich durch diese Frage die innere Einstellung dazu, weil der Ganzobjekt-Beziehungsanteil gestärkt wird.

9.3.2 Gutes Wachstum ermöglicht stabile Beziehungen

IN DIESEM KAPITEL LESEN SIE:

1. Aufgefüllte Halfpipe durch gesundes Wachstum in der Kindheit oder Therapie
2. Ausreichende Selbstobjekterfahrung führt zu Ambiguitätstoleranz
3. Ausreichende Teilobjekterfahrung führt zu Ambivalenztoleranz
4. Tiefe und auch sexuelle Beziehungen ohne Verstrickung

In diesem Abschnitt des Halfpipe-Modells erfahren Sie, wie sich eine gute Kindheit oder ein gelungenes inneres Wachstum auf die Qualität von Beziehungen auswirkt.

Wir schauen auf die Abbildung 9-5 und die Abbildungen 9-6a bis 9-6e im vorigen Kapitel 9.3.1. Die Ziffern 26 bis 31 beziehen sich auf die dortige Nummerierung.

Aufgefüllte Halfpipe durch gesundes Wachstum in der Kindheit oder Therapie

Durch Therapie und innere Wachstumsprozesse können die Defizite in guter Selbstobjekterfahrung (linker Teil der Halfpipe) und guter Teilobjekterfahrung (mittlerer Teil der Halfpipe) nachgeholt werden.

Ausreichende Selbstobjekterfahrung führt zu Ambiguitätstoleranz

Durch verlässliche Bindungserfahrung in der Kindheit wird das Bedürfnis körperlicher Nähe und emotionaler Offenheit (in dieser Kombination als das Bedürfnis nach »Bonding« zusammengefasst) erfüllt (Abb. 9-6b, [26]). In einer tiefgehenden Therapie (Abb. 9-6a), wie z. B. der Bonding-Psychotherapie, begeben wir uns »auf der Mittellinie des Flusstals« Schritt für Schritt in guter Begleitung nach unten. Auf der Mittellinie gibt es keine Schaukelbewegungen, sodass wir mutig, frei von überwältigender Verzückung oder Beängstigung bis zur Selbstobjektbeziehungsebene vordringen können. Hier brauche ich eine Halt gebende Begleitung, die mich mit meinen Ängsten aushält und »begastgebert« (Abb. 9-6b, [26]). So wird das Bedürfnis nach Bonding = körperliche Nähe + emotionale Offenheit (27) (für alle Gefühle des Gegenübers) erfüllt und als Erfahrung verinnerlicht. Daraus erwächst eine innere Sicherheit, die auch durch ungewisse äußere Umstände nicht so leicht erschüttert wird: die *Ambiguitätstoleranz* (28), die Fähigkeit, offene (ambige) Situationen auszuhalten (zu tolerieren).

Der tiefste, äußerst linke Bereich der Grafik füllt sich auf (→ Abb. 9-6b).

Ausreichende Teilobjekterfahrung führt zu Ambivalenztoleranz

Wenn eine Person in der Kindheit erfährt, dass Zuneigung und Abgrenzung gegenüber einer anderen Person möglich sind, ohne dass die Beziehung gefährdet ist (Abb. 9-6d, [29]), entsteht die Fähigkeit zur Ambivalenztoleranz (30): »Was du gerade gemacht hast, gefällt mir nicht, aber ich mag dich immer noch und bleibe bei dir!« Die Ambivalenztoleranz kann auch der eigenen Person gelten: »Was ich gerade gemacht habe, gefällt mir nicht, aber ich bleibe mein eigener Freund!«

In einer Therapie (Abb. 9-6c) begeben wir uns wieder in die Mittellinie des Tales, ohne große Ausschläge nach rechts und links. Gleichwohl werden sich beglückende und enttäuschende Momente ergeben. Die gilt es in einer Therapie anzusprechen, zu entdecken, welche Erfahrung aus der Kindheit hier wieder »zum Leben erweckt wurde«, und die Erfahrung zu machen, dass man in der Therapie lernen kann, Zuneigung *und* Ärger gegenüber der gleichen Person gleichzeitig empfinden zu können und zu dürfen.

Der mittlere Bereich der Grafik füllt sich auf.

Tiefe und auch sexuelle Beziehungen ohne Verstrickung

Wenn eine Person durch günstige Umstände des Aufwachsens oder durch Therapie seine Halfpipe im Bereich der Selbstobjektbeziehung und der Teilobjektbeziehung aufgefüllt hat, kann sie sich auf einer großen Fläche frei bewegen, ohne Steilhänge hinabzustürzen und keinen Halt mehr zu finden. Gleichwohl ist das Erleben von Sexualität immer noch ein ☺☺☺-Erlebnis (31), aber das Ausbleiben von Sex stürzt die Person nicht mehr in große Tiefen, da sie darüber »kräftig traurig sein kann, ohne sich zwanghaft trösten zu müssen« (32).

> In einer reifen Beziehung kann man sagen: Mit dir ist es wunderschön! Und zugleich kann ich auch ohne dich gut leben. Das drücke ich in dem kurzen Satz aus, der sich jetzt erst auf den zweiten Blick erschließt: »Ohne dich nicht Nichts!«

9.4 Online-Material

Video

- »Ohne Dich nicht Nichts!«

Downloadmaterial

- Abbildungen 9-1 bis 9-6

10 Das Kuckucksmodell: Fühlen oder fühlen lassen

FALLBEISPIEL

Herr D., den wir aus Kapitel 7 bereits kennen, schilderte mir in der ersten Stunde seinen Streit mit seinem neuen Chef, der ihn herabwürdigte, ihn ungerecht behandelte und ihm die Anerkennung versagte. In Kapitel 7 habe ich von den Vorgängen innerhalb des Herrn D. berichtet. Wir haben seinen Satz: »Heutzutage kann man ja mit den Kindern gar nichts mehr machen, das ist schade!«, mit der Klapperschlange als Weitergabe von eigenen erlebten Verletzungen verstanden. Allerdings habe ich dort einen ebenso wichtigen Prozess *nicht* beschrieben: *meine* Reaktion auf Herrn D. Sie soll nun dargelegt werden. Bei der Schilderung von Herrn D. über seinen neuen Chef spürte ich in mir eine unerklärliche Spannung und Unruhe aufsteigen. Während ich zuhörte, kam mir die »Gewaltfreie Kommunikation«[1] nach Rosenberg (2001) in den Sinn. Ich demonstrierte also mit Herrn D. die Gewaltfreie Kommunikation, wie er sie mit seinem Chef üben könnte. Dabei blieb ich nicht ruhig, wie es sonst meine Art ist, sondern ich verwendete eine Äußerungsform, die in der Gewaltfreien Kommunikation als »Giraffenschrei« bekannt ist. Ich schrie seinen imaginären Chef an: »Ich brauche Anerkennung und Respekt für das, was ich einbringe, ich weiß nicht, ob Sie Anerkennung und ob Sie Respekt brauchen, aber ich brauche das!« (Während ich dies schreibe, merke ich, wie eine innere Anspannung wieder in mir aus dem Bauch über den Rücken nach oben kriecht, wie sich die Wangen verhärten.) Herr D. war ganz verdutzt über die Lautstärke, ich allerdings auch. Niemals hatte ich in einem Vorgespräch zu einer Therapie so laut und so emotional reagiert. Woher kam das nur? Wieso wurde ich als unbeteiligter Psychotherapeut so wütend, wenn ich vom Verhältnis zwischen Herrn D. und seinem neuen Chef hörte? Ich hatte ja aktuell keinen Grund dazu!

---

1 Die Gewaltfreie Kommunikation wurde in der zweiten Hälfte des 20. Jahrhunderts von Marshal Rosenberg, einem amerikanischen Psychologen, formuliert und verwendet als die vier Schritte einer Kommunikation Beobachtung, Gefühl, Bedürfnis und Bitte. Die Giraffe ist das Maskottchen der Gewaltfreien Kommunikation, weil sie das Landtier mit dem größten Herz ist, den besten Überblick hat und sich von Dingen ernährt, um die sie sich mit niemand anderem streiten muss. Die Gewaltfreie Kommunikation, die sonst sehr auf die Herstellung einer Verbindung von Herz zu Herz als wichtigstes Ziel einer Kommunikation ausgelegt ist, hat auch eine starke Abgrenzungsform, den Giraffenschrei: Dabei wird ausschließlich klar und deutlich ausgedrückt, welche Bedürfnisse man selber braucht.

Meine Erklärung ist, dass ich die nicht gelebte (abgespaltene) Wut des Herrn D. über seine Misshandlung durch seinen Vater, später durch den neuen Chef, irgendwie selbst spürte und auslebte. Und zu diesem Zeitpunkt wusste ich noch gar nichts über die Misshandlung, die Herr D. als Kind erlebt hatte! Wie kam die ungelebte Wut des Herrn D. über seinen Vater bzw. seinen neuen Chef in meine Seele? Wie brachte sie mich dazu, so laut zu werden? Es musste also etwas wie eine »unsichtbare Gefühlspost« gegeben haben, ich musste wohl die Sendung geöffnet und ihr (wie einem Computer-Trojaner) die Macht gegeben haben, über mich zu bestimmen. Dieses Prinzip ist in der Psychotherapie bekannt und auch gut beschrieben worden; in der Fachsprache heißt es *projektive Identifizierung*. Es enthält das Wort »projektiv«, was auch im Wort »Projektil« steckt – eine Gewehrkugel, die aus der Waffenmündung fliegt und in einen anderen Körper eindringt. »Identifikation« beschreibt, dass der Getroffene das Projektil nicht als »fremd« wahrnimmt, sondern als genuin eigenen Anteil akzeptiert. Ist etwa die Wut des Herrn D. wie eine Gewehrkugel von ihm zu mir geflogen, in mich eingedrungen und ich habe sie ausgelebt? Oder ist gar ein Teil des »unmöglichen« Verhaltens des neuen Chefs auch eine Folge dieses Mechanismus? Eine zugegeben auf den ersten Blick etwas schräg anmutende Vorstellung.

Zur *projektiven Identifizierung* existieren verschiedene Erklärungsmodelle, die zum Teil schwierig zu verstehen sind. Mit dem Kuckuck und seiner Fortpflanzung als »Brutparasit« haben wir jedoch eine leicht verständliche Beschreibung dieses psychologischen Mechanismus gefunden.

10.1 Theorie: Die projektive Identifizierung – Das fremde Ei in meinem seelischen Nest

IN DIESEM KAPITEL LESEN SIE:

1. Begriffsdefinition der projektiven Identifikation
2. Übertragung auf die Kuckucksmetapher
3. Übertragung der Kuckucksmetapher auf den therapeutischen Prozess

Der Begriff »projektive Identifizierung« oder »projektive Identifikation« wurde 1925 von Eduardo Weiss, einem Schüler Siegmund Freuds und Begründer der Psychoanalyse in Italien, geprägt. Melanie Klein (→ Kap. 5) hat den Begriff weiterentwickelt. Er gilt auch als Grundlage der Theorie der Ego-States (→ Kap. 4).

Projektive Identifizierung beschreibt den Vorgang, dass Person A ein Objekt oder die eigene Person sowohl als gut als auch böse/schlecht wahrnimmt, ohne dass die beiden Anteile gleichzeitig im Bewusstsein gehalten werden können (→ Kap. 5). Um die Ambivalenzspannung zu minimieren, wird einer der beiden Pole in eine Person B projiziert. Person B identifiziert sich mit dem zugewiesenen Impuls, häufig unter Nichtbeachtung (Abspaltung) eigener, dem Impuls widerstrebender Anteile. Da Person B nun den abgespaltenen Impuls in Gänze darstellt, kann er durch Person A bekämpft werden (→Kap. 8). Das Ausmaß, mit dem eine Person sich der projektiven Identifizierung als Abwehrmechanismus bedient, hängt stark vom Strukturniveau ab (→Kap. 5).

Dieser Prozess wird am Beispiel des Kuckucks veranschaulicht, der seine eigenen Eier, mit denen er nichts anzufangen weiß, anderen Vögeln zur Adoption (= Identifikation) unterschiebt. Die Kuckucksküken werfen dann alle anderen Küken aus dem Nest, bis sie alleine darin sitzen. Als Lösung aus einer durch projektive Identifizierung geprägten Beziehung wird der »Bau eines zweiten Nestes« für das Kuckucksei vorgeschlagen, um die eigenen Küken (d.h. Impulse und Fähigkeiten) zu schützen. Diese Metapher soll zur besseren emotionalen Abgrenzung bei gleichzeitiger Empathie anregen.

Ziel ist eine verwicklungsfreie Annäherung (das Kuckucksküken wird nicht aus dem Nest geworfen, sondern angemessen versorgt) bei gleichzeitig anhaftungsfreier Abgrenzung (die eigenen Küken werden geschützt).

10.2 Gekapert durch ein Kuckucksei: »Ich fühle das, was du nicht fühlst!«

P

IN DIESEM KAPITEL LESEN SIE:

1. Der Kuckuck und seine spezielle Art, sich fortzupflanzen
2. Kuckucksei-Prozesse in der Seele
3. Gesunder Umgang mit Kuckuckseiern

Schauen wir uns nun diesen Vogel, den Kuckuck, an, dessen Ruf wir alle kennen. Das Kuckuckweibchen hat eines oder mehrere Eier im Bauch, aber keinen Plan (oder Instinkt), wie es ein Nest bauen und ausstatten soll. Es hat keinen Plan, wie lange es auf den Eiern sitzen muss oder was das kleine Kuckucksküken dann fressen soll. Es hat keine Ahnung, wie es ihm Singen oder Fliegen beibringen soll.

Psychologisch gesprochen: So wie das Kuckuckweibchen ein Ei im Bauch hat und nicht weiß, wie es damit umgehen soll, hat eine Person einen psychischen Impuls (das können Gefühle, Gedanken oder auch Handlungsimpulse sein) in der Seele, weiß aber nicht mit ihm sinnvoll und sozialverträglich umzugehen. Häufig sind diese Impulse Teil einer Polarität, wie wir sie beim Scheibenmodell (→Kap. 8) besprochen haben.

Bei Herrn D. wäre das z.B. seine Wut, die er in dem Moment haben sollte, als sein Vater ihn schlägt und er in hohem Bogen in den Straßengraben fliegt. Diese Wut gegenüber dem Vater zeigt er wohl besser nicht, weder in diesem Moment noch später. Mit seinem Vater kann er also nicht einüben, mit seiner eigenen Wut umzugehen.

Das Kuckuckweibchen löst das Problem, keinen Plan zu haben, indem es seine Eier in die Nester bestimmter (kleinerer!) Wirtsvögel legt, die dann das Ei ausbrüten. Die Wirtsvögel, beispielsweise ein Gartenrotschwanz, erkennen das fremde Ei nicht als untergeschoben; ein Amselei aber würde der Gartenrotschwanz sofort aufgrund seiner Färbung als fremd erkennen und aus dem Nest werfen. Kuckuckweibchen verhindern das, da sie auf einen bestimmten Wirtsvogel genetisch geprägt sind und in der Farbe angepasste Eier legen, je nachdem, welchem Wirtsvogel sie ihr Ei unterschieben. Gleichzeitig entfernt der Kuckuck einige Eier des Geleges. So kommt es, dass der Wirtsvogel sich sogar über dieses herrliche, große Ei freut, was da in seinem Nest liegt, und es mit Hingabe bebrütet.

Die Firma Eaglemoss Publications hat eine schöne Kuckucksfigur auf den Markt gebracht. Abbildung 10-1 (Bild 1) zeigt ein Kuckuckweibchen, das auf einem Ast sitzt. Darunter ist ein für den Kuckuck viel zu kleines Nest zu sehen. Diese Figur habe ich in meiner Praxis als Demonstrationsobjekt.

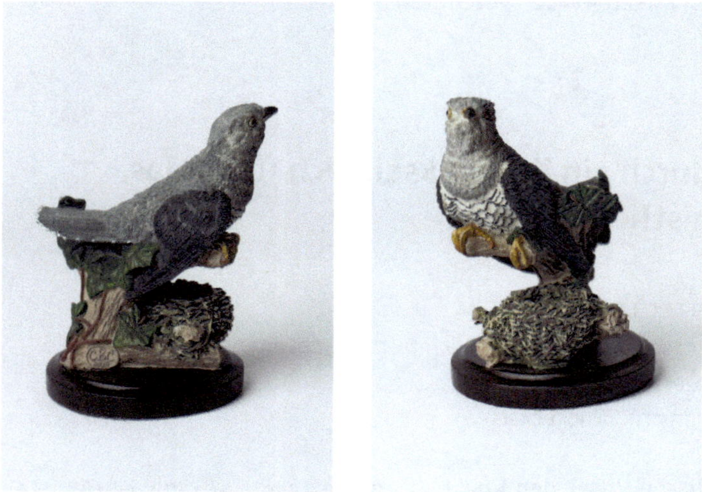

Abbildung 10-1 (Serie): Bild 1: Ein Kuckuckweibchen über dem viel zu kleinen Nest des Wirtsvogels. Bild 2: Die Bauchseite des Kuckuckweibchens mit gesperbertem Gefieder. Hersteller: Eaglemoss Publications; The Cuckoo aus The Country Bird Collection 2002.

Psychologisch gesprochen: Herr D. hat wie ein Kuckuckweibchen ein »Wutei« im Bauch und weiß nicht, wohin damit. Und hier machen es die Menschen wie die Kuckucke: Sie suchen sich einen Wirt, in dessen seelisches Nest sie ihr »Wutei« legen können. Dafür eignet sich aber nicht jedes Gegenüber. Vielmehr muss man sich schon jemanden raussuchen, in dessen seelischem Nest gerade ein passender Platz frei ist, sich sozusagen ein »kuckuckseiförmiges Vakuum« befindet. Das sind meistens Menschen, die selbst eine problematische Geschichte mit dieser Art von Impuls, in unserem Beispiel Wut, haben. Wie wir im Kapitel 7 schon vermuteten, könnte der neue Chef selbst Gewalt in der Kindheit erfahren haben, deshalb hat er ein »kuckuckseiförmiges Vakuum« in seinem Nest und nimmt das Wutei von Herrn D. auf.

Das Kuckuckweibchen hat auf der Brustseite ein gestreiftes Gefieder (→Abb. 10-1, Bild 2), das an einen Raubvogel, den Sperber, erinnert. Zusätzlich kann das Kuckuckweibchen den Ruf des Sperbers imitieren. Damit erschreckt der Kuckuck den Wirtsvogel, der angesichts des vermeintlichen Sperbers flieht. So kommt das Kuckuckweibchen ungestört an das Nest und kann sein Ein ablegen.

Abbildung 10-2 (Bild 1) zeigt uns die Eier, die im Nest liegen: Neben zwei kleineren Eiern findet sich ein ähnlich gefärbtes, größeres Ei: das Kuckucksei.

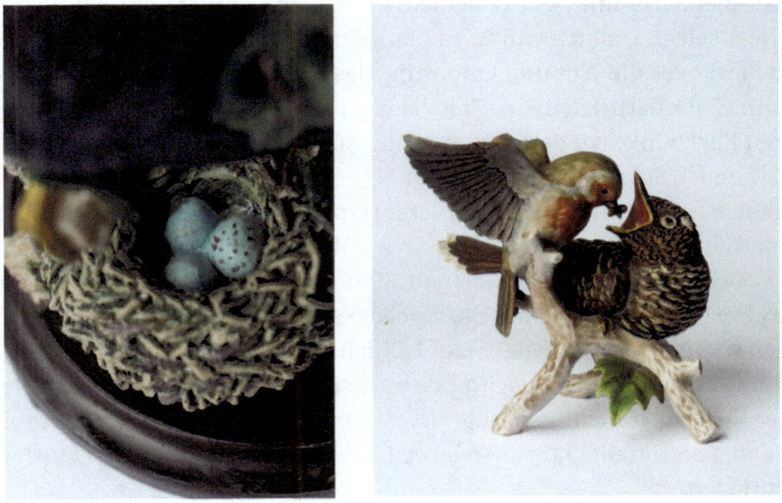

Abbildung 10-2 (Serie): Bild 1: Das Nest des Wirtsvogels. Das ähnlich gefärbte Ei des Kuckucks ist etwas größer als die zwei Eier des Wirtsvogels. Bild 2: Ein Rotkelchen füttert den viel größeren Kuckuck. Figur von Goebel Porzellan GmbH, Auwaldstraße 8, 96231 Bad Staffelstein.

Wenn der kleine Kuckuck nun geschlüpft ist (und er schlüpft meist vor den anderen Küken, denn er wird im Körper des Kuckuckweibchens schon »vorgebrütet«), schiebt er ein Ei oder ein Küken nach dem anderen aus dem Nest, bis er darin ganz alleine ist. Er hat dafür sogar eine besonders empfindliche Stelle am Rücken, die eine kleine Kuhle aufweist, sodass er sich die anderen Eier oder Küken tatsächlich aufschultern und sie mit gespreizten Flügelchen über die Nestkante schubsen kann. Unser Gartenrotschwanzpärchen hat dann nur noch ein Kind, das auch noch untergeschoben ist, statt der drei oder vier eigenen. Der kleine Kuckuck regt die Wirtseltern zum eifrigen Füttern an, indem er das Rufen eines ganzen Geleges nachmachen kann und seinen großen orangefarbenen Rachen zeigt. Und sie füttern den kleinen Kuckuck auch unermüdlich wie hypnotisiert. Selbst wenn das Nest zu klein geworden ist und der Kuckuck auf einem Ast sitzt, kommen die Wirtseltern und können nicht anders, als ihn weiter zu füttern (→Abb. 10-2, Bild 2). Der kleine Kuckuck ist sogar in der Lage, z. B. eine vorüberfliegende Meise dazu zu bringen, ihm das Futter in den Rachen zu stopfen.

Psychologisch gesprochen: Der Mensch, der so ein Ei bekommen hat, reagiert wie ein Gartenrotschwanz oder ein anderer Wirtsvogel: Er lässt sich ganz davon einnehmen und steuern. Er ist ganz begeistert von seiner starken Wut, er fühlt sich sehr berechtigt, diese zu haben. Und er merkt nicht, dass nach und nach die anderen Fähigkeiten, die er auch hat (z.B. über eine Situation nachzudenken, sich Rat zu holen, erst einmal Zeit verstreichen zu lassen), wie seine eigenen Küken von dem hungrigen Kuckuck-Küken über Bord geworfen werden. Wenn wir uns also in einer Situation plötzlich wiederfinden, in der wir von einem starken Gefühl in einer Art und Weise angetrieben werden, wie wir es sonst von uns nicht kennen, ist die Wahrscheinlichkeit sehr hoch, dass wir von unserem Gegenüber ein Kuckucksei bekommen haben.

In unserem Beispiel hatte mir Herr D. seine nicht gelebte Wut als Kuckucksei in mein seelisches Nest gelegt. Und ich wurde voll Empörung laut gegenüber dem fiktiven Chef. Eigentlich wäre es die Wut und Empörung des kleinen Herrn D. über seinen Vater gewesen. Zum Glück hatte ich meine Fähigkeit, zu reflektieren und die Situation aus einem höheren Blickwinkel zu betrachten, nicht ganz verloren; so konnte ich die Situation in der folgenden Stunde gezielt angehen.

Was sollen wir also tun, wenn wir ein Kuckucksei empfangen haben und nicht von dem fremden Impuls bestimmt werden wollen, so wie das Gartenrotschwanzpärchen von dem Kuckucksküken bestimmt wird? Wir als Menschen müssten quasi noch ein zweites seelisches Nest bauen, in welches das Kuckucksei hineinkommt. In unserem ersten Nest können wir unsere Fähigkeiten – zur Höflichkeit, zum überlegten Handeln, sich einen Rat zu holen – weiter versorgen und sie wachsen lassen. Das uns anvertraute Ei sollten wir allerdings auch nicht verhungern lassen, sondern angemessen füttern und – und damit endet die Parallelität zur Vogelwelt – seinem Vater oder seiner Mutter zur Re-Adoption bringen.

10.3 Online-Material/Downloadmaterial

- Abbildungen 10-1 und 10-2

11 Epilog: Eine ganze Therapie in einem Gedicht

Nach zehn Kapiteln, in denen verschiedene Modelle und Aspekte der Psychotherapie verständlich und anschaulich gemacht wurden, möchte ich als zusammenfassenden Epilog noch ein Gedicht wiedergeben. Dieses Gedicht »Ich gehe meine Straße« von Portia Nelson (amerikanische Sängerin, Liedermacherin, 1920–2001) ist in seiner ursprünglichen Form in therapeutischen Kreisen sehr bekannt. Es ist zu finden in »Das tibetische Buch vom Leben und vom Sterben« von Sogyal Rinpoche (1993).

Das Gedicht beschreibt, wie jemand auf der Straße in ein Loch fällt, sich rettet, aber immer wieder hineinfällt. Das ursprüngliche Ende des Gedichts mit der fünften Strophe »Ich gehe eine andere Straße« hat mich nicht befriedigt, denn nach meiner Erfahrung weisen die »anderen Straßen« ebenfalls Löcher auf, in die wir hineinfallen können. Deshalb entschloss ich mich, das Gedicht weiterzuschreiben. In mehreren Schritten sind es nun über die Jahre 13 Strophen geworden, welche die verschiedenen Stadien einer inneren Entwicklung mit ihren Ausweichmanövern, Ängsten und Entwicklungen beschreiben.

11.1 Theorie zum Gedicht: »Ich gehe meine Straße«

Im Folgenden werde ich wichtige Zeilen aus dem Gedicht hervorheben und typischen Verhaltensweisen, »Not«-wendigen Entwicklungsschritten und sich einstellenden Genesungsfolgen zuordnen. Meine Anmerkungen sind *kursiv* und rechtsbündig gesetzt.

Ich gehe meine Straße

1. Ich gehe die Straße entlang.
Da ist ein tiefes Loch im Gehsteig.
Ich falle hinein.

Überraschung durch das psychische Symptom

Ich bin verloren ... Ich bin ohne Hoffnung.
Es ist nicht meine Schuld.

Fremdattribuierung der Symptomatik

Es dauert endlos, wieder herauszukommen.

2. Ich gehe dieselbe Straße entlang.	
Da ist ein tiefes Loch im Gehsteig.	
Ich tue so, als sähe ich es nicht.	*Verdrängung der Symptomatik*
Ich falle wieder hinein.	*Persistenz der Symptomatik*
Ich kann nicht glauben, schon wieder am gleichen Ort zu sein.	
Aber es ist nicht meine Schuld.	*Weiterhin Fremdattribuierung*
Immer noch dauert es lange, herauszukommen.	*Adhäsion zum Symptom*
3. Ich gehe dieselbe Straße entlang.	
Da ist ein tiefes Loch im Gehsteig.	
Ich sehe es.	
Ich falle immer noch hinein ... aus Gewohnheit.	*Habituation des Symptoms*
Meine Augen sind offen.	*Wachsende Selbsterkenntnis*
Ich weiß, wo ich bin.	
Ich habe es selbst verursacht.	*Selbstattribuierung der Symptomatik und der Persistenz*
Ich komme sofort heraus.	*Erfolgreiche Selbstoptimierung ohne ursächliche Veränderung*
4. Ich gehe dieselbe Straße entlang.	
Da ist ein tiefes Loch im Gehsteig.	
Ich gehe darum herum.	*Vermeidungsverhalten*
5. Ich gehe dieselbe Straße entlang.	
Da ist ein tiefes Loch im Gehsteig.	
Ich bleibe am Rande stehen und schaue hinein.	*Innehalten, z. B. in einer Therapie*
Am Grunde des Loches sehe ich jämmerliche Gestalten.	*Kontakt mit den inneren Kindern*
Sie schauen auf und blicken mich an,	
als ob sie mich erkennen würden.	
Ich erschrecke bis tief in mein Herz.	*Abwehr des Kontaktes*
Das wollte ich nicht sehen. Ich wollte nicht gesehen werden.	*Erwachsenes Ich hat Angst*
Ich gehe schnell weiter. Ich laufe davon.	*Hektik als Abwehr*
Ich renne um mein Leben.	
Andere Menschen stehen mir im Weg.	*Andere Mensch als Trigger*
Sie halten mich auf.	
Wissen sie nicht, dass ich um mein Leben renne?	*Angst vor Zerstörung des erwachsenen Ichs*

Um mich zu retten, stoße ich sie zur Seite.	*Ausagieren aggressiver Impulse*
Manche von ihnen fallen in Löcher auf der Straße.	
Das geschieht ihnen recht! Sie hätten doch um ein Haar meine Rettung verhindert!	*Selbst-...*
Ich kann noch nicht innehalten. Ich renne weiter und weiter.	*...rechtfertigung*
Manchmal übersehe ich Löcher im Gehsteig und stürze wieder hinein.	*Panik vor der ...*
Voller Panik springe ich wieder aus dem Loch und renne weiter.	*... Begegnung mit sich selbst*
Viel, viel später kann ich ruhiger werden.	*Mangelhafte Fähigkeit zur emotionalen Selbstregulation*
Ich bin so erleichtert, dem Loch entkommen zu sein.	*Emotionale Abspaltung als Rettungsversuch*
Ich bemerke nicht, dass ich einen Teil von mir im Loch zurückgelassen habe.	
Einen Teil von mir in Schmerz, Angst, Trauer und Wut.	
6. Ich gehe dieselbe Straße entlang.	
Da ist ein tiefes Loch im Gehsteig.	
Ich bleibe am Rande stehen und schaue hinein.	*Trotz, Abwehr, Neugierde*
Ich erkenne in den Gestalten mich selbst –	*Beginnende Identifikation mit den inneren Kindern*
als Säugling, Kleinkind, Schulkind, in der Pubertät.	*Entidealisierung der Kindheit*
Ich erschrecke.	*Abwehr der eigenen Geschichte*
Ich bin so froh, endlich erwachsen zu sein und nichts mit denen da unten zu tun zu haben.	
Ich gehe schnell weiter.	*Abspaltung der Kindheitserfahrungen*
Immer noch stoße ich mit Menschen zusammen. Manche stürzen in Löcher.	*Abwehr auf Kosten anderer und*
Ich kann nichts dafür. Ich bin doch auf der Flucht!	*deren Rechtfertigung*
Manchmal suche ich den Rückzug und versuche, mich unsichtbar zu machen.	*Freezing oder depressiver Rückzug*
Ich bleibe erstarrt stehen, um nicht auf mein Loch zu treffen.	

Manchmal beschäftige ich mich damit, andere Menschen vor dem Absturz zu bewahren oder wieder hochzuziehen. Es geht über meine Kräfte, aber ich vermeide damit dieses eine Loch, in dem ich mich selbst gesehen habe.

Abwehr durch Helfersyndrom, orale Kollusion, oral-progressive Position

7. Ich gehe dieselbe Straße entlang.
Da ist ein tiefes Loch im Gehsteig.
Ich höre Stimmen aus dem Loch.

Vage auditive Erinnerungen an die inneren Kinder

Ich bleibe wieder am Rande stehen
und schaue hinein.
Ich höre mich selbst – als Säugling,
Kleinkind, Schulkind, in der Pubertät.

Konkrete Annäherung

Die Gestalten im Loch finde ich abstoßend –

Angst vor den überwunden geglaubten Kindern vs. ...

und fühle mich zugleich zu ihnen hingezogen.

... erster Wunsch nach Integration der Kinder

Ich habe Angst, zu ihnen hinabzustürzen
und dort bleiben zu müssen.

Angst vor Rückfall vs. ...

Ich lasse den Mut in mir wachsen, mich ihnen zu nähern.

... Wunsch nach Wachstum

Aus meiner Angst und meinem Mut
mache ich mir eine Leiter:
Meine Angst sind die Holme, mein Mut
sind die Sprossen.
Ich nehme meine Leiter und mache mich
auf den Weg zu mir selbst hinab.

Selbstannäherung

Mit den Händen ergreife ich die Holme
aus meiner Angst, die bis auf den Boden
des Lochs reicht.
Unter den Füßen spüre ich die Trittstufen
aus meinem Mut – einen Schritt nach dem
anderen.
Auf halber Höhe mache ich kehrt.
Ich traue den Sprossen nicht.

Abwehr bei begonnenem Prozess »Wenn das die Lösung ist, will ich mein Problem zurück!«

Schnell bin ich wieder oben und gehe weiter, ohne mich umzusehen.
Als ich weitergehe, sehe ich andere Menschen. Ich erkenne, dass auch sie auf der Flucht sind. Manche rennen, manche laufen, manche gehen.

Erkenntnis: »Ich bin nicht alleine betroffen!«

Ich sehe aber auch Menschen, die ruhig und gelassen an tiefen Löchern stehen und hineinschauen.	*Entdeckung von Mitmenschen, die sich dem Inneren stellen*
In einem dieser Menschen finde ich einen Freund.	*Therapeut, Selbsthilfe-Gruppen*
8. Ich gehe dieselbe Straße entlang.	
Da ist das tiefe Loch im Gehsteig.	*Immer noch ungewollter Kontakt zu kindlichen Emotionen*
Wieder ist die Angst und wieder ist der Mut in mir.	*Wachsender Veränderungswunsch*
Und wieder mache ich aus meiner Angst und meinem Mut eine Leiter.	
Mein Freund hält meine Leiter fest, während ich hinabsteige – er spürt meine eigene Angst, wenn seine Hände die Holme aus meiner Angst halten, meine Füße finden Halt auf den Sprossen aus meinem Mut.	*Innere Annäherung im sicheren Rahmen einer Therapie*
Ich erreiche den Boden der Grube.	
Ich tue nichts – bin nur präsent bei mir als Kind.	*Selbst-Empathie statt Selbst-Optimierung*
Ich spüre in mir selbst meinen alten Schmerz, meine Angst, Trauer und Wut.	*Re-Integration …*
Dann verabschiede ich mich und steige wieder hinauf.	*… kindlicher Emotionen*
Ich bedanke mich bei meinem Freund und gehe weiter.	
Ich bin diesmal nicht so erleichtert. Aber ich fühle mich vollständig.	*Beginnende Reintegration*
9. Ich gehe dieselbe Straße entlang.	
Ich suche nach dem Loch im Gehsteig.	*Aktives Aufsuchen kindlicher Erfahrungen*
Ich finde das Loch.	*Eigenes Erkennen von Trigger-Situationen*
Ich kann die Stimmen gut hören und erkenne mich.	*Selbstannäherung trotz Angst*
Wieder ist die Angst und wieder ist der Mut in mir.	*Stabiler Veränderungswunsch*
Und wieder mache ich aus meiner Angst und meinem Mut eine Leiter.	
Und wieder hält mich mein Freund mit meiner Angst. Und wieder hält mich mein wachsender Mut.	*Wachsendes Vertrauen in den Genesungsprozess*

Ich klettere hinab.	
Ich bringe Mitgefühl mit meinen inneren Kindern mit.	*Selbstempathie*
Es begradigt den Boden der Grube.	*Beruhigende Wirkung der Selbstempathie*
Ich klettere wieder heraus und verspreche, bald wiederzukommen.	*Self-Commitment*
10. Ich gehe dieselbe Straße immer wieder.	
Wenn ich gestresst oder ganz in Gedanken verloren bin, falle ich wieder in mein Loch.	
Ohne eine Leiter.	*Rückfall bei Überlastung oder Achtlosigkeit*
Ich weiß, wo ich bin.	*Orientierung auch bei Stress*
Meine inneren Kinder erkennen mich. Auch wenn ich jetzt kein Mitgefühl mitbringe, freuen sie sich über mich.	*Die inneren Kinder sind nicht mehr so fordernd, da sie Empathie erfahren haben*
Sie bilden eine Menschenpyramide und helfen mir aus dem Loch heraus.	*Hilfreiche innere Kinder*
11. Ich gehe dieselbe Straße nun jeden Tag.	
Ich finde das Loch im Gehsteig sofort.	*Steigende Selbsterkenntnis*
Wieder und wieder und wieder steige ich hinab.	*Notwendigkeit eines andauernden Prozesses*
Ich kann es mehr und mehr alleine tun und brauche meinen Freund nicht mehr jedes Mal.	
Und wieder und wieder und wieder bringe ich mir Mitgefühl mit.	*Wachsende Kompetenz*
Und mehr und mehr fasse ich den Mut, in meinen alten Schmerz zu stöhnen, mich durch meine alte Angst hindurchzuzittern, meine alten Tränen zu weinen und meine alte Wut im Arm zu halten.	*Volle emotionale Integration der Emotionen der inneren Kinder, durch z. B. Bonding-PT*
Wie durch ein Wunder werden meine inneren Kinder immer ruhiger und befriedeter, wenn sie ihre Gefühle in mir sehen können.	*Beruhigung durch eigene Co-Regulation der inneren Kinder*
Auch ich werde ruhiger und Frieden durchströmt mich.	
Der Schmerz ist anders als früher, er fühlt sich »gut« an. Auch Angst, Trauer und Wut erschrecken mich nicht mehr.	*Unangenehme Gefühle werden als wichtige Signale wahrgenommen.*

Durch das von mir durchlebte Mitgefühl mit meinen inneren Kindern wird die Grube weniger tief.
Ich will bald wiederkommen.

Gestärkter Veränderungswillen durch Genesungserfolge

12. Ich gehe dieselbe Straße entlang.
Wie jeden Tag besuche ich die Grube.

Eingeübter permanenter Kontakt zu inneren Kindern
Weiterer Genesungsfortschritt

Mein Loch ist durch die vielen Besuche schon fast aufgefüllt.
Es ist so flach, dass meine Kinder herauskommen können.

Kindliche Anteile werden ...

Immer mehr von ihnen begleiten mich durch den Tag.

... im Alltag integriert

Meine inneren Kinder haben ein Gespür für Löcher und sie warnen mich, wenn ich mein Loch nicht sehe, weil ich im Nebel stehe oder Nacht um mich ist.

Selbstfürsorge durch kindliche Anteile

Meine inneren Kinder haben ein Gespür für andere Menschen und sie zupfen mich am Ärmel, bevor ich wieder jemanden in ein Loch stoße.

Glättung von Beziehungen durch kindliche Anteile

Ich bin dankbar für meine inneren Kinder, weil durch sie die anderen Menschen zu Begegnungen werden und keine Hindernisse mehr sind.

Durch Integration kindlicher Anteile werden kindliche Anteile anderer Menschen erkannt, es kommt zu relevanten Beziehungen: Traumarendite zum Nutzen der eigenen Person

13. Ich gehe dieselbe Straße entlang.
Ich und meine Kinder bemerken andere Löcher anderer Menschen auf deren Wegen.
Ich werde ihnen ein Freund und halte ihre Leitern aus Angst und Mut fest, während sie hinabsteigen zu sich selbst und ihre Löcher auffüllen.

Durch Integration kindlicher Anteile kann anderen geholfen werden. Traumarendite zum Nutzen anderer Personen

11.2 Eine ganze Therapie in einem Gedicht: Ich gehe meine Straße[2]

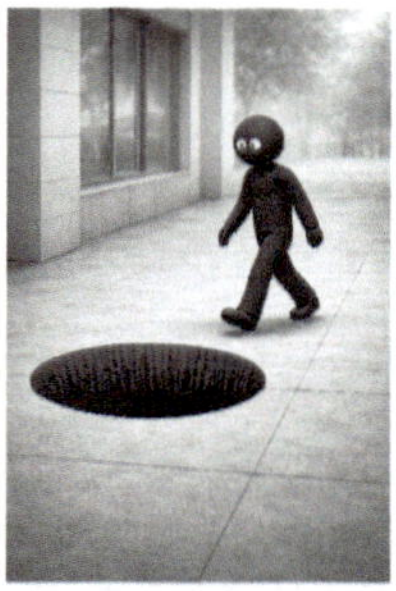

1. Ich gehe die Straße entlang.
Da ist ein tiefes Loch im Gehsteig.

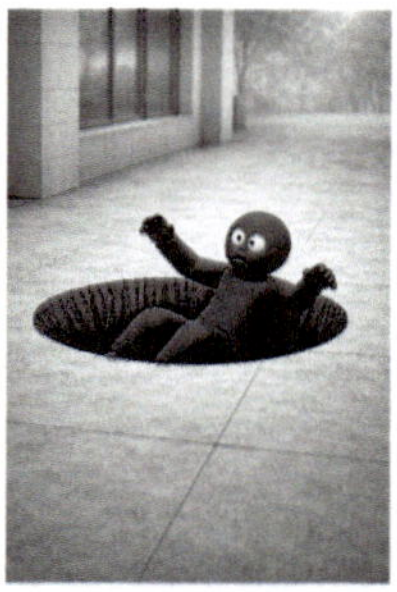

Ich falle hinein.

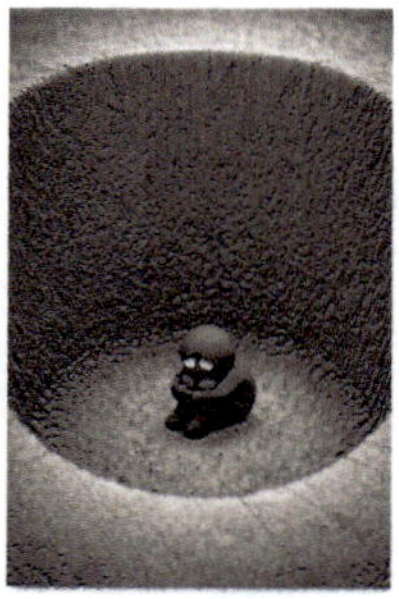

Ich bin verloren ... Ich bin ohne Hoffnung.
Es ist nicht meine Schuld.
Es dauert endlos, wieder herauszukommen.

2 Bilder: Georg Hünig, erstellt mit ChatGPT

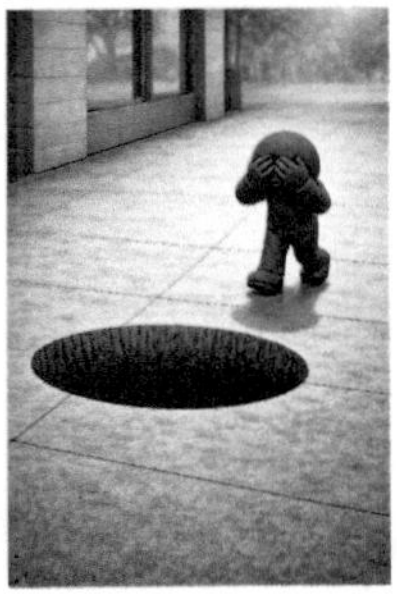

2. Ich gehe dieselbe Straße entlang.
Da ist ein tiefes Loch im Gehsteig.
Ich tue so, als sähe ich es nicht.

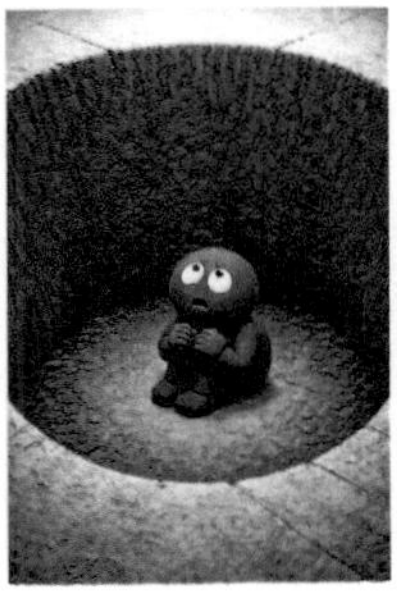

Ich falle wieder hinein.
Ich kann nicht glauben, schon wieder am gleichen Ort zu sein.
Aber es ist nicht meine Schuld.
Immer noch dauert es lange, herauszukommen.

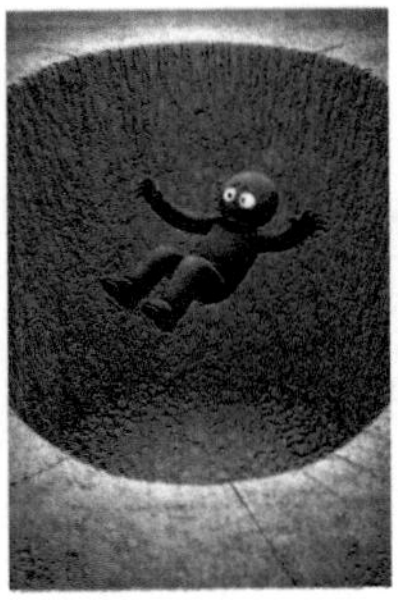

3. Ich gehe dieselbe Straße entlang.
Da ist ein tiefes Loch im Gehsteig.
Ich sehe es.
Ich falle immer noch hinein ... aus Gewohnheit.

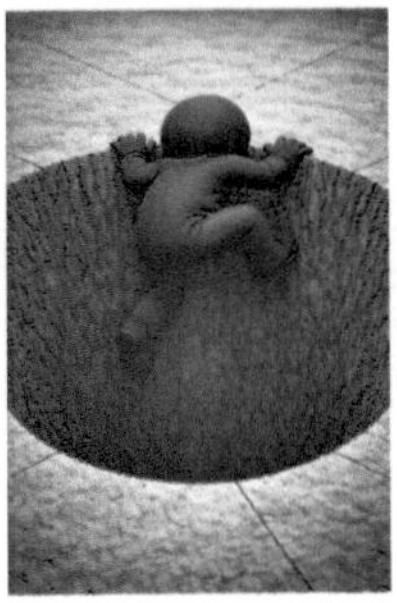

Meine Augen sind offen.
Ich weiß, wo ich bin.
Ich habe es selbst verursacht.
Ich komme sofort heraus.

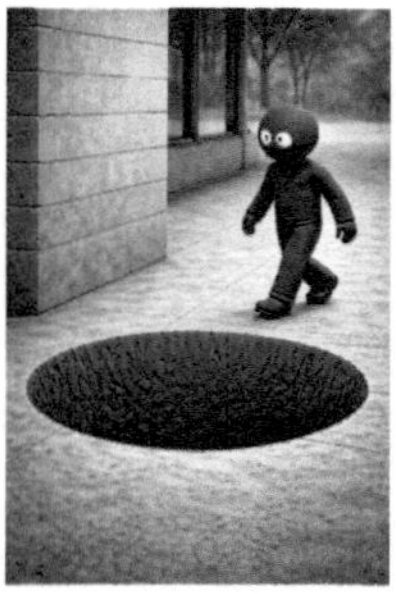

4. Ich gehe dieselbe Straße entlang.
Da ist ein tiefes Loch im Gehsteig.
Ich gehe darum herum.

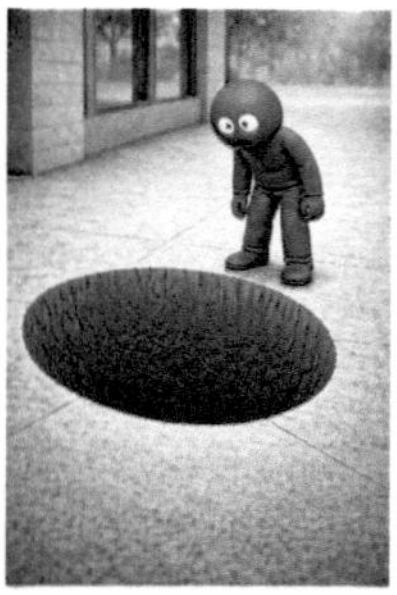

5. Ich gehe dieselbe Straße entlang.
Da ist ein tiefes Loch im Gehsteig.
Ich bleibe am Rande stehen und schaue hinein.

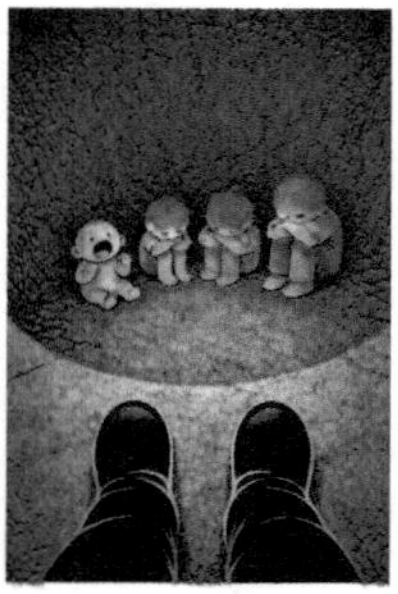

Am Grunde des Loches sehe ich jämmerliche Gestalten.

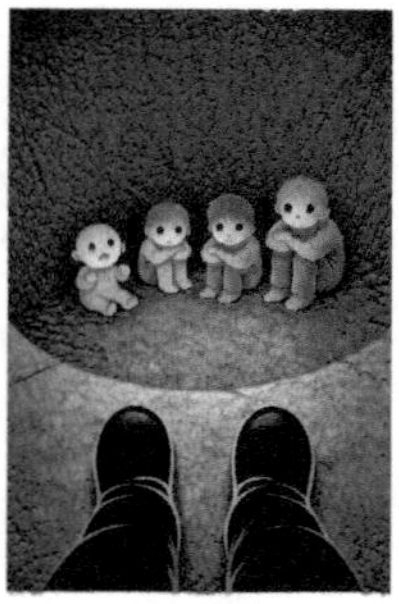

Sie schauen auf und blicken mich an, als ob sie mich erkennen würden.

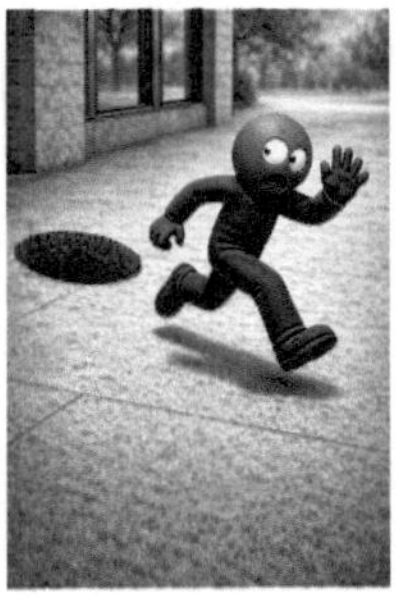

Ich erschrecke bis tief in mein Herz.
Das wollte ich nicht sehen. Ich wollte nicht gesehen werden.
Ich gehe schnell weiter. Ich laufe davon. Ich renne um mein Leben.

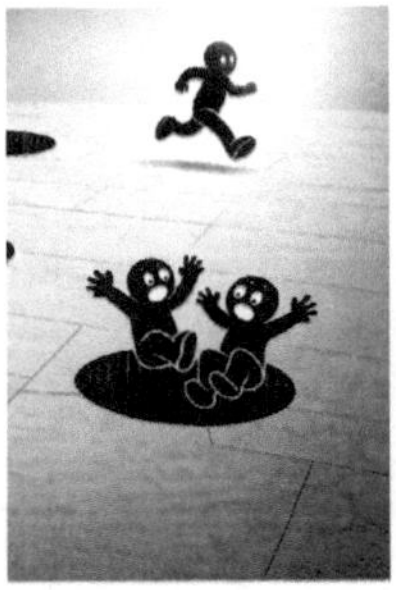

Andere Menschen stehen mir im Weg. Sie halten mich auf.
Wissen sie nicht, dass ich um mein Leben renne?
Um mich zu retten, stoße ich sie zur Seite.
Manche von ihnen fallen in Löcher auf der Straße.
Das geschieht ihnen recht! Sie hätten doch um ein Haar meine Rettung verhindert!

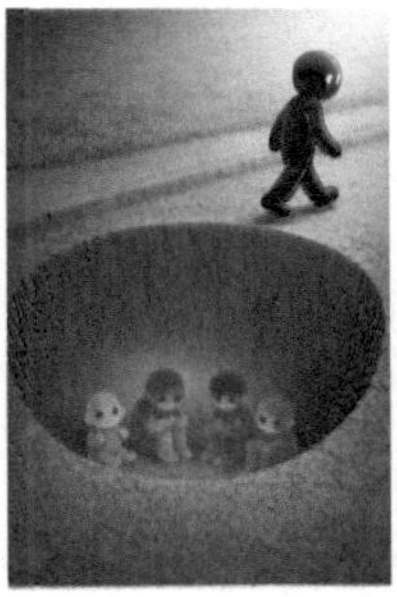

Ich kann noch nicht innehalten. Ich renne weiter und weiter.
Manchmal übersehe ich Löcher im Gehsteig und stürze wieder hinein.
Voller Panik springe ich wieder aus dem Loch und renne weiter.
Viel, viel später kann ich ruhiger werden.
Ich bin so erleichtert, dem Loch entkommen zu sein.
Ich bemerke nicht, dass ich einen Teil von mir im Loch zurückgelassen habe.
Einen Teil von mir in Schmerz, Angst, Trauer und Wut.

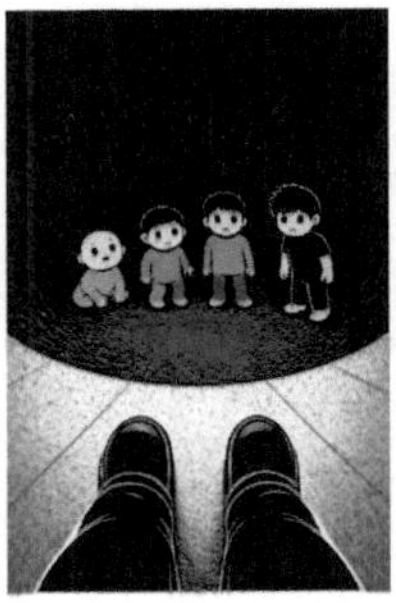

6. Ich gehe dieselbe Straße entlang.
Da ist ein tiefes Loch im Gehsteig.
Ich bleibe am Rande stehen und schaue hinein.
Ich erkenne in den Gestalten mich selbst –
als Säugling, Kleinkind, Schulkind, in der Pubertät.

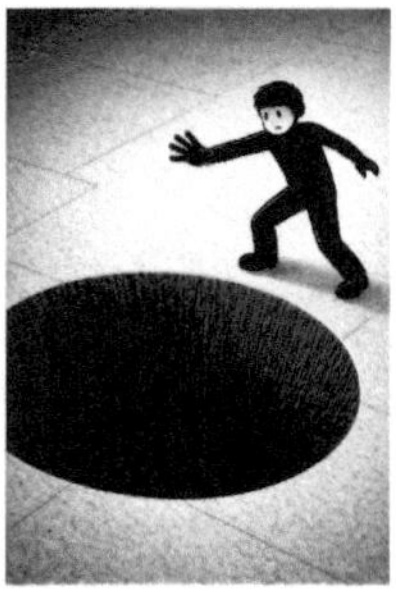

Ich erschrecke.
Ich bin so froh, endlich erwachsen zu sein und nichts mit denen da unten zu tun zu haben.

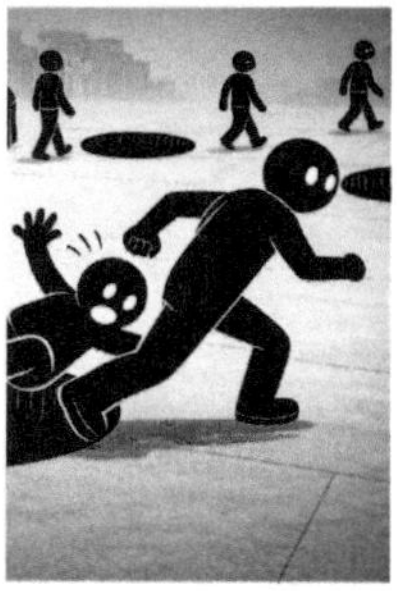

Ich gehe schnell weiter.
Immer noch stoße ich mit Menschen zusammen. Manche stürzen in Löcher. Ich kann nichts dafür. Ich bin doch auf der Flucht!

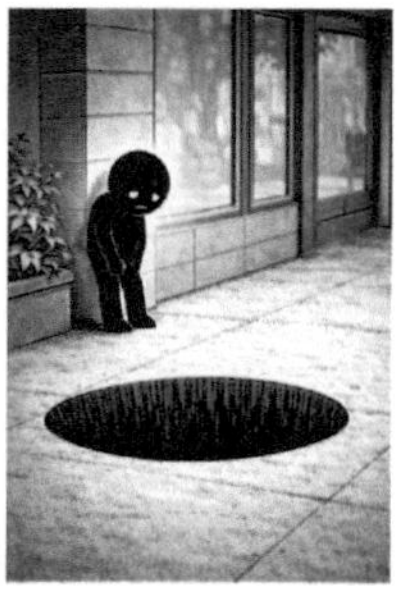

Manchmal suche ich den Rückzug und versuche, mich unsichtbar zu machen. Ich bleibe erstarrt stehen, um nicht auf mein Loch zu treffen.

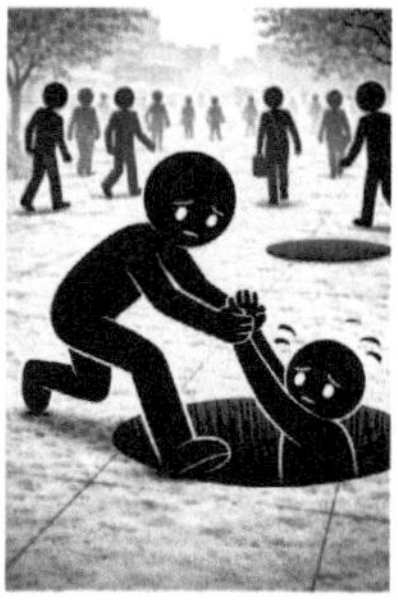

Manchmal beschäftige ich mich damit, andere Menschen vor dem Absturz zu bewahren oder wieder hochzuziehen. Es geht über meine Kräfte, aber ich vermeide damit dieses eine Loch, in dem ich mich selbst gesehen habe.

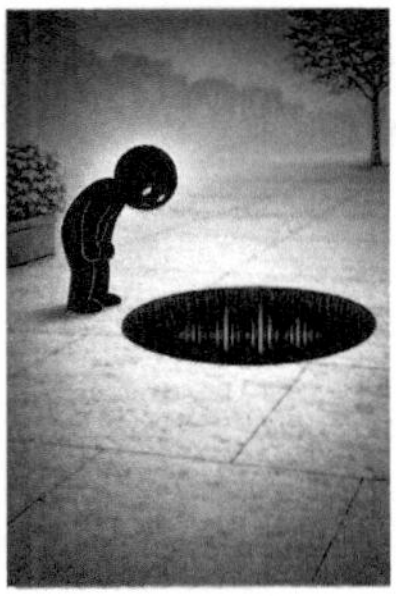

7. Ich gehe dieselbe Straße entlang.
Da ist ein tiefes Loch im Gehsteig.
Ich höre Stimmen aus dem Loch.
Ich bleibe wieder am Rande stehen und schaue hinein.

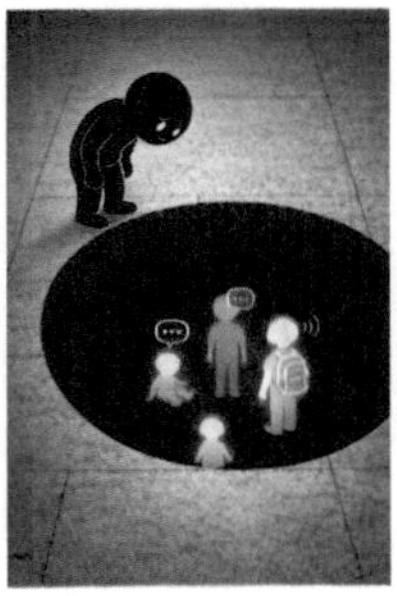

Ich höre mich selbst – als Säugling, Kleinkind, Schulkind, in der Pubertät.

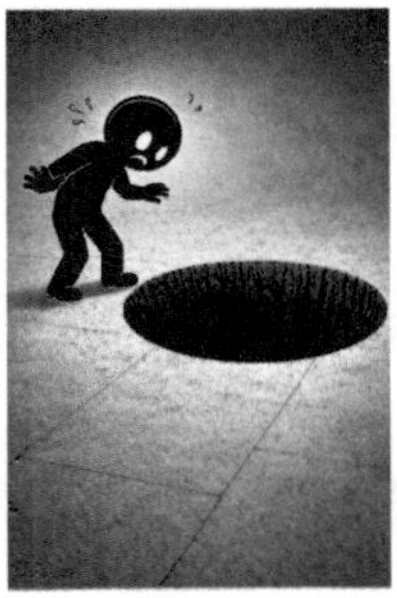

Die Gestalten im Loch finde ich abstoßend –
und fühle mich zugleich zu ihnen hingezogen.

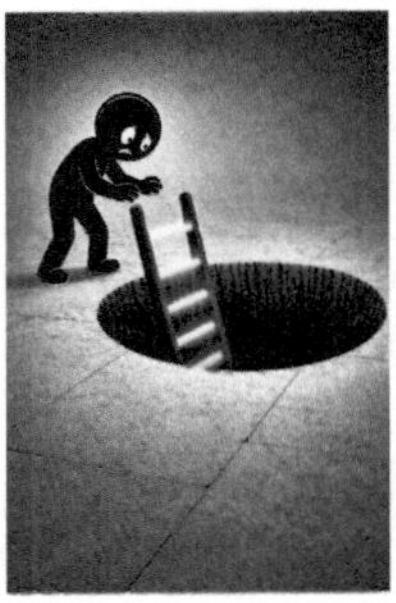

Ich habe Angst, zu ihnen hinabzustürzen und dort bleiben zu müssen.
Ich lasse den Mut in mir wachsen, mich ihnen zu nähern.
Aus meiner Angst und meinem Mut mache ich mir eine Leiter:
Meine Angst sind die Holme, mein Mut sind die Sprossen.

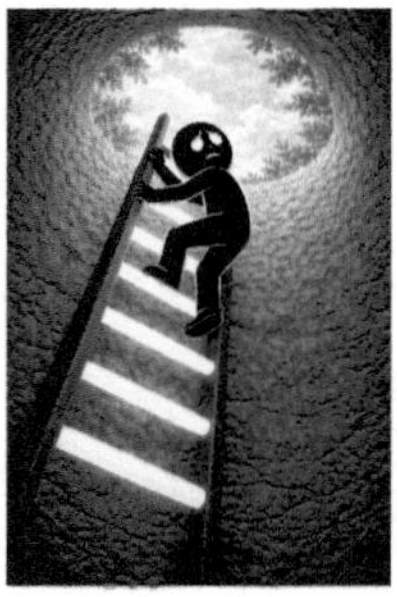

Ich nehme meine Leiter und mache mich auf den Weg zu mir selbst hinab.
Mit den Händen ergreife ich die Holme aus meiner Angst, die bis auf den Boden des Lochs reicht.
Unter den Füßen spüre ich die Trittstufen aus meinem Mut – einen Schritt nach dem anderen.

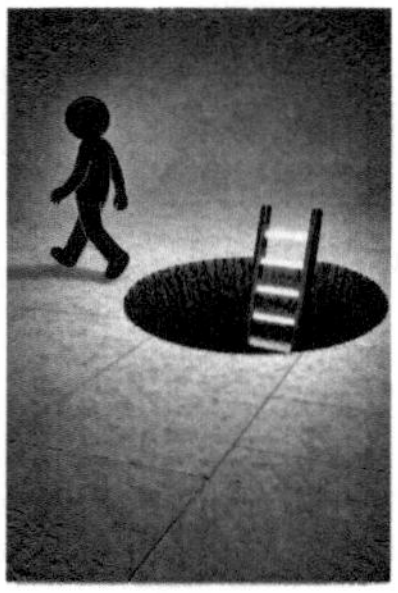

Auf halber Höhe mache ich kehrt.
Ich traue den Sprossen nicht.
Schnell bin ich wieder oben und gehe weiter, ohne mich umzusehen.

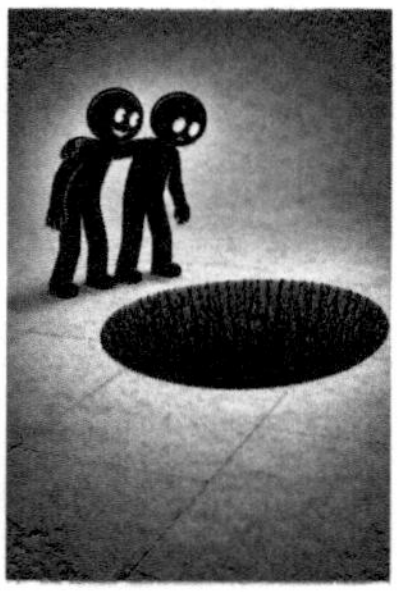

Als ich weitergehe, sehe ich andere Menschen. Ich erkenne, dass auch sie auf der Flucht sind. Manche rennen, manche laufen, manche gehen.
Ich sehe aber auch Menschen, die ruhig und gelassen an tiefen Löchern stehen und hineinschauen.
In einem dieser Menschen finde ich einen Freund.

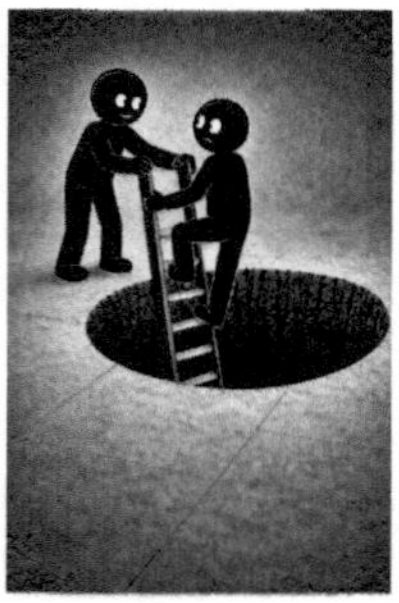

8. Ich gehe dieselbe Straße entlang.
Da ist das tiefe Loch im Gehsteig.
Wieder ist die Angst und wieder ist der Mut in mir.
Und wieder mache ich aus meiner Angst und meinem Mut eine Leiter.
Mein Freund hält meine Leiter fest, während ich hinabsteige –

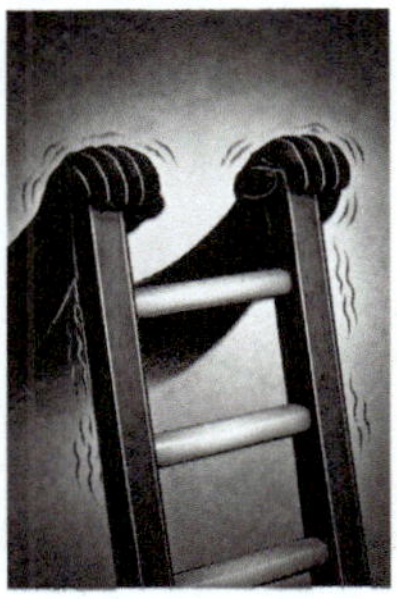

er spürt meine eigene Angst, wenn seine Hände die Holme aus meiner Angst halten,

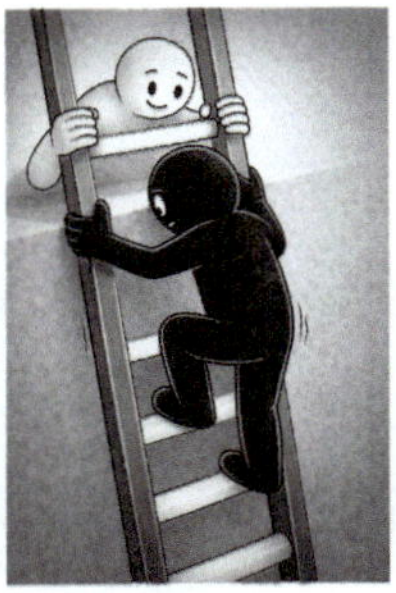

meine Füße finden Halt auf den Sprossen aus meinem Mut.

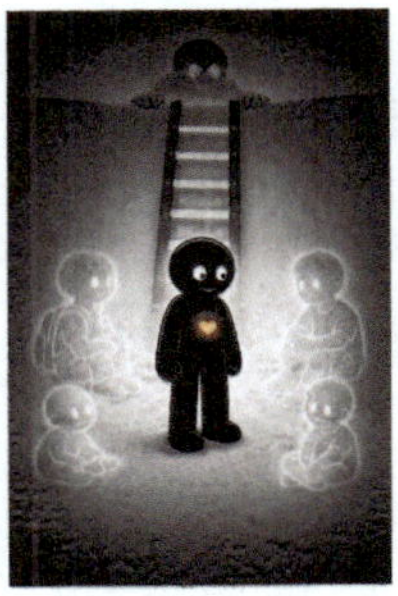

Ich erreiche den Boden der Grube.
Ich tue nichts – bin nur präsent bei mir als Kind.

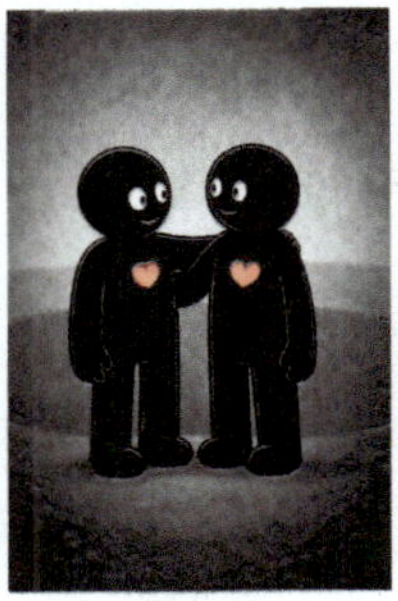

Ich spüre in mir selbst meinen alten Schmerz, meine Angst, Trauer und Wut.
Dann verabschiede ich mich und steige wieder hinauf.
Ich bedanke mich bei meinem Freund und gehe weiter.
Ich bin diesmal nicht so erleichtert. Aber ich fühle mich vollständig.

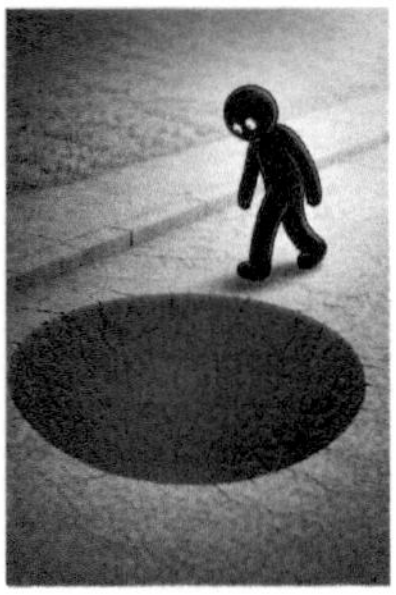

9. Ich gehe dieselbe Straße entlang.
Ich suche nach dem Loch im Gehsteig.
Ich finde das Loch.

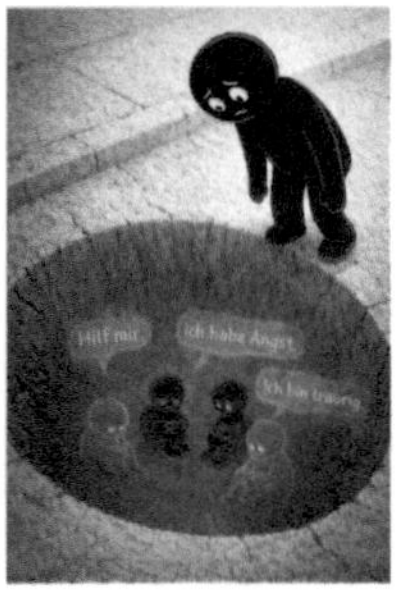

Ich kann die Stimmen gut hören und erkenne mich.

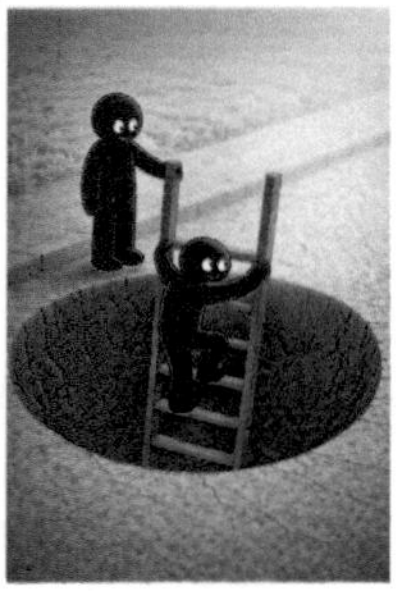

Wieder ist die Angst und wieder ist der Mut in mir.
Und wieder mache ich aus meiner Angst und meinem Mut eine Leiter.
Und wieder hält mich mein Freund mit meiner Angst. Und wieder hält mich mein wachsender Mut.
Ich klettere hinab.

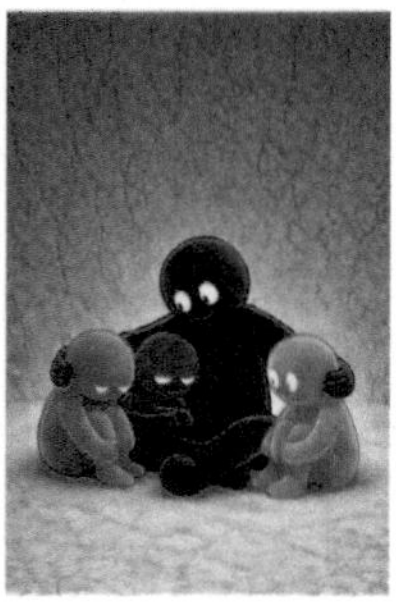

Ich bringe Mitgefühl mit meinen inneren Kindern mit.
Es begradigt den Boden der Grube.
Ich klettere wieder heraus und verspreche, bald wiederzukommen.

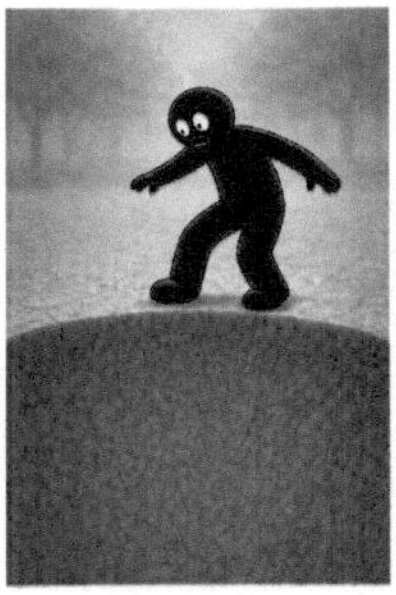

10. Ich gehe dieselbe Straße immer wieder.
Wenn ich gestresst oder ganz in Gedanken verloren bin, falle ich wieder in mein Loch.

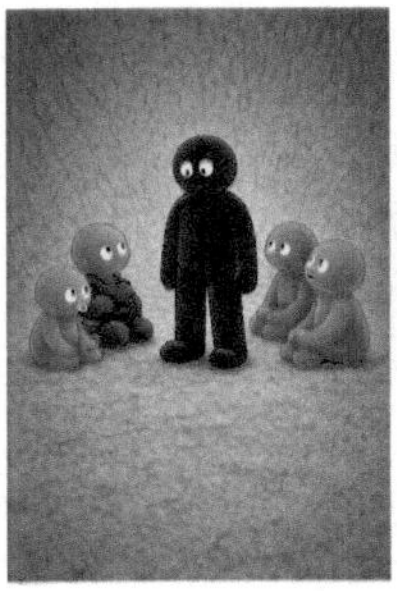

Ohne eine Leiter.
Ich weiß, wo ich bin.
Meine inneren Kinder erkennen mich. Auch wenn ich jetzt kein Mitgefühl mitbringe, freuen sie sich über mich.

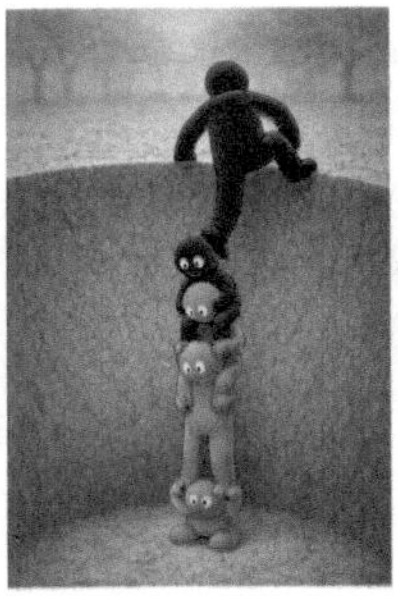

Sie bilden eine Menschenpyramide und helfen mir aus dem Loch heraus.

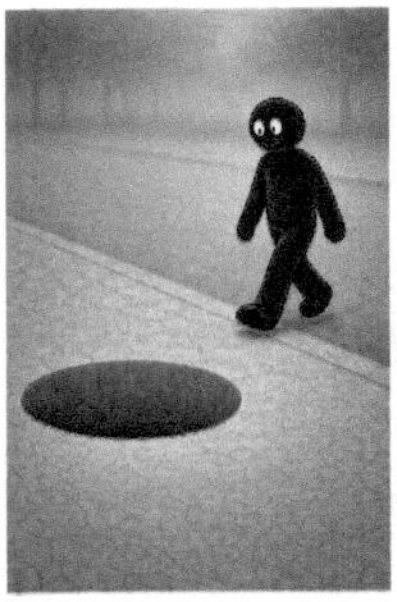

11. Ich gehe dieselbe Straße nun jeden Tag.
Ich finde das Loch im Gehsteig sofort.

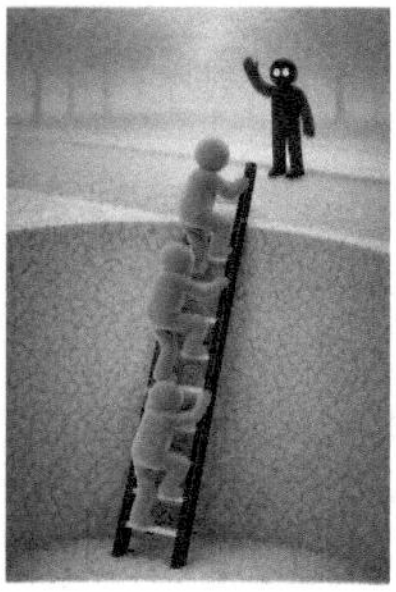

Wieder und wieder und wieder steige ich hinab.
Ich kann es mehr und mehr alleine tun und brauche meinen Freund nicht mehr jedes Mal.

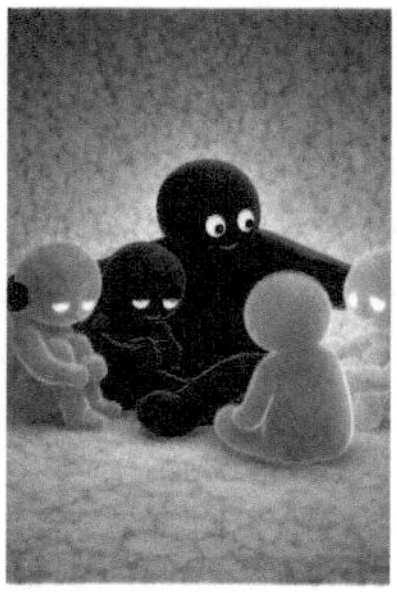

Und wieder und wieder und wieder bringe ich mir Mitgefühl mit.
Und mehr und mehr fasse ich den Mut, in meinen alten Schmerz zu stöhnen, mich durch meine alte Angst hindurchzuzittern, meine alten Tränen zu weinen und meine alte Wut im Arm zu halten.

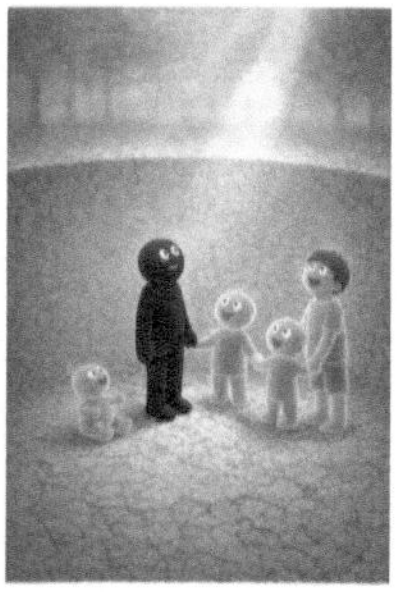

Wie durch ein Wunder werden meine inneren Kinder immer ruhiger und befriedeter, wenn sie ihre Gefühle in mir sehen können.
Auch ich werde ruhiger und Frieden durchströmt mich.
Der Schmerz ist anders als früher, er fühlt sich »gut« an. Auch Angst, Trauer und Wut erschrecken mich nicht mehr.
Durch das von mir durchlebte Mitgefühl mit meinen inneren Kindern wird die Grube weniger tief.
Ich will bald wiederkommen.

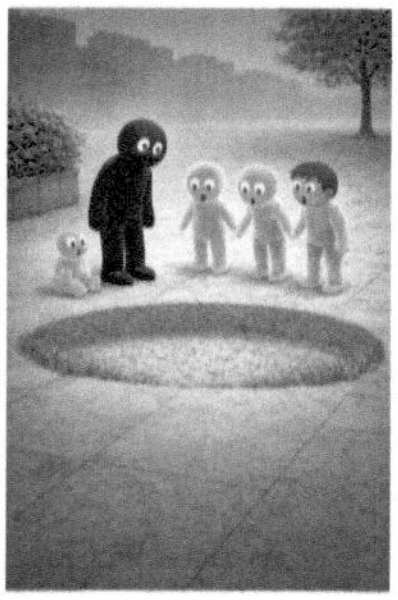

12. Ich gehe dieselbe Straße entlang.
Wie jeden Tag besuche ich die Grube.
Mein Loch ist durch die vielen Besuche schon fast aufgefüllt.

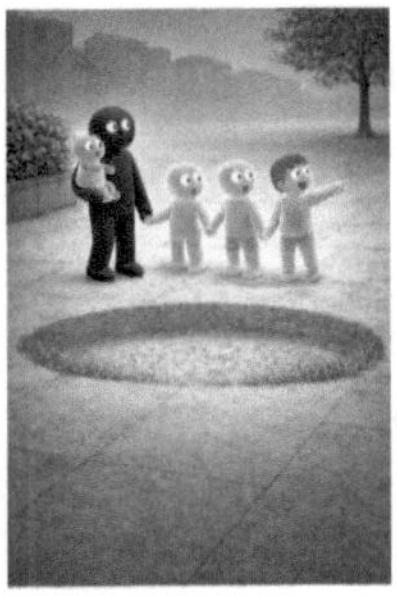

Es ist so flach, dass meine Kinder herauskommen können. Immer mehr von ihnen begleiten mich durch den Tag.

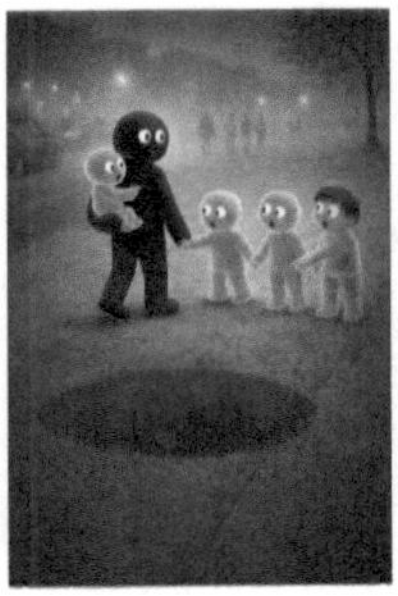

Meine inneren Kinder haben ein Gespür für Löcher und sie warnen mich, wenn ich mein Loch nicht sehe, weil ich im Nebel stehe oder Nacht um mich ist.

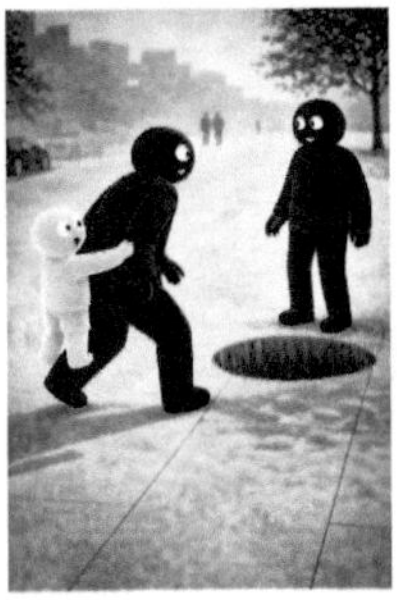

Meine inneren Kinder haben ein Gespür für andere Menschen und sie zupfen mich am Ärmel, bevor ich wieder jemanden in ein Loch stoße.

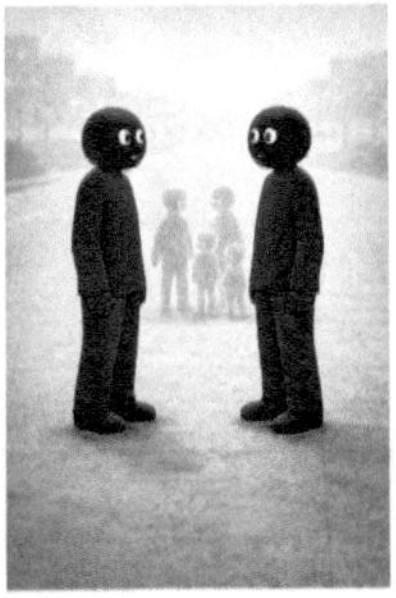

Ich bin dankbar für meine inneren Kinder, weil durch sie die anderen Menschen zu Begegnungen werden und keine Hindernisse mehr sind.

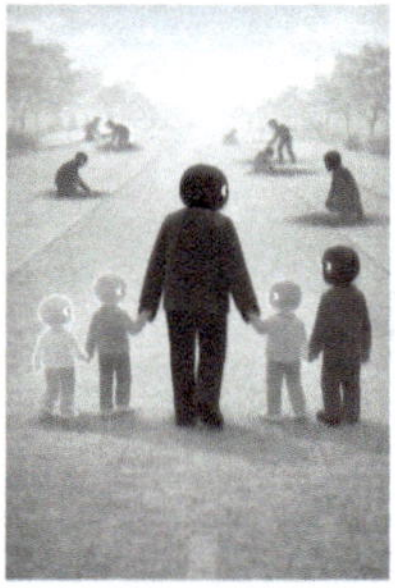

13. Ich gehe dieselbe Straße entlang.
Ich und meine Kinder bemerken andere Löcher anderer Menschen auf deren Wegen.

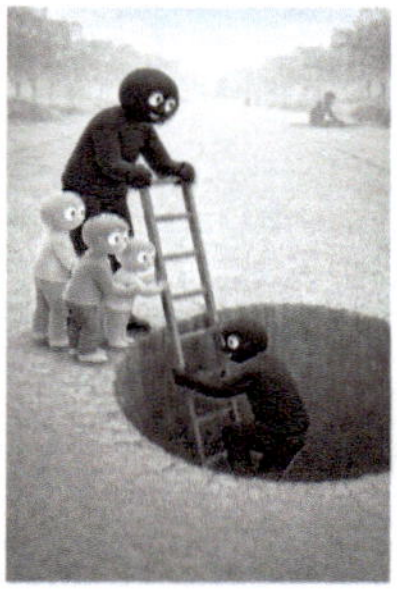

Ich werde ihnen ein Freund und halte ihre Leitern aus Angst und Mut fest, während sie hinabsteigen zu sich selbst und ihre Löcher auffüllen.

11.3 Online-Material

Downloadmaterial

- Gedicht »Ich gehe meine Straße«, kommentierte Fassung
- Gedicht »Ich gehe meine Straße«, unkommentierte Fassung
- Gedicht »Ich gehe meine Straße«, illustrierte Fassung

Literatur

di Pellegrino, G., Fadiga, L., Fogassi, L., Gallese, V. & Rizzolatti, G. (1992): Underständing motor events: a neurophysiological study. Exp Brain Res 91(1): 176–180.

Grawe, K. (2004): Neuropsychotherapie. Göttingen: Hogrefe.

Klein, M. (2019): Das Seelenleben des Kleinkindes. 11. Aufl. Stuttgart: Klett-Cotta

Martin, B. (2021): The Art of Receiving and Giving: The Wheel of Consent. Eugene, OR: Luminare Press.

Moers, W. (2002): Die 13½ Leben des Käpt'n Blaubär. Hörbuch. WDR mediagroup licensing GmbH; LIDO Eichborn AG. Produktion des Hessischen Rundfunks.

Nelson, P. (1993): Ich gehe meine Straße. In: Rinpoche S (Hrsg). Das tibetische Buch vom Leben und vom Sterben. 5. Aufl. München: Barth; 50 f.

Ötro, T. & Chödrön, P. (2016): Tonglen: Der tibetische Weg mit sich selbst und anderen Freundschaft zu schließen. Freiburg i. B.: Arbor.

Rosenberg, M. (2001): Gewaltfreie Kommunikation. Stuttgart: Junfermann.

Siegel, D. (2011): The Neurobiology of We. Louisville, CO: Sounds True Inc.

Stahl, S. (2015): Das Kind in dir muss Heimat finden: Der Schlüssel zur Lösung (fast) aller Probleme. München: Kailash.

Stauss, K. (2015): Bonding Psychotherapie: Grundlagen und Methoden von Dr. med. Konrad Stauss 2015;. Hamburg: tredition.

Watkins, J.G. & Watkins, H.H. (2003): Ego-States – Theorie und Therapie. Ein Handbuch. Carl-Auer-Systeme; 156 (Englisch/Deutsch).

Willi, J. (1975): Die Zweierbeziehung: Das unbewusste Zusammenspiel von Partnern als Kollusion. Hamburg: Rowohlt Taschenbuch Verlag.